ATLAS DER SPALTLAMPENMIKROSKOPIE DES LEBENDEN AUGES

MIT ANLEITUNG ZUR TECHNIK UND METHODIK
DER UNTERSUCHUNG

VON

Dr. ALFRED VOGT

O. Ö. PROFESSOR UND VORSTEHER DER UNIVERSITÄTS-
AUGENKLINIK BASEL

MIT 370 GRÖSSTENTEILS FARBIGEN FIGUREN

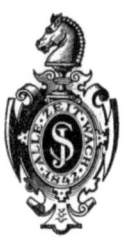

BERLIN
VERLAG VON JULIUS SPRINGER
1921

ISBN 978-3-642-90497-4   ISBN 978-3-642-92354-8 (eBook)
DOI 10.1007/978-3-642-92354-8

ALLE RECHTE VORBEHALTEN
COPYRIGHT 1921 BY JULIUS SPRINGER IN BERLIN
SOFTCOVER REPRINT OF THE HARDCOVER 1ST EDITION 1921

ALLVAR GULLSTRAND

GEWIDMET

VORWORT

Die Bilder des vorliegenden Atlas stellen Beobachtungen an Patienten meiner Klinik dar, abgesehen von einigen Darstellungen des Nahtsystems der Linse und photographischen Wiedergaben der Tunica vasculosa lentis, welche ich nach Präparaten verfertigte, die ich verschiedenen hiesigen Universitätsinstituten verdanke.

Herrn Kunstmaler Jak. Iseli, der den überwiegenden Teil der farbigen Abbildungen verfertigte, danke ich für seine Gewissenhaftigkeit und Hingabe bestens.

Ebenso danke ich den Herren Übersetzern für ihre außerordentlich große Mühe und Aufopferung, vor allem den Herren Dr. F. Ed. Koby, I. Assistenzarzt der Klinik (französische Übersetzung), Prof. Dr. P. Verderame in Turin (italienische Übersetzung) und Dr. R. von der Heydt in Chicago (englische Übersetzung).

Es war sehr oft kein leichtes, den passenden Ausdruck für bisher vollkommen fehlende Begriffe zu finden und die Wahl der Termini technici stellte an das sprachliche Geschick große Anforderungen.

Für seine gütige Mitwirkung bei der Revidierung des englischen Textes bin ich ferner Herrn Prof. Dr. H. K. Corning, Vorsteher der normal-anatomischen Anstalt unsrer Universität, und bei der Revidierung des französischen Textes Herrn Dr. A. Darier, Herausgeber der Clinique ophthalmologique in Paris, zu ganz besonderem Danke verpflichtet.

Gelegentlich der Übersetzung der Einleitung und des Abschnittes Cornea hat sich Dr. med. Harriet Parrell in Basel in sehr zuvorkommender Weise betätigt. Es sei ihr auch hier dafür bestens gedankt.

Ein besonderes Verdienst um das Werk hat endlich die Verlagsbuchhandlung Julius Springer erworben, die ihr Bestes zum Gelingen beitrug. Es sei ihr dafür unser Dank und unsre Anerkennung ausgesprochen.

Ich bin mir wohl bewußt, daß der Atlas in der vorliegenden Form und Ausdehnung noch nichts Vollkommenes darstellt, daß er nur einen Teil des Neuen erschöpft, was Spaltlampe und Hornhautmikroskop vor uns auftun. Aber er gewährt wenigstens einen Einblick in die grundlegende Bedeutung der neuen Methode und wird gewiß zu weiteren Beobachtungen anregen.

Es liegt in der Natur der Sache, daß auf einem so neuen Forschungsgebiete zunächst der Methodik eine größere Wichtigkeit zukommt als der Systematik. Die beigegebene Wegleitung zur Technik und Methodik — es fehlte bisher an einer solchen Wegleitung — wird in dieser Richtung die Arbeit manchem in willkommener Weise erleichtern.

Einige neue, von mir mitgeteilte Untersuchungsgrundlagen, z. B. die Verwendung der Spiegelbezirke, sowie eine Anzahl der Abbildungen dieses Atlas, sind von mir bereits vor kurzem in verschiedenen ophthalmologischen Zeitschriften publiziert worden. Sie sind in diesem Atlas systematisch zusammengefaßt. Die große Mehrzahl der Beobachtungen wurde jedoch bisher nicht veröffentlicht.

Bei der Herstellung der Originalbilder, die im September 1919 vollendet war, wurde auf eine naturgetreue Wiedergabe Gewicht gelegt. Skizzenhafte oder schematische Darstellungen sind fast vollkommen vermieden worden. Der Reproduktionsschwierigkeiten wegen konnte die Herausgabe des Atlasses erst 2 Jahre später erfolgen.

Basel, Juni 1921   A. VOGT

INHALTSVERZEICHNIS

	Seite
A. EINLEITUNG	1
B. TECHNIK	3
C. METHODIK	6
1. Beobachtung im fokalen (diffusen Licht)	7
2. Beobachtung im durchfallenden Licht	12
3. Beobachtung der Spiegelbilder und der Spiegelbezirke	15
A) Allgemeines	15
B) Die Spiegelbezirke der Hornhaut	18
C) Die Spiegelbezirke der Linse	21
D) Reflexlinien durch Faltung spiegelnder Grenzflächen im Bereich von Cornea und Linsenkapsel	23
4. Beobachtung bei indirekter seitlicher Belichtung	24
D. BEOBACHTUNGEN AN DER CORNEA	26
1. Normale Cornea	26
2. Pathologisch veränderte Cornea	31
Zur Kenntnis der Präzipitate bei vorübergehender sympathischer Ophthalmie	35
E. BEOBACHTUNGEN AN DER LINSE	55
1. Normale Linse	55
Die Tiefenlokalisation in der Linse	55
2. Pathologisch veränderte Linse	79
Tiefenlokalisation von Wasserspalten und Speichen der vordern Rinde	91
Durch kurzwelliges Ultrarot und langwelliges Rot erzeugte Cataract beim Kaninchen	116
F. BEOBACHTUNGEN AN DER IRIS	122
1. Normale Iris	123
2. Pathologisch veränderte Iris	126
A) Beobachtungen im fokalen Licht	126
B) Beobachtungen im indirekten Licht	127
G. BEOBACHTUNGEN AM GLASKÖRPER	136
1. Normaler Glaskörper	136
2. Pathologisch veränderter Glaskörper	141
H. ANHANG	151
Beobachtungen an der Conjunctiva, den Lidern usw.	151
Literaturverzeichnis	155
Sachverzeichnis	161

A.
EINLEITUNG

Die Gullstrandsche Spaltlampe hat unserer klinischen Diagnostik eine neue Richtung gegeben. Sie hat eine Art „Histologie des lebenden Auges" geschaffen.

Bisher nur anatomisch bekannte normale und pathologische Verhältnisse deckt sie am lebenden Auge auf. Ja sie zeigt uns nicht nur anatomisch Bekanntes, sondern eine Reihe von Erscheinungen, welche der anatomischen Feststellung bis jetzt nicht zugänglich waren, teils weil sie zufolge ihrer Zartheit dem Fixationsprozeß zum Opfer fallen, teils vielleicht auch, weil sie sich durch Farbstoffe nicht differenzieren lassen.

So fehlt uns bis heute der anatomische Nachweis der so zahlreichen physiologischen Reste der hintern fötalen Gefäßmembran, des physiologischen Restes der Arteria hyaloidea, der verschiedenen Typen des Glaskörpergerüstes, der Erscheinungsformen der Linsensklerose usw.

Noch weit größer ist die Fülle jener Tatsachen, die uns zwar durch anatomische Untersuchung bekannt waren, deren klinische Beobachtung uns aber bisher verschlossen blieb. Spaltlampe und Hornhautmikroskop lassen uns z. B. zum erstenmal das lebende Endothel der hintern Hornhautwand sehen. Jede einzelne Endothelzelle auf der Descemeti, jeder ihr pathologischerweise aufgelagerte Lymphocyt tritt zutage. Die normalen Nervenfasern der Hornhaut sind bis in ihre feinsten Zweige zu verfolgen. An den Membranae Descemeti und Bowmani beobachten wir pathologische Faltungen, die sich durch charakteristische Reflexe kundgeben. Im Randschlingennetz und in neugebildeten Blutgefäßen der Cornea sehen wir die einzelnen Blutkörperchen rollen. Das Ödem des Epithels oder des Endothels der Hornhaut gibt sich durch das Bild der Betauung kund. Eine Reihe bisher nicht bekannter oder dunkler Krankheitsbilder der Hornhaut hat die Spaltlampe entdecken lassen oder aufgeklärt.

Beinahe noch bedeutender als für die Hornhaut ist der Wert der Methode für die Erforschung der Linse geworden. Die Spaltlampe zeigt so recht, auf welch unentwickelter Stufe unsere Kenntnisse von der Genese und Morphologie des Altersstars bisher sich fanden. Eine Fülle unbekannter klinischer Erscheinungen bei der Starbildung tut sich auf. Wir lernen die subcapsuläre Vacuolenfläche fortgeschrittener Stare kennen, die Faltungen der Kapsel bei beginnender Schrumpfung, die so häufigen meist übersehenen Typen des Kernstars, die periphere konzentrische Schichttrübung, die verschiedenen Formen der kranzförmigen Cataract, die Genese von Wasserspalten und Speichen, das charakteristische Bild der lamellären Zerklüftung, der schalenförmigen hintern Cataract usw.

Die Spaltlampe lehrt uns die erworbenen von den zahlreichen Formen der angeborenen Trübungen scheiden, sie gibt uns ferner zum erstenmal scharfe klinische Handhaben zur Differentialdiagnose von Cataracta complicata und Cataracta senilis.

Aber auch die Physiologie der jugendlichen und der alternden Linse schöpft aus der neuen Methode ungeahnte Bereicherung. Wir sehen das Linsenepithel und die vordere und hintere Chagrinierung in ihrem normalen Zustande. Die Maxima der innern Reflexion der Linse, die Diskontinuitätsflächen, von denen wir bisher auf Grund der Kernbildchen ungenaue Vorstellungen hatten und die wir zum Teil gar nicht kannten, treten unmittelbar vor unser Auge und lassen sich nach Zahl,

Form, Anordnung und Lichtstärke mit dem Büschel der Lampe „abtasten". Die Reliefbildung der Alterskernoberfläche wird entdeckt, die embryonalen Nähte treten in Erscheinung und lassen sich in der Jugend wie im höchsten Alter nachweisen.

Und erst der Glaskörper! Wir kannten dieses Gebilde, wie erwähnt, bisher seiner genauen Struktur nach nicht, — ebensowenig wie wir von den physiologischen Resten der Membrana vasculosa lentis, der Vasa hyaloidea propria (Köllikers) und der Arteria hyaloidea etwas wußten.

Die Spaltlampe erschließt uns den Glaskörper in seiner lebenden, vielgestaltigen Form. Bald zeigt er ein lichtstarkes wogendes Faltengerüst, bald beschränkt sich letzteres auf spärliche Fasern, Streifen oder Membranen bestimmter Gestalt, oder es bestehen die mannigfaltigsten Übergangsbilder. Noch bunter ist das Bild der vielen pathologischen Veränderungen des Glaskörpers, die uns die Spaltlampe aufdeckt: Zerfall des Gerüsts, senile und krankhafte Verdickung und Verdichtung, Einlagerungen von Kristallen, von Blut, Lymphocyten, Pigment usw. werden der unmittelbaren Betrachtung zugänglich.

Dabei sind wir in der Lage, innerhalb der Augenmedien mittelst der Spaltlampe des genauesten zu lokalisieren. Sie bietet uns einen „optischen Schnitt", und die Lokalisation in Hornhaut, Linse und Glaskörper wird am lebenden Auge eine ähnlich exakte wie am anatomischen Präparat.

Wenn wir sagen, daß durch die Erfindung der Spaltlampe und ihre Verbindung mit dem Cornealmikroskop die Ophthalmologie in ein neues Stadium der Entwicklung getreten ist, so wird uns darin jeder beipflichten, der die neue Methode kennen gelernt hat. Für die klinische Tätigkeit, ganz speziell diejenige auf dem Gebiete der Unfallophthalmologie, ist die durch die Spaltlampe mögliche feine Differential- und Frühdiagnose von ebenso einschneidender Bedeutung wie für die wissenschaftliche Forschung.

Die Spaltlampe hat ihren vollen praktischen Wert erst durch Verbindung mit dem Zeiß-Czapskischen binocularen Hornhautmikroskop erhalten, und es ist ein Verdienst von Henker, die beiden Apparate miteinander kombiniert zu haben. Ohne diese Henkersche Montierung wäre die Mikroskopie bei Spaltlampenlicht nur in sehr beschränktem Umfange möglich.

Wir können die vordere Bulbushälfte durch die genannte Kombination bequem bei 10—68facher Linearvergrößerung untersuchen, ja für feinere Beobachtungen steht uns noch eine 86—108fache Vergrößerung zur Verfügung.

Bis heute haben, soviel aus der Literatur ersichtlich, erst wenige Autoren sich die Mikroskopie des lebenden Auges bei Spaltlampenbeleuchtung zu eigen gemacht. Es liegt das wohl daran, daß die Erfindung der Lampe in die Zeit wenige Jahre vor dem Weltkriege fiel. Ihre Bedeutung ist infolgedessen noch nicht zu allgemeiner Kenntnis gelangt. Dann mag auch der Umstand ins Gewicht fallen, daß die Verbesserung der Apparatur jüngsten Datums ist. Endlich ist die Technik der Handhabung eine nicht so leichte, wir dürfen sagen, ihre Beherrschung erfordert eine ähnliche Übung wie diejenige etwa des Augenspiegels.

Auch fehlte bisher eine vollständige Anleitung zur methodischen Untersuchung (ein Mangel, den zu beseitigen dieser Atlas versuchen wird). Alle diese Schwierigkeiten, zu denen sich noch der hohe Preis der Apparatur gesellt, sind bisher der raschen Verbreitung im Wege gestanden.

In der neuesten Zeit hat Koeppe eine Apparatur angegeben, die einen Teil des lebenden Augenhintergrundes (die Maculagegend) der Spaltlampenbelichtung und der Mikroskopie zugänglich macht. In der nachstehenden Darstellung ist diese Methode nicht berücksichtigt. Ich hatte bis jetzt keine Gelegenheit zu ihrer Prüfung und Anwendung.

B.
TECHNIK

In bezug auf Konstruktion und Montierung von Spaltlampe und Cornealmikroskop sei auf die Gullstrandsche[1])[128]) Mitteilung und auf die dem Apparat beigegebene Beschreibung der Firma C. Zeiß verwiesen.

Das Prinzip der Spaltlampenbeleuchtung kann als die extreme Ausnützung des Prinzips der fokalen Beleuchtung bezeichnet werden. Die Vorteile der letztern liegen in der seitlichen Beleuchtung mit einem möglichst scharf begrenzten und möglichst hellen Lichtbüschel im dunklen Raume.

Diese Bedingungen werden durch die Spaltlampe insofern maximal ausgenützt, als das Bild einer spezifisch sehr hellen Lichtquelle, des Nernstfadens (neulich auch der noch helleren Nitralampe*), nicht direkt im Auge, sondern zunächst in einer Spalte abgebildet wird. Dadurch wird zerstreutes Licht, das der Heizkörper, das Gehäuse usw. liefern, ausgeschaltet. Das Lichtbüschel des Fadenbildes wird mit einer asphärischen Beleuchtungslinse** gefaßt, nachdem es eine Blende passender Größe passiert hat, und in das Auge geworfen. Die dichteste (fokale) Stelle des Büschels ist es, welche wir auf den zu untersuchenden Medienabschnitt einzurichten haben. Benützen wir eine rechteckige Spalte, so kann der Querschnitt der genannten Büschelpartie als rechteckig bezeichnet werden, und für kurze Strecken kann die Büschelform als rechteckig-prismatisch gelten (vgl. Fig. 1). Ist dagegen die Öffnung ein rundes Loch, so ist der fokale Büschelabschnitt angenähert zylindrisch („Lochbüschel", im Gegensatz zum Spaltbüschel, s. u.).

In den vergangenen beiden Jahren habe ich[76]) insofern eine Modifikation der Gullstrandschen Apparatur eingeführt, als ich den Nernstfaden nicht mehr in der Spaltöffnung, sondern in der Blendenöffnung der Beleuchtungslinse abbildete***. Dadurch wird ein Teil sonst verlorengehenden Lichtes für die Abbildung gewonnen, das Farbenbild wird wesentlich heller. Außerdem gewinnt das Büschel an Schärfe und Homogenität. Bei der jetzigen Gestalt des Brenners und bei der jetzigen Länge des Gehäuses ist diese neue Abbildungsweise nicht möglich. Entweder ist ein Brenner mit längerem Sockel zu verwenden, oder das Lampengehäuse ist entsprechend zu verkürzen. (Die Verkürzung kann jeder geschickte Mechaniker vornehmen.)

Diese Modifikation (Köhlersches Prinzip) ist darauf zuerst von Henker, sodann von Herrn Dr. Streuli (Universitäts-Augenklinik Bern), ferner von unserm Assistenzarzt Herrn Dr. W. Schnyder auch auf die Nitralampe übertragen worden. (Das von der Firma Zeiß bisher gelieferte Gehäuse wurde in passender Weise verkürzt.) Die spezifische Helligkeit des Nitrafadens ist eine größere und das Licht ist weißer als dasjenige des Nernstfadens. Dafür ist das Fadenbild weniger homogen, sondern durch farbige Linien und Streifen beeinträchtigt. Aber gerade diese Nachteile können durch die genannte neue Abbildungsweise ganz oder nahezu ganz beseitigt werden. Die spezifisch hellere, billigere und bequemer zu handhabende Nitralampe ist aus diesem Grunde der Nernstlampe vorzuziehen.

---

* Für manche Fälle empfiehlt sich eine Mikrobogenlampe, wie das besonders gelegentlich der Besprechung der Hornhaut- und Glaskörperuntersuchung hervorgehoben werden wird.

** Eine gewöhnliche (sphärische) Linse ist, wie ich durch Vergleichung fand, für die meisten Zwecke ausreichend. Für die „Methode des zylindrischen Büschels" (s. u.) ist dagegen die asphärische Linse vorzuziehen.

*** Da die letztere verschieblich ist, wähle man bei der Abbildung eine mittlere Lage der Linse.

Zu manchen Zwecken, z. B. zur Tiefenlokalisation, ist eine Verschmälerung der Spalte auf $^1/_2$ mm und weniger unerläßlich.

Abgesehen davon, daß im Dunkelraume untersucht wird, ist für gewisse feinere Beobachtungen, besonders des Glaskörpers, auch noch eine gewisse Dunkeladaption zweckmäßig.

Als Blende der Beleuchtungslinse[2]) hat sich uns am besten eine solche von rechteckiger Form und von 10:16 mm Seite bewährt (derartige oder ähnlich große Blenden werden von der Firma Zeiß montiert). Die Beleuchtungslinse haben wir uns seitlich verkleinern lassen[26]), so daß sie nicht mehr, wie beim ersten Modell, bei spitzeren Winkeln (der Lichtrichtung mit der Mikroskopachse) mit der Mikroskopfassung in Konflikt gerät (auch derartige Linsen sind jetzt erhältlich). Durch diese kleine Änderung ist ein wesentlich größerer Abschnitt des Glaskörpers und der hintern Linsenfläche übersehbar, als dies bisher der Fall war.

Abirrendes Licht kann man durch einen Schirm von schwarzem Stoff oder weichem schwarzem Papier abhalten. Die Anwendung eines Abblendungsrohrs (Koeppe)[3]), das zudem farbige Glasfilter einzuschalten gestattet, ist ebenfalls von Nutzen.

Die Montierung des Zeißschen Binocularmikroskops ist die von Henker[4]) angegebene mit verschiebbarem Objekttisch, schwenkbarem Doppelarm usw. Der Kreuzschlitten[2])[76]) ist nicht zu entbehren. Er bietet gegenüber der noch hie und da geübten manuellen Verschiebung ähnliche Vorteile wie beim gewöhnlichen Mikroskop die Mikrometerschraube gegenüber der manuellen Tubusverschiebung. Durch die Schraube wird die Abstufung der Bewegung zweifellos verfeinert. Kinn- und Stirnstütze sind ebenfalls unerläßlich.

Während der Beobachtung hat der Untersuchte mit dem freien Auge eine verschiebliche Marke, z. B. ein schwach leuchtendes Lämpchen o. ä., das am Apparat oder sonst im Dunkelraum angebracht ist, zu fixieren. Dadurch wird die Untersuchung wesentlich erleichtert. — Ein Fixierlämpchen lieferte uns die Firma.

Als Oculare verwenden wir Nr. 2, 4, 5 und 6, als Objektive Nr. F55, a2 und a3. Mit Ocular 6 und Objektiv a3 erzielen wir zwar eine 108fache Linearvergrößerung, doch kommen die physiologischen Bulbusschwankungen so erheblich in Betracht, daß die Beobachtung vielfach unsicher wird. Die stärkste von uns gewöhnlich verwendete Vergrößerung ist die 86fache (Oc. 5, Obj. a3), die häufigst benützte die 24fache (Oc. 2, Obj. a2).

Zu messenden Untersuchungen ist das Binocularmikroskop sehr geeignet. Bisher hatte man von der Verwendung des Meßoculars Abstand genommen und es vorgezogen, die Maße durch Vergleich zu schätzen, wobei man als Grundlage solcher Schätzungen z. B. die Breite der Irispigmentkrause, Gefäßdurchmesser u. ä. benützte. Eine derartige ungenaue Methode ist zu verwerfen und muß zu Irrtümern führen. Aus diesem Grunde sind wir selber zum Meßocular übergegangen[5])*. Dieses hat sich, besonders für schwächere (10—37fache) Vergrößerungen ausgezeichnet bewährt. Wir sind nun imstande, Hornhauttrübungen, bzw. Infiltrate, Vacuolen, Wasserspalten, Präzipitate, Gefäßdurchmesser, die Spiegelbilder usw. auf das exakteste zu messen, ein Vorteil, der für die klinische wie auch für die rein wissenschaftliche Beobachtung nicht hoch genug eingeschätzt werden kann**.

Wer den Wert einer Teilstrichbreite seines Meßoculars für das verwendete Objektiv ermitteln will, benütze eine gewöhnliche Zeißsche Blutkörperchenzählkammer,

---

* Am Binocularmikroskop hat wohl als Erster Stargardt 1902[115]) das Ocularmikrometer angewendet.

** Wir können z. B. die Größenänderung von Infiltraten, Vacuolen, Wasserspalten, Tbc-Knötchen der Iris usw. messend kontrollieren.

die er im durchfallenden Lichte betrachtet (dies geschieht z. B. dadurch, daß er die Zählkammer auf einem weißen Papier befestigt).

Messende Untersuchungen über die Vergrößerungen, welche die vordern Augenmedien bedingen, haben uns ergeben, daß im Gebiete der Pupille, bzw. der axialen Irispartien die durch den Scheitelabschnitt der Cornea bei mittlerer Kammertiefe und Hornhautkrümmung gegebene Vergrößerung eine $1^1/_{12}$—$1^2/_{12}$fache, also eine ziemlich unbedeutende ist. Im Bereiche des hintern Linsenpols und dicht dahinter ist die Vergrößerung unter normalen Verhältnissen jedenfalls kleiner als $1^1/_2$fach.

Zu derartigen Messungen ließen wir uns eine auf 0,5 mm graduierte Nadel von der Firma James Jaquet (Basel) herstellen. Die Nadel wurde derart durch die Vorderkammer frischer Bulbi gestochen, daß die Skala im Niveau der Irisvorderfläche lag (Kammerwasser floß keines ab). Es wurde die Nadel ferner in ähnlicher Weise so durch den Glaskörper parallel zum Äquator geführt, daß sie den hintern Linsenpol eben berührte oder doch in nächster Nähe hinter ihm lag. (Die Lage wird mit der Spaltlampe ermittelt.) Vor und nach der Messung wurde die Brechkraft der betreffenden Hornhäute ermittelt. Da durch die Eintrocknung das Hornhautepithel leidet, ist die Ophthalmometrie nur dadurch möglich, daß unmittelbar vor der Messung Ringersche Lösung o. ä. aufgetropft wird. In einer Anzahl von Fällen mußte das defekt gewordene Epithel in toto weggewischt werden.

Es wäre von Nutzen, wenn die Spaltlampe eine Vorrichtung besitzen würde, welche den Winkel, den die eine der beiden Objektivachsen mit der Längsachse des Lichtbüschels bildet, zu ermitteln gestatten würde. Benützt man einen Transporteur (wie wir selber es tun), so ist die Genauigkeit eine entsprechend mangelhafte.

Die Möglichkeit, genauere Winkelmessungen vorzunehmen, würde uns z. B. in den Stand setzen, eine und dieselbe Erscheinung zu verschiedenen Zeiten unter denselben Bedingungen zu studieren.

Ferner würde dadurch eine Schätzung der Hornhaut- und besonders der Linsendicke, sowie der Vorderkammertiefe ermöglicht. Gerade der axiale Durchmesser der Linse, wie auch des Linsenkerns, ist individuell wechselnd, besonders im Alter. Es wäre aber manchmal von praktischem Werte, den Linsendurchmesser annähernd zu kennen. Fig. 91c zeigt eine sehr dicke, Fig. 91d eine gewöhnliche Linse. Im ersten Falle ist die Verdickung vielleicht durch Flüssigkeitsaufnahme entstanden.

Besonders für das Studium der Genese des Altersstars wären solche genauere Schätzungen von Nutzen.

Wir könnten dann z. B. dadurch einigermaßen brauchbare Vergleichswerte erhalten, daß wir den Untersuchten in die Lichtquelle blicken und das Büschel durch die Linsenachse treten ließen, worauf wir unter einem bestimmten, konstant zu wählenden Winkel* beobachteten (Fig. 91b). Dadurch, daß wir die Distanz x durch Mikrometrie ermitteln, läßt sich die Länge von a, d. h. der Linsenachse, ungefähr feststellen, da $a = \dfrac{x}{\sin.\gamma}$.

Die Ablenkung durch Hornhautoberfläche und Linse ist dabei nicht berücksichtigt. Eine Serie von Messungen hat uns aber gezeigt, daß die gefundenen Zahlen als Vergleichswerte brauchbar sind.

---

* Die Firma Zeiß (Prof. Henker) hat auf unsern Vorschlag einen brauchbaren Winkelmesser hergestellt. An der senkrechten Rotationsachse des Binocularmikroskops ist im rechten Winkel ein mit (um seinen Mittelpunkt drehbarem) Metalltransporteur verbundenes verschiebliches Lineal befestigt. Der Transporteurhalbmesser wird an den Beleuchtungsarm der Spaltlampe angelegt, worauf der Winkel zwischen Einfallsrichtung und Mittelachse des Binocularmikroskops abgelesen werden kann. Genauigkeit ca. $2^1/_2$ Grad.

C.
METHODIK

Die Spaltlampe gestattet viererlei verschiedene Belichtungsmethoden:*

1. die direkte seitliche (fokale) Beleuchtung, welche die Beobachtung in dem von den einzelnen Gewebsteilchen diffus reflektierten Lichte gestattet (in dem folgenden als „Beobachtung im fokalen [diffusen] Licht" bezeichnet);

2. die Durchleuchtung, für die Beobachtung im durchfallenden (von Iris, Linse usw. reflektierten) Lichte (in dem folgenden als „Beobachtung im durchfallenden Licht" bezeichnet);

3. die direkte seitliche Beleuchtung spiegelnder Grenzflächen, welche neben der Beobachtung im diffusen auch diejenige im Lichte der Spiegelbezirke erlaubt (in dem folgenden als „Beobachtung der Spiegelbezirke" bezeichnet);

4. die indirekte seitliche Beleuchtung, bei welcher einfach oder mehrfach reflektiertes Licht am Rande belichteter Bezirke wirksam wird (in dem folgenden als „Beobachtung bei indirekter seitlicher Belichtung" bezeichnet).

Methode 1 ist die wichtigste, ursprünglich allein verwendete. Durch die Kombination dieser Beleuchtung mit der stereoskopischen Betrachtung erhalten wir plastische Bilder in natürlicher Form und Farbe.

In dieser letztern Hinsicht ist Methode 1 der Methode 2 und 3 überlegen.

Die zweite Methode (Durchleuchtung) verwenden wir für das Studium der sog. Betauung, für die Beobachtung der Blutzirkulation, die Durchleuchtung der Iris usw.

Methode 3 ist erst vor kurzem in die Spaltlampenmikroskopie eingeführt worden. Sie gestattet u. a. zum erstenmal, das lebende Hornhautendothel zu sehen. Jede einzelne Endothelzelle wird sichtbar. An der Linse treten das Epithel und die hintere Chagrinierung (mit der hintern Faseroberfläche) und ihre Veränderungen zutage. Diese Methode ist außerdem, wie die erstgenannte, für die Lokalisation wertvoll.

Die praktisch unwichtigste ist die vierte Methode. Sie scheint bisher wenig angewendet worden zu sein. Sie ist aber (wie auch bei der Ophthalmoskopie!) oft von Nutzen, z. B. bei der Beobachtung der Betauung der Hornhaut und gewisser Linsenveränderungen, namentlich der subcapsulären Vacuolenbildung.

Wir werden nun die vier hier aufgezählten Belichtungsmethoden einzeln auf ihre Anwendbarkeit und ihre praktische Bedeutung prüfen, unter Bezugnahme auf charakteristische Illustrationen dieses Atlas.

---

* Alle diese Beleuchtungsmethoden sind schon von der gewöhnlichen fokalen Beleuchtung her mehr oder weniger bekannt. An der Spaltlampe können sie genauer und bequemer auseinander gehalten werden.

1. DIE BEOBACHTUNG IM FOKALEN (DIFFUSEN) LICHT UND DIE DADURCH GEGEBENE TIEFENLOKALISATION

Schon Helmholtz[6]) beobachtete vor mehr als 60 Jahren in Hornhaut und Linse bei stärkerer fokaler Belichtung eine innere Reflexion. Wie die meisten organischen und anorganischen durchsichtigen Medien sind auch Hornhaut und Linse in gewissem Grade opak, nicht vollkommen durchsichtig. Die einzelnen Gewebsteilchen besitzen nämlich eine verschiedene Brechbarkeit, die Medien sind inhomogen. Manche spätere Beobachter haben das bestätigt, unter andern Gullstrand.

Im Sinne von Stokes[7]) können wir das bei Belichtung aus einem Medium austretende diffuse Licht trennen in reflektiertes, bzw. dispergiertes und in Fluoreszenzlicht (Stokes spricht von „wahrer" und „falscher" innerer Dispersion, unter der wahren versteht er die Fluoreszenz). Der Physiker Spring[8]) hat nachgewiesen, daß es „optisch leere" Flüssigkeiten in der Natur nicht gibt. Immer sind sie durch Teilchen anderer Brechung verunreinigt. Dagegen gelang es Spring, eine optisch leere Flüssigkeit auf folgende Weise herzustellen. „Durch eine U-förmige Röhre, die mit Wasser gefüllt ist und Quarzpulver suspendiert enthält, wurde ein elektrischer Strom geschickt, der bewirkte, daß die Suspension sich an der Kathode ansammelte, während an der Anode die Flüssigkeit vollkommen klar wurde. Ein durchgesandter Lichtstrahl ist von der Seite her nicht mehr sichtbar, ein Beweis dafür, daß die Flüssigkeit in der Tat optisch leer war." (Zitiert nach A. Winkelmann, im Hdb. d. Physik, 2. Aufl. 1906, Optik, S. 788.)

Unter den durchsichtigen Augenmedien sind Hornhaut, Linse und Retina am stärksten opak und am stärksten fluoreszierend. Annähernd optisch leer ist dagegen das Kammerwasser, während sich der Glaskörper, wie die Spaltlampe zeigt, individuell verschieden verhält. Mit dem Alter nehmen — das lehrt ebenfalls die Spaltlampe — Opazität von Hornhaut, Linse und Glaskörper zu.

Wenn man die fluoreszenzerregenden Strahlen mit Hilfe eines gelben Glases ausschaltet, wie dies durch den Verfasser[9])[10]) geschehen ist, so kann man leicht zeigen, daß das bei fokaler Belichtung von Linse, Hornhaut und Glaskörper ausgehende Licht nur zum kleinen Teile aus Fluoreszenzlicht besteht*.

Das reflektierte Licht wird nämlich durch die Ausschaltung jener Strahlen nur in relativ unbedeutendem Maße abgeschwächt. (Das Fluoreszenzlicht allein kann man durch Verwendung von Bogenlicht, welches man durch ein Uviolglas [der Firma Schott u. Gen., Jena] oder durch eine Lösung von Kupferoxydammoniak gehen läßt, oder noch besser mit Hilfe von reinem Ultraviolett [U.V.-Filter von Lehmann] veranschaulichen).[10])

Diese beiden Erscheinungen der Opazität und der Fluoreszenz haben nichts Ungewöhnliches an sich, sondern sie kommen allen organischen Körpern (auch fast allen anorganischen) in mehr oder weniger hohem Maße zu. (In der Ophthalmologie haben sie eine gewisse Berühmtheit erlangt, weil einzelne Autoren die erregenden Lichtstrahlen für die Entstehung von zahlreichen Augenkrankheiten, wie Altersstar, Erythropsie, Retinitis, Retinalatrophie usw., verantwortlich machen wollten.)

---

* Über die Netzhaut liegen in dieser Hinsicht noch keine Beobachtungen vor. Doch pflegen die so häufigen oberflächlichen Netzhautfältchen nach dem 35.—40. Jahre, wie sich Verfasser an sehr vielen Fällen überzeugte, im rotfreien Licht eine matte Oberfläche zu zeigen, während sie in früherem Lebensalter spiegelnd sind.

Wir beobachten die Erscheinungen der Opazität und der Fluoreszenz nur, wenn wir in einem Raume von geringerer Helligkeit untersuchen. Sie gelangen um so lebhafter zu unserer Wahrnehmung, je zirkumskripter und je intensiver das belichtende Büschel, je dunkler gleichzeitig der umgebende Raum ist.

In welcher vollkommenen Art die Spaltlampe diese günstigen Beobachtungsbedingungen erfüllt, haben wir bereits erwähnt.

Wo das Büschel der Spaltlampe durch Hornhaut und Linse tritt (z. B. Fig. 15, optischer Schnitt durch die Cornea, Fig. 127 durch die Linse), erscheinen diese Gewebe **opak**. Die belichteten Stellen sind nur noch durchscheinend, nicht mehr durchsichtig. Stellen **erhöhter** Reflexion treten lebhafter hervor. So sehen wir z. B. Linsentrübungen geringster Dichte, die bei gewöhnlicher fokaler Beleuchtung unsichtbar sind, usw.

Lassen wir das Licht in sagittaler (bzw. meridionaler) Richtung durch diese Gewebe treten, so entstehen in gewissem Sinne **sagittale Gewebsschnitte, optische Schnitte** (Fig. 1, Hornhaut). Die Vorderkammer ist relativ „optisch leer". Sie erscheint daher, zwischen die hellaufleuchtende Linse und Hornhaut gelagert, dunkel. Durch Bewegung des Beleuchtungsarms gelingt es, die **Vorderkammertiefe an beliebiger Stelle „abzutasten"**. Wir können das Büschel Punkt für Punkt durch die verschiedenen Teile treten lassen. Die Anwesenheit von Kammerexsudat und von Zellen verrät sich **durch Sichtbarwerden des Büschels innerhalb der Kammer**. Wir sind also auf diese Weise imstande, allerfeinste diffuse Trübungen des Kammerwassers festzustellen und, was bisher nicht möglich war, solche Trübungen von eventuellen diffusen Hornhauttrübungen zu scheiden.

Es gibt Fälle sehr flacher Vorderkammer (nach Staroperation, nach Glaukomoperation usw.), in denen man im Zweifel ist, ob die Kammer ganz oder stellenweise vorhanden ist, oder ob sie fehlt. Hier gibt uns nur die Spaltlampe einwandfreien Aufschluß. Mehrmals fand ich auf diese Weise, daß die Kammer über der ganzen Irisfläche aufgehoben war, daß sie aber im Pupillarbereich existierte, indem ein kammerwasserhaltiges (optisch leeres) Interstitium zwischen Hornhauthinterfläche und Linsenvorderkapsel sich nachweisen ließ. Dessen sagittale Dicke entsprach etwa der Irisdicke. In ähnlicher Weise kann bei vorgebuckelter Iris, bei Iristuberkeln usw. das Vorhandensein oder Fehlen eines Spatiums zwischen dem Scheitel der Prominenz und der Corneahinterfläche festgestellt werden, oder wir können — was bisher ebenfalls unmöglich war — bei peripherer vorderer Synechie deren axiale Grenzen genau ermitteln. Endlich kann — nach Kammerwasserabfluß — die Kammer im Bereiche der dicksten Irispartie i. e. der Krause, aufgehoben sein, während sie peripher davon mittelst Spaltlampe bereits nachweisbar ist.

Da wo Gewebe der hintern Cornealwand anliegt, ist die Grenzfläche zwischen Cornea und Kammerwasser ($efgh$, Fig. 1a) durch die Oberfläche des anliegenden Gewebes ersetzt. Dieselbe Vollkommenheit bietet die Methode zur Feststellung eines eventuellen Abstandes von Pupillenrand und Linse (z. B. bei Vorlagerung der Iris, bei Subluxatio lentis, schrumpfender Cataract usw.).

Schon sehr geringe Distanzen lassen sich auf diese Weise ermitteln.

Die Tiefenlokalisation[15)][100)][103)] durch die Spaltlampe, welche eine besonders wichtige Bereicherung der klinischen Diagnostik darstellt, kann in der Hauptsache auf zweierlei Art* stattfinden:

---

* Bei der Spaltlampenuntersuchung spielen Parallaxe, perspektivische Verschiebung und Schlagschatten zum Zwecke der Tiefenlokalisation nur eine untergeordnete Rolle. Eine etwas größere Bedeutung kommt der mikroskopischen Tiefeneinstellung zu (vgl. den Abschnitt über die sog. Betauung). Über die Lokalisation mittelst Spiegelbezirk s. Methode 3.

1. durch die bequeme, sehr einfache Methode der binocularen (stereoskopischen) Betrachtung. Diese Methode ist für gröbere Differenzierungen mühelos, versagt aber, sobald es sich um feinere Tiefenfeststellungen handelt;

2. durch die Beobachtung der optischen Schnittfläche. Die Autoren, die sich bisher mit der Spaltlampenuntersuchung befaßten, haben eine optische Schnittfläche noch nicht erwähnt. Sie fassen mehr allgemein den gesamten durch das Büschel gegebenen opaken Bezirk als „optischen Schnitt" auf. Es wird hier aber gezeigt werden, daß für eine exakte Tiefenlokalisation nur eine einzige Fläche in Betracht kommt.

Wählen wir zur Erörterung dieser Frage als Beispiel die Hornhaut (Fig. 1a).

Die Spalte ist zum Zwecke der Tiefenlokalisation auf 0,5 mm, bzw. auf ein Minimum zu verschmälern.

Die Mikroskopachse bilde mit der Beleuchtungsrichtung einen nicht zu spitzen Winkel (mindestens 60—80 Grad).

Werfen wir die dichteste Stelle des Büschels etwas schräg durch die Hornhaut, bei mittelweiter Spalte und beispielsweise temporaler Stellung der Lichtquelle, so hat die erleuchtete Gewebspartie angenähert prismatische Form (Fig. 1a). Vorn ist dieses Prisma von der Eintrittsfläche $abcd$, nach der Vorderkammer von der Austrittsfläche $efgh$ des Lichtes begrenzt. Wir können die drei Kanten ac, bd, fh deutlich, dagegen nur undeutlich die vierte Kante eg unterscheiden. Am wichtigsten, für den Anfänger freilich etwas schwierig ist die Beobachtung der Kante bd, welche die Eintrittsfläche nasal begrenzt.

Ein Tropfen Fluoreszeinkali erleichtert jedoch die Darstellung sehr wesentlich. Die Kante bd tritt nun — an der gesunden wie an der kranken Hornhaut, besonders nach dem Lidschlag — mit großer Schärfe hervor (Fig. 15).

Diese Kante begrenzt das wichtigste Feld $bdfh$ (in der Fig. 1a schraffiert), das einen optischen Schnitt durch die Hornhaut darstellt und der Beobachtung bequem zugänglich ist.

Der Untersuchende stelle daher abwechselnd die Kanten bd und fh scharf ein.

Zur Tiefenlokalisation ist nun einerseits, wie erwähnt, der binoculare Sehakt geeignet (wenn er auch feinere Feststellungen nicht gestattet, ja gelegentlich zu Täuschungen Anlaß geben kann).

Andererseits bietet die genannte optische Schnittfläche $bfdh$ wertvollste Anhaltspunkte für die Lage der Trübungen. Wir lassen das Büschel und damit diese Schnittfläche über die zu untersuchende Partie wandern, wobei die Lage einer zu bestimmenden Veränderung dadurch, daß wir sie in der Schnittfläche $bdfh$ auftauchen, bzw. verschwinden lassen, wie an einem Gewebsschnitte ermittelt werden kann.

Haben wir z. B. die Lage einer Trübung im tiefen Parenchym zu bestimmen, so bringen wir das Lichtbüschel zuerst temporal der Trübung*. Sodann wird es der letztern genähert, bis sie eben in die Schnittfläche eintaucht. Damit ist die Lage der Trübung bestimmt. Natürlich kann man auch umgekehrt die Trübung aus dem Büschel in die Schnittfläche treten lassen. Die Lage der Trübung in der Schnittfläche $bdfh$ ist dann durch den Punkt gegeben, in welchem sie aus dem Büschel austritt.

Wir können nun mikroskopisch das Verhältnis der Abstände der Trübung von bd und fh ermitteln, womit festgestellt ist, ob die Trübung im oberflächlichen, im

---

* Obige Stellung der Lichtquelle temporal vom untersuchten Auge vorausgesetzt.

mittlern oder tiefen Parenchym liegt. Würde sie in bd zuerst auftauchen, so wäre ihr Sitz an der Hornhautvorderfläche erwiesen, würde sie in fh zuerst gesehen, so läge sie in der Hornhauthinterfläche.

Auf die Kanten bd und fh ist sowohl das Mikroskop gesondert einzustellen, als auch das Büschel gesondert zu fokussieren.

Bisher sind diese Schnittfläche und die genannte, sie nach vorn begrenzende Kante bd nicht erwähnt worden. Es wurde vielmehr nur die Bedeutung des Gesamtbüschels als „optischer Schnitt" hervorgehoben. Es ist klar, daß für eine exakte Lokalisation nur die genannte Schnittfläche in Frage kommt, und daß sie von der Eintrittsfläche $(abcd)$ scharf zu scheiden ist. Monoculare Beobachtung dieser Schnittfläche ist zwar ausreichend, binoculare jedoch bequemer.

Die Austrittsfläche $efgh$, also die Hinterfläche des Prismas, reflektiert bei pathologischen Veränderungen, z. B. iridocyclitischen Beschlägen und insbesondere auch nach Keratitis parenchymatosa, relativ stark. Sie kann dann im diffusen Lichte ebenso hell oder heller erscheinen, wie die Eintrittsfläche $abcd$. Ihre temporale Endkante eg ist in diesen Fällen ohne weiteres zu sehen.

Beschläge erscheinen naturgemäß um so unschärfer, je mehr sie gegen Kante eg liegen, am deutlichsten sind sie im Bereiche von fh, weil sie hier nicht, wie in eg, von einer beleuchteten Schicht überlagert sind (vgl. Fig. 20).

Die oben erwähnte Verschmälerung des Büschels durch Verengerung der Spalte ist besonders bei der Ermittelung von Hornhautverdünnung, partieller Vorderkammeraufhebung und bei der Lokalisation innerhalb der Linse von Wert. (Fokale Büscheldicke ca. 0,05 mm.)

Im Laufe des verflossenen Jahres hat sich mir eine andere Art der Tiefenlokalisation noch dadurch ergeben, daß ich zwar zunächst das Spaltbüschel in der eben geschilderten Weise verwendete, sodann aber zur Kontrolle von Einzelheiten die Methode des zylindrischen Lochbüschels anwandte. Schaltet man statt der Spaltblende eines der neben ihr angebrachten Löcher vor* (am besten dasjenige von 1 mm Lumen), so wird der fokale Büschelteil angenähert zylindrisch. Das Büschel kann nun etwa mit dem zylindrischen Gesteinskern eines Bohrloches verglichen werden: Von der Seite her übersieht man bequem die etagenförmig übereinander geordneten „herausgestanzten" Schichtstücke („Lochbüschel" im Gegensatz zum „Spaltbüschel").

Nitralicht und Bogenlicht sind (bei Abbildung des Fadens in der oben S. 3 geschilderten Weise auf der Beleuchtungslinse), auch hier dem Nernstlicht vorzuziehen. Der Winkel zwischen Beobachter- und Beleuchtungsrichtung ist wieder relativ groß zu wählen (60—70 Grad). Farbenreinheit und Schärfe des Büschels gewinnen nach unsern Untersuchungen durch Anwendung von aplanatisch-achromatischer Optik**. Fig. 1b zeigt das Lochbüschel, wie es die Hornhaut durchsetzt. Vorn und hinten ist es durch weiße Kreisflächen von ca. 0,25 mm Durchmesser scharf begrenzt, V = Hornhautvorderfläche, H = Hornhauthinterfläche. Durch Spaltverengerung kann der Zylinder seitlich abgeplattet werden.

Diese Methode bewährt sich zu feinern lokalisatorischen Zwecken. Sie ist der erst geschilderten Methode, die ihrerseits eine bessere Orientierung gestattet, zur Kontrolle von Einzelheiten nachzuschicken. Zur exakten Lokalisation, z. B. zur Ermittelung von Hornhautverdickungen und Verdünnungen, zur feinen Tiefenlokalisation von Gefäßen und Nerven, von streifen- und flächenförmigen Trübungen in den verschiedenen Medien, besonders auch zur Diagnose der partiell oder total aufgehobenen Vorderkammer.

(Weiteres über die Tiefenlokalisation siehe in den betreffenden Abschnitten).

---

* Diese Öffnungen sind vom Erfinder der Lampe zu andern hier nicht zu erwähnenden Zwecken angebracht worden.

** Wir haben an unserm Lampengehäuse einen achromatisch-aplanatischen Kollektor eingesetzt und eine achromatische Beleuchtungslinse gewählt. Die Blende der letztern ist rund und mißt 10 mm (exakte Zentrierung!). Dadurch verschwinden die störenden Farbensäume und Lichthofbildungen, die sonst dem Lochbüschel anhaften. Auch das Spaltbüschel wurde auf diese Art in bisher nicht erreichter Weise homogen.

Für gewöhnlich benützen wir zur Beobachtung im diffusen Lichte einen Winkel der mittlern Mikroskopachse zur Beleuchtungsrichtung von ca. 40°, gerade Blickrichtung des Patienten vorausgesetzt.

Veränderungen der Medien erscheinen bei dieser Belichtungsart in natürlicher Farbe. Diejenigen der Linse und des Glaskörpers werden durch die gelbe Lackfarbe der Linse entsprechend beeinflußt (im Alter demgemäß durchschnittlich stärker als in der Jugend).

Präzipitate erscheinen z. B. grau bis weißgrau; wenn sie dagegen Pigment enthalten, entsprechend braun. Noch kleinste Zellklümpchen, ja einzelne Zellen sind bei stärkern Vergrößerungen erkennbar (Lymphocyten, rote Blutkörperchen), wenn sie auch weniger scharf zutage treten, als bei Anwendung von Methode 3. Linsentrübungen erscheinen, wenn sie sehr dünn sind, bläulich bis grünlichbläulich, z. B. zeigt die kranzförmige Cataract oft derartige Töne (Cataracta coerulea, viridis u. ä.), im durchfallenden Lichte dagegen braun bis braungelb. Über das Zustandekommen des grünlichen Tones vgl. Verf.[9]). Mit Hilfe einer Emulsion läßt sich das Zustandekommen dieser „physikalischen" Farben instruktiv veranschaulichen[9]).

Dichtere Linsentrübungen erscheinen dagegen weiß (im durchfallenden Licht schwarz).

Rote Einzelblutkörperchen zeigen eine blaßgelbliche, glänzende (nicht wie Koeppe angibt ziegelrote), Pigmentpartikel eine bräunlichrote bis ziegelrote Farbe (vgl. die Pigmentpartikel des Glaskörpergerüstes Fig. 336, 353 usw).

Durch ihre Reflexion machen sich schon elementare Pigmentpartikel bemerkbar, deren Durchmesser kaum ein Mikron beträgt. Derartigen Pigmentstaub findet man z. B. nach Traumen an der hintern Cornealwand, im Glaskörper usw. (Man kann sich die Elemente des retinalen Irispigments veranschaulichen, wenn man das Pigment eines frischen Irisstückchens auf einem Objektträger verstreicht.)

Im durchfallenden Lichte wären bei der angewendeten Vergrößerung derartige Pigmentelemente nicht mehr erkennbar. Im auffallenden Lichte der Spaltlampe dagegen treten sie als leuchtende Pünktchen lichtstark aus dunkler Umgebung zutage, den Stäubchen vergleichbar, die ein Büschel Sonnenstrahlen im dunklen Raume erhellt.

In bezug auf die Größenordnung derartig feiner Elemente gibt uns die Spaltlampenmikroskopie keinen Aufschluß, und wir müssen uns hüten, aus der scheinbaren Schlüsse auf die tatsächliche Größe zu ziehen. Wir würden hierdurch, wie sich experimentell zeigen läßt, Täuschungen verfallen[11]).

Je größer die Inhomogenität eines Mediums, um so intensiver seine Reflexion bei Spaltlampenbelichtung. Bei Keratitis parenchymatosa beispielsweise ist diese Reflexion so hochgradig, daß Einzelheiten tieferer Teile durch das diffuse Licht der oberflächlichen verhüllt werden. Schon oben haben wir mittelst Fig. 1a und Fig. 20 veranschaulicht, daß im Bereiche der Corneahinterfläche Trübungen um so unschärfer werden, je weiter sie von der Kante fh entfernt sind. Bei Keratitis parenchymatosa kann z. B. die Inhomogenität der Hornhaut in der Umgebung von neugebildeten Blutgefäßen derart gesteigert sein, daß letztere im diffusen Licht vollkommen unsichtbar sind, während sie im durchfallenden Licht samt ihrem rollenden Inhalt noch in Erscheinung treten (vgl. z. B. Fig. 19).

Aus ganz ähnlichen Gründen sind schon im normalen Auge die **Limbusgefäßschlingen im durchfallenden Lichte deutlich, im direkten verschleiert.**

Umgekehrt bilden relativ **homogene Medien** für die Beobachtung im auffallenden Licht wesentlich günstigere Bedingungen als für diejenige im durchfallenden. So erblicken wir in der wenig veränderten Hornhaut im auffallenden Licht die charakteristische Streifung bei Keratokonus (Fig. 59, 60), es treten die Hornhautnerven besonders lichtstark zutage (Fig. 8, 49, 61), Risse der Descemeti werden sichtbar usw.

In der normalen Linse zeigt uns das auffallende Licht die Diskontinuitätsflächen, die wir auf keine andere Art sichtbar machen können (vgl. Fig. 127).

Die Embryonalnähte mit anschließender Faserung treten in Erscheinung, ebenso die zahlreichen Reste der vordern und hintern Gefäßmembran (Fig. 141, 147 usw.). Im Glaskörper das Gerüstwerk, seine normalen und pathologischen Verdichtungen und Einlagerungen, die embryonalen Gefäßreste usw.

Um schließlich zu Orientierungszwecken eine Übersicht zu gewinnen, verwende man nicht den fokalen, sondern einen breitern Büschelabschnitt. Durch Verschiebung der Beleuchtungslinse kann das beleuchtete Feld rasch beliebig vergrößert werden. Die Homogenität des Feldes hängt hierbei von der Art der Abbildung des Fadens ab. Findet die Abbildung in der oben empfohlenen Weise auf der Beleuchtungslinse statt, so sind die extrafokalen Büschelbezirke inhomogen (von farbigen Zonen durchsetzt). Geschieht dagegen die Abbildung (nach der ursprünglichen Vorschrift!) in der Spalte, so machen sich die störenden Farben naturgemäß nur im fokalen Bezirk bemerkbar, während die extrafokalen Büschelteile relativ homogen sind.

2. DIE BEOBACHTUNG IM DURCHFALLENDEN LICHT

Durchleuchtung erzielt man dadurch, daß man das Spaltlampenbüschel auf mehr oder weniger undurchsichtiges Gewebe (Iris, Pupillenexsudat, Cataract) wirft, so daß das von diesen trüben Medien reflektierte Licht durch vor ihnen gelegene Medien tritt.

Es kommt demzufolge das durchfallende Licht in erster Linie für die Untersuchung der Hornhaut in Betracht. Doch kann es in vielen Fällen mit Nutzen auch an der Iris und ganz besonders an der Linse Verwendung finden.

An der Hornhaut zeigt es uns die Betauung des Epithels und diejenige des Endothels.

Diese Betauung (weniger gut ist die Bezeichnung „Taubeschlag"), welche zuerst von J. Stähli am Endothel der hintern Cornealwand beobachtet wurde, war bisher eine ihrem Wesen nach nicht abgeklärte Erscheinung. Neuerdings ist sie wieder von Koeppe[12] zu erklären versucht worden. Bekanntlich wird die Betauung nur im durchfallenden Lichte gesehen, i. e. in dem Lichte, das von der Iris, bzw. einer trüben Pupille reflektiert wird. Über ihre Natur sind verschiedene Vermutungen geäußert worden, auf die wir hier nicht eintreten. Oft ist die Betauung des Endothels sicher mit derjenigen des (vordern) Epithels verwechselt worden. Denn beide sehen sehr ähnlich aus (über die Diagnose s. u.). Wir haben in Fig. 19 die Endothelbetauung, wie sie bei 68facher Vergrößerung in einem Falle von tbc. Iridocyclitis zu sehen war, dargestellt.

Die Einstellung des hintern Hornhautspiegelbezirkes und sein Wandernlassen über Stellen mit Endothelbetauung zeigte uns, daß letztere zwei Ursachen hat:

Erstens können die Endothelien, was bisher nicht bekannt war, im durchfallenden Licht das Aussehen allerfeinster Tröpfchen annehmen. Analog wie dies beim Ödem des Epithels der Fall ist, werden anscheinend auch die Endothelzellen sichtbar, wenn sich zufolge Flüssigkeitsaufnahme ihr Brechungsindex ändert. Dadurch entsteht eine gleichmäßige feine, nur bei starker Vergrößerung sichtbare Betauung.

Zweitens beteiligen sich an der Betauung auch die dem Endothel aufgelagerten Zellen bzw. Partikel und Fäserchen. Diese sind oft größer als die Endothelien, finden sich häufig zu mehreren und zeigen unregelmäßigere Formen. Ja gelegentlich können kleinere Präzipitate, also ganze Zellkonglomerate im durchfallenden Lichte durchscheinend sein, wobei sie sich nur durch eine etwas geringere Durchsichtigkeit von den übrigen Tröpfchen unterscheiden. Erst größere Präzipitate pflegen als Schatten zu imponieren, besonders wenn sie Pigment enthalten. Man beachte in dieser Hinsicht die durchscheinenden Präzipitate der Fig. 20, links, welche teilweise eine konzentrische Streifung erkennen lassen. Im rechten Teil der Figur sieht man die Präzipitate im auffallenden diffusen Licht, sie erscheinen weiß, pigmenthaltige sind dagegen braun.

Ein Vergleich von Fig. 20 und Fig. 23 klärt über die Wirkung von drei verschiedenen Belichtungsmethoden auf, mittelst denen wir Präzipitate zur Wahrnehmung bringen können. Die schärfsten Bilder liefert die Anwendung des Spiegelbezirks, s. u. (Fig. 23). Sie orientiert ferner über Beziehungen von Beschlägen und Betauung zum Endothel.

Wir können daher in ausgesprochenen Fällen von Betauung der Hornhauthinterfläche bei stärkerer (33—86facher!) Vergrößerung zweierlei Tröpfchentypus unterscheiden, 1. den gleichmäßigen, sehr feinen Tröpfchenteppich des Endothels, 2. die runden oder unregelmäßig verzogenen, oft keulenförmigen, etwas weniger durchsichtigen Tröpfchenbildungen, welche ungeordnet, Unreinigkeiten ähnlich in den erstgenannten Tröpfchenteppich eingestreut sind. Bei schwächerer (10—24facher) Vergrößerung ist nur der letztgenannte Taubeschlag deutlich. Schon Stähli hatte in den Tauperlen allerfeinste Beschlagspunkte erblickt und alle Übergänge von den feinsten Pünktchen bis zu den Präzipitaten konstatiert.

Die Elemente des eigentlichen Beschlags erscheinen bei Einstellung des Spiegelbezirks (s. u.) schwarz (Fig. 23).

Das Endothel zeigt bei Spiegelbezirkbeobachtung (S. 15) normale Größe, doch erscheinen die Zellgrenzen ganz wesentlich unschärfer als normal, ja sie können gelegentlich unkenntlich werden (s. Fig. 24).

Dieses Bild stellt den Spiegelbezirk eines 35jährigen, mit beidseitiger Iridocyclitis subacuta und Sekundärglaukom behafteten Mannes dar. Während schon in Fig. 23 eine Verwaschenheit des Endothels zutage tritt, ist diese im vorliegenden Fall noch wesentlich gesteigert. Die Endothelgrenzen sind nur noch in den obersten Hornhautpartien sichtbar und auch dort undeutlich. Dabei hat das Endothel eine dunklere Farbe angenommen, so daß die aufgelagerten Lymphocyten nicht mehr scharf hervortreten. Es besteht Endothelbetauung. Tension z. Z. rechts 28, links 30 mm Hg (nach Iridektomie).

Unter Präzipitaten sieht man bei Einstellung der Betauung zuweilen den Endothelteppich in Form feinster Tröpfchen kontinuierlich hinwegziehen. (Wie E. Fuchs zeigte, ist das Endothel unter Beschlägen oft erhalten, manchmal auch teilweise fehlend.)

Der Umstand, daß die häufige Betauung des Epithels ein dem des Endothels sehr ähnliches Bild hervorruft, läßt die Möglichkeit zu, daß beide bisher gelegentlich miteinander verwechselt wurden. Beide sind Folgen eines Ödems epithelialer Zellen, was die Ähnlichkeit des klinischen Bildes hinreichend erklärt.

Die Differentialdiagnose ist oft nicht leicht. Bestehen allerdings Hornhauttrübungen, so können letztere für die Lage der Betauung Anhaltspunkte bieten. Die Endothelbetauung verschwindet hinter solchen Trübungen, während die des Epithels über sie kontinuierlich hinwegzieht.

Dagegen bietet uns das Spaltlampenbüschel bei klarer Hornhaut für den Sitz keine Anhaltspunkte. Wir beobachten hier eben nicht im auffallenden, sondern im durchfallenden Licht. Vor der Schnittfläche *bfdh* Fig. 1a sind nämlich die Epitheltröpfchen unsichtbar, sie sind also nicht bis zu der Kante *bd* verfolgbar (vgl. Fig. 15 und Fig. 20). Den sichersten Anhaltspunkt gewährt — außer den genannten Trübungen — die mikroskopische Einstellung bei stärkeren Vergrößerungen. Die Epithelbetauung ist bei Einstellung auf die Hornhautvorderfläche, die des Endothels bei Einstellung auf die Hornhauthinterfläche scharf. Beide Einstellungen werden durch die Beobachtung des Lichtbüschels (Fig. 15) wesentlich erleichtert. Oft nützen an der hintern Fläche Präzipitate, an der vordern die durch den Lidschlag beweglichen korpuskulären Elemente der Tränenflüssigkeit bei der Orientierung.

Die Epithelbetauung stellt einen Teppich dar, der aus Vacuolen verschiedener Größe zusammengesetzt erscheint (Fig. 15). Sie kommt ausnahmslos durch Epithelödem zustande. Der vordere Hornhautspiegelbezirk zeigt dabei häufig feinkugelige Prominenzen, durch die er in zahlreiche Reflexchen zerfällt (Fig. 14). Aber die Prominenzen sind bei der Epithelbetauung nicht immer vorhanden. Sie werden ferner vorübergehend durch Lidschlag unsichtbar, was für die Epithelbetauung nicht gilt.

Die Betauung, die das Ödem des Epithels erzeugt, ist weniger ebenmäßig als die des Endothels. Die Perlen sind im Epithel von ungleicher Größe (Fig. 15, 16), während das Endothel einen Teppich gleicher feiner Tröpfchen darstellt, der wegen seiner Feinheit nicht leicht erkennbar ist. Ein weiteres Unterscheidungsmerkmal liegt in den oben erwähnten ungleich großen Beschlagtröpfchen und Fäserchen, welche Lymphocyten und vielleicht auch amorphen Eiweißklümpchen und -fäserchen entsprechen und natürlich nur an der Hornhauthinterfläche vorkommen (Fig. 20).

Ein Vergleich der Fig. 20 mit Fig. 23 zeigt, daß die Keulen- und Hantelformen der Tautröpfchen durch nahes Zusammenliegen, ja durch Konfluieren einzelner Lymphocyten oder Eiweißklümpchen zustande kommen. So entstehen oft mehr strichförmige bis kettenförmige Tropfengebilde oder sie fließen zu traubenähnlichen Plaques zusammen. (In ihren scharfen Umrissen zeigen sich die Zellen nicht bei Einstellung der Betauung, sondern nur bei Einstellung des Spiegelbezirkes, s. d.)

Bisweilen, z. B. bei schwerer Iridocyclitis, insbesondere solcher bei Glaukom, oder bei parenchymatöser Keratitis und bei Perforationen bestehen beide Arten von Betauung, die des Endothels und die des Epithels nebeneinander.

In allen Augen bemerkte ich bei indirekter Belichtung völlig normaler Corneae in der Nähe des Limbus und in diesem letztern eine zarteste Betauung, mit Sitz im Epithel. Es kommt also normalerweise eine Betauung vor, offenbar indem das Epithel im durchfallenden Licht das Bild feinster Tröpfchen gibt. Besonders deutlich ist diese Betauung zwischen den feinen Limbusgefäßschlingen. Um sie zu sehen, werfe man das Licht von der entgegengesetzten Seite her in den Kammerwinkel.

Diese Beobachtung erscheint mir für die Wertung der Epithelbetauung und ihrer Unterscheidung von der des Endothels nicht unwichtig.

Es sei kurz erwähnt, daß nach unsern Beobachtungen die Betauung häufig auch über alten Maculae corneae sichtbar und noch Jahrzehnte nach der Infiltration nachweisbar sein kann.

Die Tatsache, daß wir neugebildete Hornhautgefäße mittelst Spaltlampe im durchfallenden Lichte besser erkennen können als im auffallenden, haben wir schon oben (S. 11) hervorgehoben und erklärt (vgl. Fig. 9a, 57).

Aus den gleichen Gründen gelingt die Beobachtung der Blutzirkulation in solchen Fällen im auffallenden Lichte selten, während sie im durchfallenden sehr bequem zu erreichen ist. Auch schon am normalen Auge gelingt es leicht, die Zirkulation in den Gefäßschlingen des Limbus wahrzunehmen.

An der Iris kommt die Durchleuchtung in Betracht bei Atrophie des Pupillarsaumes, wie auch des gesamten retinalen Irisblattes. Im Alter schwindet sehr häufig das (retinale) Pigment dieses Saumes und es bleibt eine häutige durchscheinende Hülle zurück (Fig. 300—302), welche sowohl im auffallenden als auch im durchfallenden Lichte sichtbar ist.

Noch öfters ist eine solche Hülle gar nicht zu sehen, trotzdem das Pigment des Pupillarrandes fehlt, indem es durch Zerstreuung in das Kammerwasser, auf die Iris usw. gelangte. (Eine solche Pigmentzerstreuung kommt im höhern Alter mehr oder weniger stark regelmäßig vor und braucht nicht etwa, wie behauptet wurde, als ein Zeichen besonderer Neigung zu Drucksteigerung zu gelten.) Das ganze Sphinktergebiet kann in solchen Fällen in mehr oder weniger wechselnder Breite durchscheinend sein, indem im durchfallenden Licht (Fig. 305) der Eindruck eines durchscheinenden Häutchens erweckt wird, während umgekehrt im auffallenden Licht das Gewebe völlig normal erscheinen kann. Dieses Durchscheinendwerden des Gewebes ist auf das Schwinden des retinalen Irispigmentes zurückzuführen.

Bei Irissuggillationen (z. B. nach Contusio bulbi) fand ich die Suggillation oft einzig und allein im durchfallenden Licht nachweisbar. Die blutdurchtränkte Stelle leuchtet nämlich blutrot auf, wenn das Büschel unmittelbar neben sie geworfen wird. Dagegen ist bei direkter Belichtung der suggillierten Partie keine Spur von Blut oder Blutfarbe sichtbar.

Ferner leuchten atrophische Stellen, bzw. Lochbildungen nach Atrophie, Perforation oder Irisablösung, wenn wir das Spaltlampenbüschel in die Pupille fallen lassen, hell auf. Wir sehen dann jene Stellen in dem Lichte, das von den hinter der Iris gelegenen Medien reflektiert wird (vgl. auch die Methoden der diaskleralen Durchleuchtung, Rübel u. a. und die diapupillare Durchleuchtung nach Stähli.)

An der Linse ist die Durchleuchtung wichtig zur Feststellung der von uns beschriebenen vordern subkapsulären Vacuolenfläche. Letztere ist nur im durchfallenden Licht zu sehen. Die Tröpfchen liegen wahrscheinlich hauptsächlich im Epithel und unter demselben. Auch in den Wasserspalten (d. h. den Kluftbildungen zwischen den Fasern und in den Nähten) treten die Vacuolen bei Durchleuchtung (bzw. im indirekten seitlichen Licht) besonders gut zutage, jedenfalls besser als bei fokaler Belichtung. Im auffallenden Licht erscheinen sie dagegen vielfach nicht als Tröpfchen, sondern diffus weiß (Fig. 208).

An Linse wie an Hornhaut zeigt die Durchleuchtung ferner oft eingelagerte Kristalle, namentlich solche von Cholesterin, die im auffallenden Licht deshalb nicht sichtbar waren, weil sie durch Trübungen verschleiert wurden.

Endlich sind die Gefäße der Conjunktiva, Filtrationscysten und andere Veränderungen derselben im durchfallenden gewöhnlich besser als im auffallenden Licht beobachtbar. Außer der wasserklaren Flüssigkeit beobachtet man in Filtrationscysten aus dem Augeninnern ausgetretene Pigmentbröckel und Pigmentstaub (Erggelet[102]), oft auch im Filtrationskanal steckende Stückchen und Zipfel der Uvea oder anderer Gewebsteile, z. B. der Linsenkapsel.

3. BEOBACHTUNG DER SPIEGELBILDER UND DER SPIEGELBEZIRKE

A) ALLGEMEINES

Die bisherigen Autoren hatten es unterlassen, eine Trennung der optischen Wirkungen, welche den Grenzflächen der Augenmedien zukommen, von denjenigen, welche als diffuse Reflexionen des Gewebes zu gelten haben, vorzunehmen. Ja man hatte sich die Frage einer derartigen Differenzierung nicht einmal gestellt.

Die systematische Trennung führt aber zu einer Reihe praktisch wichtiger Ergebnisse und soll daher hier erörtert werden.

Die unter 1 besprochene Methode der direkten Belichtung liefert im allgemeinen diffuses Licht, die einzelnen Gewebsteilchen werfen das Licht nach verschiedenen Richtungen (s. o.). Nur im Bereiche der optischen Grenzflächen veranlaßt sie neben dem diffusen Licht auch noch die Spiegelbilder. Die letztern, bzw. die sie erzeugenden Spiegelbezirke sind es, welche wir hier genauer betrachten wollen.

Die Spiegelbilder sind bisher gewiß von manchen Beobachtern mehr als lästige Reflexe empfunden worden, welche man auszuschalten versuchte. Und doch hatten schon Tscherning[143] (1898), Heß[45] (1904) lange vor der Erfindung der Spaltlampe mit der Entdeckung der vordern Chagrinierung der Linse nichts anderes getan, als den Spiegelbezirk der vordern Linsenfläche einer Beobachtung unterzogen. Denn das vordere Linsenbild als solches zeigt keine Chagrinierung. Sie wird erst sichtbar, wenn wir auf die Linsenvorderfläche einstellen. Andrerseits ist sie niemals außerhalb des spiegelnden Bezirks zu sehen, i. e. des das Linsenbild erzeugenden Bezirks der Linsenvorderfläche*.

Dieser Unterschied im Verhalten von Spiegelbild und Spiegelbezirk ist aber vor uns weder ausgesprochen, noch auf andere Grenzflächen der Augenmedien übertragen worden.

Praktisch können wir die Unterscheidung von Spiegelbild und Spiegelbezirk der optischen Grenzflächen, also der Hornhautvorder- und hinterfläche, der Linsenvorder- und hinterfläche an jeder beliebigen Glaslinse studieren. Haben wir das Cornealmikroskop beispielsweise auf das Bild einer konkaven Spiegelfläche gerichtet, so finden wir den zugehörigen Spiegelbezirk, indem wir auf den spiegelnden Teil der Fläche selber, bzw. deren Unreinigkeiten einstellen.

An Spaltlampe und Cornealmikroskop gestaltet sich die Beobachtung folgendermaßen:

Wir stellen vorerst das gewünschte Spiegelbild ein. Die von uns benützte Blende der asphärischen Beleuchtungslinse (s. o.) erzeugt Spiegelbilder von vertikalrechteckiger Form.

Die Einstellung der Spiegelbilder ist für die verschiedenen Flächen nicht gleich leicht. Am einfachsten ist diejenige der lichtstarken scharf begrenzten Bilder, nämlich des vordern Hornhaut- und hintern Linsenbildes. Sie sind ohne weiteres zu sehen. Durch ihre Helligkeit sind sie bekanntlich bei den gebräuchlichen ophthalmoskopischen Untersuchungsmethoden besonders störend.

Das vordere Linsenbild ist dagegen zufolge seiner Lage hinter der Linse und zufolge seiner unscharfen Begrenzung weniger leicht zu beobachten und einzustellen, noch mehr gilt dies von dem hintern Hornhautbild. Es ist notwendig, das letztere auf nachher zu besprechendem Wege aus dem Bereiche des viel hellern vordern Hornhautbildes abzurücken.

Haben wir (bei ca. 24facher Vergrößerung) auf ein Spiegelbild eingestellt und dasselbe in die Mitte des Gesichtsfeldes gebracht, so wird zum Zwecke der Beobachtung des Spiegelbezirks notwendig, das Mikroskop statt auf das Bild, auf den spiegelnden Teil der Grenzfläche einzustellen. Dies geschieht einfach dadurch, daß wir den Tubus entsprechend verschieben, bis die Einzelheiten der Fläche scharf sichtbar sind. (Z. B. an der Hornhautoberfläche die korpuskulären Elemente der Tränenflüssigkeit, an der Linsenvorder- und hinterfläche die Chagrinierung usw.) Das Spiegelbild wird dadurch zwar unscharf, die spiegelnde Fläche kann aber jetzt in dem hellen, bildererzeugenden Lichte studiert werden. Der „Spiegelbezirk" ist damit eingestellt[14]).

---

* „Im Reflex" hat ferner die Hornhautvorderfläche bereits Stähli untersucht. Koeppe[3] gibt an, Einzelheiten der Linsenhinterfläche „im Reflex" gesehen zu haben.

Dadurch, daß wir nun entweder die Beobachtungsrichtung oder die Einfallsrichtung oder beide zugleich ändern, können wir den Spiegelbezirk beliebig wandern lassen. Haben wir z. B. den Spiegelbezirk des hintern Linsenpols vor uns und wollen wir erstern auf eine unterhalb des Pols gelegene Stelle der Kapsel treten lassen, so kann dies dadurch geschehen, daß der Untersuchte abwärts blickt, wollen wir den Bezirk nasal wandern lassen, so blicke der Untersuchte nasal usw.

Die entgegengesetzte Blickänderung werden wir eintreten lassen bei Untersuchung nach vorn konvexer Grenzflächen, z. B. der Hornhautflächen oder der vordern Linsenfläche. Der Spiegelbezirk verschiebt sich hier umgekehrt wie an der Linsenhinterfläche.

Bei den schwachen und mittlern Vergrößerungen nimmt der Spiegelbezirk stets nur einen Teil des Gesichtsfeldes ein. Am ausgedehntesten ist derjenige der Linsenvorderfläche, am kleinsten derjenige der Linsenhinterfläche, entsprechend den Werten der zugehörigen Krümmungsradien.

Man beachte z. B. die geringere Größe des (gelbgefärbten) hintern Hornhautbildes (Fig. 2) gegenüber der des vordern. Die scheinbare Größe ist mittelst Ocularmikrometer bequem und exakt meßbar.

Die Umgebung des Spiegelbezirks erscheint in dem viel weniger intensiven diffusen Licht, das das betreffende Medium gemäß seiner Unebenheit und Opazität aussendet, bzw. zufolge Fluoreszenz abgibt (vgl. Fig. 3, D, D' diffuses Licht, Sp, Sp Spiegelbezirk).

Unreinigkeiten bzw. Unregelmäßigkeiten des Spiegelbezirkes erscheinen dunkel, bzw. schwarz auf hellem Grunde, solche der Umgebung heben sich umgekehrt zufolge der diffusen Reflexion hell aus dunkler Umgebung ab.

Die Ränder des Spiegelbezirks sind, im Gegensatz zu denen der Spiegelbilder (Fig. 2), naturgemäß stets etwas unscharf und die Ecken erscheinen abgerundet (Fig. 3). Auch sind die Spiegelbezirke größer als die zugehörigen Bilder.

Die wie erwähnt innerhalb des Spiegelbezirks schwarz auf hellem Grunde erscheinenden Trübungen, bzw. Unebenheiten verhalten sich vergleichsweise wie Auflagerungen oder Defekte eines Spiegelbelages.

Es treten zufolgedessen im Bereiche des Spiegelbezirks noch Veränderungen von einer Feinheit zutage, die im diffusen Licht unsichtbar sind.

Nicht zu unterschätzen ist ferner der Wert der Spiegelbezirke für die Lokalisation von Gebilden, die in unmittelbarer Nähe der reflektierenden Fläche ihren Sitz haben. Ist der Spiegelbezirk im Bereiche derartiger Gebilde intakt, so liegen sie hinter demselben, ohne mit ihm in Kontakt zu stehen. Denn würden sie ihn berühren (wie z. B. Präzipitate der hintern Hornhaut- oder Linsenwand), so müßte die Berührungsstelle eine Störung in der Spiegelung hervorrufen. Sind daher derartige Trübungen im Spiegelbezirk als fixe dunkle Stellen zu sehen, so liegen sie entweder in oder vor demselben.

Welches ist die praktische Bedeutung der Spiegelbezirke?

Diese sei im folgenden kurz erörtert, indem wir zunächst die Spiegelbezirke der Hornhautvorder- und hinterfläche *(B)*, anschließend diejenigen der Linsenvorder- und hinterfläche *(C)* erörtern und schließlich, die durch Faltung dieser spiegelnden Grenzflächen erzeugten „Faltenreflexlinien" *(D)* einer Betrachtung unterziehen.

Es kann diese Darstellung hier nur kursorisch geschehen und wir verweisen in bezug auf Einzelheiten auf unsere bezüglichen Originalmitteilungen.

B) DIE HORNHAUTSPIEGELBEZIRKE

An der Hornhaut ist der vordere Spiegelbezirk praktisch von geringerer Wichtigkeit als der hintere. Doch ist auch er des Studiums wert. Bei Epithelödem (sog. Stichelung der Hornhautoberfläche) zeigt er z. B. eine Menge feiner Höckerbildungen und anderer Unebenheiten. Der Rand des Bezirkes erscheint bogig ausgezackt und geht durch Lichtinseln in die diffus beleuchtete Umgebung über (Fig. 14). (Die Höckerung verschwindet vorübergehend nach Lidschlag.) Schon allerfeinste Unebenheiten der Hornhaut, die auf keinem andern Wege sichtbar sind, läßt dieser Spiegelbezirk erkennen. In seinem Bereiche treten ferner die bunten Interferenzfarben zutage, welche die Flüssigkeitsschicht hervorruft, die die Hornhautoberfläche überdeckt.

Korpuskuläre Elemente dieser Flüssigkeitsschicht heben sich als dunkle Punkte ab, oft ähnlich wie im entoptischen Bilde.

Eine feinste bisweilen streckenweise sichtbare Felderung dieses Bezirks könnte man auf den ersten Blick auf die Grenzen des Oberflächenepithels beziehen*, doch zeigten uns stärkere Vergrößerungen, daß diese Felderung durch die oberflächliche Flüssigkeitsschicht, bzw. ihre korpuskulären Elemente, entsteht und mit ihr verschieblich ist.

Von besonders hohem Interesse ist aber das hintere Hornhautbild. Sein Studium hat uns die Sichtbarkeit des lebenden Hornhautendothels feststellen lassen[15]). Wir sehen die Grenzfläche des Endothels gegen das Kammerwasser.

Das Hornhautendothel tritt in dem hintern Spiegelbezirk mit größter Schärfe zutage (vgl. Fig. 3 *Sp'*). Die Zellen sind von sechseckiger Form und mit wenigen Ausnahmen von gleichmäßiger Größe, so daß ein wabenartiges Mosaik entsteht. Die Farbe dieses Mosaiks ist bei Nernstlicht gelblich (vgl. die Farbe des hintern Hornhautbildes, Fig. 2). Die Zellkonturen treten als scharfe dunkle Linien hervor. Kerne sind nicht zu sehen.

Bei 24facher Vergrößerung sind die Endothelzellen eben unterscheidbar. Bequem sichtbar sind sie bei 37—68facher Vergrößerung.

Wie Fig. 3 zeigt, liegt der Endothelbezirk, i. e. der jeweilen sichtbare hintere Spiegelbezirk innerhalb des Lichtstreifens *D'* (Fläche *efgh*, Fig. 1a), den das Lichtbüschel an der hintern Hornhautfläche zufolge diffuser Reflexion hervorruft.

Im Alter sind die Endothelgrenzen durchschnittlich weniger scharf als in der Jugend. Durch Gerontoxon und andere Trübungen wird die Zeichnung verdeckt. Öfters fand ich in sonst normalen Augen älterer Leute statt der regelmäßigen Wabenzeichnung eine mehr amorph gekörnte Fläche, aus der die Zellgrenzen nur noch unscharf hervortreten (z. B. Fig. 4); man beachte die vereinzelten höckerigen Prominenzen**.

Das Sichtbarwerden des Hornhautendothels ist sowohl von theoretischer als auch von praktischer Bedeutung.

Feinste Veränderungen desselben, Ödem, Defekte usw. werden mittelst der neuen Methode erkannt, während sie auf keinem andern klinischen Wege wahrnehmbar sind. Auf und zwischen dem Endothel sieht man bei Beschlägen jede einzelne

---

* Auch Stähli hat bei Azolampenbelichtung eine derartige feine Felderung gesehen und in ihr die Epithelgrenzen vermutet (Klin. Mo. f. Aughk. 54, 686).

** Anatomisch hebt Salzmann[16]) besonders das Unscharfwerden in der Peripherie, im Bereich der Henleschen Warzen, hervor.

Zelle aufsitzen. Die Zellen erscheinen **schwarz** auf hellem Grunde, wie man das nach dem oben Gesagten erwarten muß. Denn sie stellen, um bei dem Bilde zu bleiben, eine Unterbrechung, bzw. Veränderung des Spiegelbelages dar (Fig. 23 zeigt ein Stück des Beschlagfeldes bei schleichender Cyclitis). Wir finden bei Iridocyclitis derartige Zellen oft in großer Zahl, wo sie bei gewöhnlicher Spaltlampenuntersuchung nicht wahrnehmbar sind. Wie die Zellen, so erscheinen auch die Präzipitate schwarz auf hellem Grunde (Fig. 23). Die Präzipitate sind meist von einem etwas helleren Endothelzellensaum umkränzt (Fig. 23)*.

Die Einzelzellen sind oft zu kettenähnlichen Reihen oder zu Häufchen geordnet (Fig. 23), so daß die Anordnung manchmal an diejenige gewisser Bakterien erinnert.

Bei Betauung der Hornhauthinterfläche (s. o.) sind die Endothelzellgrenzen mehr oder weniger **unscharf**, ja sie können ganz verschwinden (vgl. oben, Endothelbetauung).

Die Form des normalen Endothelbezirks ist bei Vertikalspalte und normal gewölbter Hornhauthinterfläche ein vertikales Oval (Fig. 3). Unregelmäßig ist die Form bei irregulärem Astigmatismus, insbesondere bei Keratokonus und bei Narbenbildung des tiefen Parenchyms.

Überhaupt lehrt das hintere Hornhautbild, daß der irreguläre Astigmatismus der Hornhauthinterfläche **ein sehr** häufiger ist und beträchtliche Grade erreichen kann.

Vorwölbungen der Hornhauthinterfläche machen sich — Durchsichtigkeit der Cornea vorausgesetzt — im hintern Spiegelbezirk geltend, so Faltungen der Descemeti, ringförmige Verdickungen, z. B. bei „traumatischer ringförmiger Hornhauttrübung" (Fig. 53, 54), zirkumskripte Verdickungen der Hornhaut durch Keratitis disciformis, perforierende Narben usw. An derartigen Unebenheiten der hintern Hornhautwand entstehen Reflexe, in deren **Spiegelbezirk das Hornhautendothel erkennbar ist**. Z. B. stellt Fig. 27 den Endothelreflex mit seinem zierlichen Mosaik in der Nähe einer Perforationsnarbe dar (Eisensplitterperforation vor drei Jahren). Bei schiefer Stellung der Endotheloberfläche zur Beobachterrichtung erscheinen die Stellen perspektivisch verkürzt.

Schließlich sei nicht unerwähnt, daß auf genanntem Wege auch schon **normalerweise** zirkumskripte (wirkliche oder scheinbare?) Unebenheiten der Hornhauthinterfläche zu sehen sind. Ja ich konnte in **allen gesunden Augen** eine leichte wellige bis flachgrubige Unebenheit des Mosaik beobachten, die, wenn sie nicht durch die Lichtbrechung im Endothel vorgetäuscht wird, wohl nur auf einer entsprechenden Krümmungsunregelmäßigkeit der Endotheloberfläche beruhen könnte (vgl. Fig. 3 und 5).

Diese wirklichen oder scheinbaren Unregelmäßigkeiten sind am Rande des Bezirks stets deutlicher. Ich fand sie ferner durchschnittlich im Alter stärker ausgesprochen als in der Jugend.

Diesen klinischen Befunden entsprechend gibt Greeff in seiner „pathologischen Anatomie des Auges"[17] an, daß die Descemetsche Membran nicht so vollkommen eben ist, wie die Linsenkapsel, sondern leichte wellige Unebenheiten zeigt.

Wie z. B. Fig. 6 zeigt, kann im Alter das Endothel ein mehr **amorphes** Aussehen gewinnen. Die einzelnen Zellgrenzen sind nicht mehr deutlich, die Unebenheiten sind zahlreicher. Manchmal trägt zu dieser Verwischung des Bildes gewiß auch eine geringere Durchsichtigkeit des Hornhautgewebes bei.

---

* An Präzipitaten, die am Rande des Endothelfeldes liegen, kann man sich überzeugen, daß diese hellere Färbung durch eine Krümmungsänderung der Endotheloberfläche in nächster Umgebung des Präzipitats zustande kommt (vgl. Fig. 23, oben).

Vereinzelt fand ich dagegen auch noch im 6. und 7. Jahrzehnt die Endothelgrenzen auffallend scharf.

Gelegentlich finden sich, besonders bei ältern Personen rundliche Prominenzen nach der Vorderkammer (Fig. 5, 6 usw.), welche je nach dem Einfallswinkel schwarz erscheinen oder aber das Endothel im Grunde der Prominenz erkennen lassen. Dadurch unterscheiden sich diese Prominenzen von zelligen Auflagerungen. (In dem Falle der Fig. 29 mit stationärem Keratokonus, erschien das Endothel gleichzeitig etwas amorph körnig.)

Diese Prominenzen stehen oft dichter, oft lockerer, haben einen Durchmesser von ca. 20—100 Mikra und entsprechen den zuerst von Hassal[18]) gefundenen, genauer von Henle[19]) beschriebenen Warzen der Descemeti, die besonders peripher und im Alter reichlich vorhanden sind*.

Die Beobachtbarkeit des Endothels wird uns zukünftig ferner gestatten, Abhebungen desselben nachzuweisen. In Fig. 30 sind unregelmäßig wabenartige, scharf begrenzte Defekte im Spiegelbezirk zu sehen, die vielleicht auf blasenartige Abhebungen des Endothels zu beziehen sind. Bei gewisser Einstellung zeigen die mittlern Partien dieser dunklen Stellen Reflexion. Die Endothelzeichnung ist in diesem Falle undeutlich. (18jähriges Mädchen, mit seit 3 Jahren bestehender, offenbar auf Tbc. beruhender Keratitis parenchymatosa links, die jetzt ausgeheilt ist. Die blasenähnlichen Stellen finden sich in dem obern relativ klaren Hornhautabschnitt.) Es ist denkbar, daß in diesem Falle stellenweise flache Endothelabhebung vorliegt.

Bei unscharfer Einstellung des Endothels, insbesondere bei schwacher (10 bis 24facher) Vergrößerung beobachtet man jene chagrinlederartige Zeichnung, wie sie das Linsenepithel unter gleichen Bedingungen aufweist. Es sind angenähert rautenförmige Felder, die bald als Erhebungen, bald als Vertiefungen imponieren und einen Durchmesser von ca. 100 Mikra aufweisen. Diese Felder darf man nicht, wie das beim Linsenchagrin von anderer Seite geschah, als die Zellen selber auffassen. Die letztern sind um das vielfache kleiner.

Mit diesen wenigen orientierenden Mitteilungen über die gesunde und kranke Beschaffenheit des lebenden Endothels hoffe ich eine Anregung zu eingehenderem Studium dieses ebenso wichtigen als leicht lädierbaren und veränderlichen Gebildes gegeben zu haben.

Ich erwähne nur noch, daß ich das Hornhautendothel auch am Kaninchenauge sehen konnte. Ja ich habe es sogar an diesem Auge früher beobachtet als am menschlichen.

Für die Physiologie und experimentelle Pathologie wird zukünftig die Möglichkeit, das lebende Hornhautendothel unmittelbar zu sehen, von Wichtigkeit sein.

Zur Untersuchungstechnik sei folgendes bemerkt. Damit vorderes und hinteres Hornhautbild möglichst auseinander rücken, ist ein großer Einfallswinkel nötig (vgl. Fig. 1c).

Fig. 1c. Zur Technik der Beobachtung des hintern Hornhautbezirkes. E Einfallslot (Radius), J, J' einfallendes, $A A' A'' A'''$ ausfallendes Licht. Die Abbildung illustriert, daß nur bei großem Einfallswinkel der hintere Spiegelbezirk derart aus der Richtung des vordern abgerückt wird, daß ihn der letztere nicht verdeckt. Es ist derselbe Radius für die hintere, wie für die vordere Hornhautfläche gewählt.

Aus der Figur ist ersichtlich, daß bei kleinem Einfallswinkel vorderes und hinteres Hornhautbild zu nahe zusammenrücken. Die vermehrte Krümmungsdifferenz von vorderer und hinterer Hornhautfläche nach dem Limbus hin gestattet in dieser Gegend ebenfalls eine bessere Sonderung der Bilder (Gullstrand)[128]). Erleichternd wirkt ferner Spaltenverengerung.

---

* Bei Erwachsenen sind die Warzen regelmäßig zu finden.

Der Anfänger untersucht, bei temporaler Lampenstellung, am besten zunächst das Endothel des temporalen Abschnittes. Er läßt das zu untersuchende Auge bei gerader Kopfhaltung etwas nasal blicken, so zwar, daß das vordere Hornhautbild immer noch in dem ungefähr in die Richtung AA' gebrachten Mikroskop sichtbar wird. Das Licht fällt entsprechend flach auf den temporalen Hornhautabschnitt. Wir sehen dann schon makroskopisch nasal von dem vordern Hornhautbild das viel lichtschwächere gelbliche hintere Bild*. Wir stellen nun mit dem Mikroskop zunächst dieses, dann den zugehörigen Spiegelbezirk ein. Letzterer liegt innerhalb der Austrittsfläche *efgh* Fig. 3 (vgl. auch Fig. 1a), und erscheint bei schwacher Vergrößerung (10—24facher) als eine grobhöckerige unregelmäßige Fläche, s. o. Bei 37—86facher Vergrößerung erkennen wir darin das zarte und ebenmäßige Mosaik des Endothels (Fig. 3).

Das Endothel erscheint um so deutlicher und in seinen Grenzen um so schärfer, je klarer das vor ihm liegende Hornhautgewebe ist. Der Anfänger untersuche daher zuerst Jugendliche. Schon etwa vom 3. Jahrzehnt an setzt allmählich eine Zunahme der Opazität des peripheren Hornhautparenchyms ein, deren höchster Grad wohl in der senilen Degeneration der Cornea, i. e. in der Gerontoxonbildung zu erblicken ist.

Bei einiger Übung und bei Verwendung einer Fixiermarke ist diese Einstellung des Endothelbezirks eine sehr einfache und leichte. Der Radius der zu untersuchenden Hornhautpartie soll den Winkel zwischen Ein- und Ausfallsrichtung (Beobachterrichtung) halbieren. Das Absuchen der verschiedenen Hornhautabschnitte geschieht durch entsprechende Änderung der Blickrichtung und der Kopfhaltung des Untersuchten, sowie Drehung des Mikroskops um die Horizontalachse und wird dadurch etwas erschwert, daß die Spaltlampe nur eine Belichtung in hoirzontaler Richtung gestattet. Dieser Übelstand macht sich auch beim Aufsuchen der übrigen Spiegelbezirke geltend und wird einer gewissen Umgestaltung der jetzigen Spaltlampenmontierung rufen**.

C) DIE SPIEGELBEZIRKE DER LINSE

Schon erwähnt wurde, daß der Spiegelbezirk des vordern Linsenbildes die vordere Chagrinierung zu beobachten gestattet[20]). Er erlaubt auch, innerhalb dieser Chagrinierung die Linsenepithelfelderung zu erkennen, ebenso die Faserung der Rindenoberfläche. Das Epithel ist mit Nttralampe und Bogenlampe deutlicher als mit Nernstlampe.

Nichts ist leichter, als an der Spaltlampe den vordern Linsenspiegelbezirk einzustellen. Bei gerader Kopfhaltung des Untersuchten und etwa 40°-Stellung des Beleuchtungsarmes — letzterer findet sich temporal vom untersuchten Auge — lassen wir das Auge etwas temporal wenden, so, daß die Blickrichtung*** den Winkel zwischen Beleuchtungsarm und Mikroskopachse ungefähr halbiert. Die letztere findet sich nun in der Hauptausfallsrichtung des von einer beleuchteten Partie der Linsenvorderfläche reflektierten Lichts. Es ist leicht, diese Stelle der Linsenvorderfläche durch Hin- und Herbewegen des Leuchtarms zu finden, und wir können dadurch, daß wir die Blickrichtung des Untersuchten wechseln lassen, die Chagrinierung der ganzen Linsenvorderfläche bequem absuchen. Unter sonst gleichen Bedingungen ist das gleichzeitig übersehbare Feld um so größer, je größer der Krümmungsradius der Linsenvorderfläche ist. Dementsprechend fand ich das Feld beim Kaninchen wesentlich kleiner als beim Menschen.

---

* Sofern wir nicht den Winkel der totalen Reflexion erreicht haben.
** Eine derartige Änderung ist bereits getroffen worden.
*** Genauer: der Radius der zu untersuchenden Stelle der Linsenvorderfläche.

Wendet man schwache Vergrößerungen an, so sieht man eine rautenähnliche Felderung, wie wir unter ähnlichen Bedingungen eine solche am Hornhautendothel fanden[21]). Das Epithel können wir erst bei 40—80facher Vergrößerung deutlich wahrnehmen, doch treten die einzelnen Zellen nie so scharf zutage, wie die des Endothels.

Endlich werden in dem vordern Linsenspiegelbezirk mit Leichtigkeit die Linsenfaserzeichnung der Rindenoberfläche und die Nahtzeichnung sichtbar (Fig. 92). Diese beiden Erscheinungen tragen wesentlich zu dem Bilde der „vordern Chagrinierung" bei.

Als pathologische Veränderungen des vordern Chagrins erwähnen wir die **subkapsuläre Vacuolenfläche (Verf.)**[21]) (Flüssigkeitskugeln bilden sich sowohl im Epithel als auch dicht unter demselben, besonders reichlich im Endstadium der Cataract), und die ihrem Wesen nach noch nicht völlig abgeklärten **Chagrinkugeln**[22])[23]).

Ferner ist von uns das „**Farbenschillern des vordern Linsenbildes**" (besser: des vordern Linsenspiegelbezirks) beschrieben worden (Fig. 184, 185) eine Interferenzfarbenerscheinung, welche als ein Symptom gewisser Cataractformen, wie auch der alternden Linse gelten kann[24]).

Bei Cataracta traumatica scheint es nach meinen Beobachtungen namentlich dann lebhaft zu sein, wenn die Kapsel nicht verletzt ist (also bei reiner Contusionscataract), oder wenn sie sich nach der Verletzung wieder geschlossen hat.

Würde man sich vorstellen, daß das Farbenschillern durch eine dünne Flüssigkeitsschicht zustande kommt (Farben dünner Blättchen), so könnte man annehmen, daß bei Verletzung der Kapsel diese Flüssigkeit abzufließen Gelegenheit hätte, wodurch das Fehlen des Farbenschillerns erklärt wäre.

Daß dieses Phänomen speziell nur durch Kupfersplitterverletzungen hervorgerufen werde, wie man kürzlich annehmen wollte, ist nach unsern Beobachtungen ausgeschlossen.

Dagegen scheint es, daß die nach solchen Verletzungen aufgetretene eigentümliche Cataract durch besonders starkes Farbenschillern des vordern Spiegelbezirks ausgezeichnet ist (Purtscher)[25]).

Außerhalb des vordern Spiegelbezirks ist weder von der Chagrinierung, noch von den genannten Veränderungen derselben etwas zu sehen.

Vom Verfasser[14]) ist auch auf den **hintern Spiegelbezirk** der Linse aufmerksam gemacht worden. Auch er läßt eine (bisher nicht beschriebene) Chagrinierung erkennen (Fig. 96—98). Axial besteht diese mehr aus unregelmäßigen länglichen Feldchen und schlangenähnlichen Linien, peripheriewärts tritt die Faserung der Linsenhinterfläche scharf zutage. (Im Alter beobachtete ich bisweilen axial und paraxial eine grobe Felderung.) Beschläge der hintern Linsenwand und andere Auflagerungen heben sich, ähnlich wie wir es an der Hornhauthinterwand sahen, schwarz aus heller Umgebung ab.

Das (ebenfalls von uns beschriebene)[26]) oft sehr lebhafte Phänomen des **hintern Farbenschillerns** kommt vornehmlich im Bereich des hintern Pols vor und zeichnet namentlich die Cataracta complicata aus. In geringerer Ausprägung finden wir es auch an der normalen alternden Linse und bei Altersstar.

Dasselbe Farbenschillern fand ich häufig auch bei beliebigen Formen von Nachstar (Fig. 288, 289)[24]).

Im Linsenbereiche sind schließlich noch die **Spiegelbezirke der Diskontinuitätsflächen** (vgl. Fig. 100a) zu erwähnen[27]). In diesen treten Linsenfaser- und Nahtzeichnung, eine Reliefbildung im Alter, besondere Formen der Vacuolenbildung usw. zutage. Diese letztern Bildungen sind oft auch im diffusen Lichte zu sehen.

D) REFLEXLINIEN DURCH FALTUNG DER SPIEGELNDEN GRENZFLÄCHEN IM BEREICHE DER CORNEA UND DER LINSENKAPSEL

Durch Faltenbildung der Bowmanschen Membran und der Hornhauthinterfläche, sowie der Linsenkapsel entstehen Reflexlinien besonderer Form und Anordnung, welche mit Spaltlampe und Cornealmikroskop sichtbar werden, und welche von uns nach ihrem optischen Verhalten genauer studiert worden sind[28].

Als Resultat dieser Untersuchungen sei folgendes erwähnt:

Eine regelmäßige wellenförmige, alternierend aus gleichen und geraden Konvex- und Konkavkreiszylinderspiegeln zusammengesetzte Fläche, deren Spiegelscheitel je in einer Ebene liegen, zeigt bei parallelem zur Zylinderachse senkrechtem Lichteinfall und bei hinreichender Beobachterdistanz zur Zylinderachse parallele Reflexlinien, deren Lage von dem Verhältnis zwischen Beobachterrichtung und Einfallsrichtung abhängt.

Ändert sich die Summe von ε und β (d. h. des Winkels ε, den das einfallende Licht mit dem Lot auf die gemeinsame Tangentialebene bildet, und des Winkels β der Beobachterrichtung mit diesem Lot, welche beiden Winkel rechts und links vom Lot entgegengesetztes Vorzeichen haben), so verschieben sich alle Reflexlinien um einen entsprechenden, für alle gleichen Betrag.

Außer für den speziellen Fall, daß $\frac{\varepsilon + \beta}{2} = 0$, erscheinen je zwei Linien zu Doppellinien zusammengerückt. Die Distanzen dieser beiden Linien von der zwischen ihnen gelegenen Grenze der beiden Spiegel verhalten sich wie die Krümmungsradien. Der Abstand der Linien von den Spiegelscheiteln kann durch den halben Zentriwinkel γ ausgedrückt werden, welcher gleich ist $\frac{\varepsilon + \beta}{2}$.

γ_{max}, der halbe Öffnungswinkel des Spiegels, ist erreicht, wenn die beiden Linien im Berührungspunkte der beiden Spiegel verschmelzen. Wird $\frac{\varepsilon + \beta}{2}$ kleiner, so rücken die beiden Linien auseinander. Ist $\frac{\varepsilon + \beta}{2} = 0$, so ist die Distanz aller Linien dieselbe. Bei entgegengesetztem Werte dagegen rücken bisher voneinander entfernte Linienpaare zusammen, um, wenn der entgegengesetzte Maximalwert von $\frac{\varepsilon + \beta}{2}$ erreicht ist, wieder an der Grenze beider Spiegel zu verschmelzen.

Werden die Wellen (bei konstantem Krümmungsradius) flacher, wird somit γ_{max}, der halbe Öffnungswinkel der Spiegel, kleiner, so vermindert sich der Maximalwert von $\frac{\varepsilon + \beta}{2}$ im gleichen Maße, und damit der Spielraum, innerhalb dessen die Linien der Zylinderspiegel sichtbar sind.

Die Konvergenz der Doppellinien an den Faltenenden ist durch die Abnahme der Öffnungswinkel der beiden Spiegel bedingt.

Der absolute Betrag der Linienverschiebung bei Änderung von $\frac{\varepsilon + \beta}{2}$ ist um so größer (die Linie wandert um so rascher), je größer der Krümmungsradius. Mit letzterem wächst auch die Breite der Reflexstreifen.

Matte Falten lassen die Reflexlinien entsprechend dem Grade der diffusen Reflexion zugunsten der letzteren zurücktreten.

Das hier dargestellte optische Verhalten der Reflexlinien läßt sich an künstlich erzeugten Falten glatter Flächen experimentell demonstrieren.

Von den Medien des Auges, welche unter pathologischen Bedingungen Reflexlinien wellenförmig gekrümmter Grenzflächen aufweisen, sind als praktisch wichtigste die Hornhaut und die Netzhaut hervorzuheben.

Erstere zeigt bei Phthisis bulbi, Keratitis parenchymatosa (besonders disciformis) und bei Perforation operativer und nichtoperativer Natur Faltungen der Descemeti, die klinisch das Bild tiefliegender Trübungsstreifen ergeben.

Diese Trübungsstreifen weisen bei Spaltlampenuntersuchung die hier geschilderten Reflexlinien auf, welche die Descemetifalten (wie auch Falten der Bowmanschen Membran) scharf von andern ähnlichen Bildungen (Gefäßstreifen, Trübungsstreifen im Verlauf der Nervenbahnen, Descemetirisse usw.) unterscheiden lassen.

Die Untersuchung mit Gullstrandscher Spaltlampe stellt also eine neue Methode dar, die Descemetifalten mit Leichtigkeit und Sicherheit nachzuweisen.

Unsere Beobachtungen zeigen ferner, daß die Descemeti eine Membran mit großer Neigung zur Faltenbildung darstellt, wobei diese letztere als eine der häufigsten Erscheinungen bei tiefer gehender Keratitis und bei operativer Bulbuseröffnung gelten kann.

Bei Phthisis bulbi und besonders bei Keratitis parenchymatosa zeigen sich unregelmäßige Formen, bei Perforation sind sie regelmäßig und stehen zur Narbe radiär.

Je nach Genese zeigt der Querschnitt dieser Falten verschiedenen Typus. Falten mit typischen Reflexlinien beobachteten wir in der vorderen Linsenkapsel bei schrumpfender Cataract. Sie können das einzige Symptom der Starschrumpfung vorstellen.

Alle diese Reflexlinien zeigen das für die Reflexion einer spiegelnden, zylindrisch wellenförmigen Fläche typische Verhalten, wie wir das an einer regelmäßigen derartigen Fläche abgeleitet und experimentell veranschaulicht haben.

4. BEOBACHTUNG BEI INDIREKTER SEITLICHER BELICHTUNG

Wenn wir auf der Netzhaut das helle Bild einer Lichtquelle entwerfen, z. B. des Kraters einer Bogenlampe oder des weißglühenden Nernstfadens, so streut dieses Bild in die angrenzende Netzhaut Licht aus, welches wieder an den einzelnen Teilchen des Gewebes oder der (unebenen) Oberfläche diffuse Reflexionen verschiedener Intensität und verschiedener Hauptrichtung erzeugt. Wir können dann von einer „indirekten seitlichen Belichtung" sprechen, die uns z. B. an der Netzhaut über das Relief von deren Oberfläche Aufschluß geben kann, wie das die zentrale Ophthalmoskopie von Gullstrand und die Ophthalmoskopie im rotfreien Licht (etwas weniger gut die Wolffsche elektrische Ophthalmoskopie und diejenige mit der Azoprojektionslampe nach Stähli) zeigen.

In ganz ähnlicher Weise ergibt auch das Büschel der Spaltlampe in Hornhaut, Linse und Glaskörper Gelegenheit zur Beobachtung der „indirekten seitlichen Belichtung".

Je nach der Richtung des Lichtes zu der Oberfläche des getroffenen Teilchens erscheint dieses mehr von der Seite, mehr von vorn oder aber von hinten belichtet (im letztern Fall beobachten wir das Teilchen im durchfallenden Licht und es hat, was die ophthalmoskopische Beobachtung der Netzhaut betrifft, bereits Haab auf diese letztere Möglichkeit hingewiesen).

Die indirekte seitliche Belichtung nützen wir an der Spaltlampe dadurch aus, daß wir sowohl bei Beobachtung im fokalen Licht (s. Methode 1), als auch im durchfallenden Licht (s. Methode 2) das Mikroskop auf die Grenzen des beleuchteten Abschnittes einstellen. Dadurch treten z. B. Vacuolenbildungen im Bereich der vordern und hintern Linsenfläche (subcapsuläre Vacuolenzone), als auch der vordern und hintern Hornhautfläche viel deutlicher hervor als auf anderm Wege.

Betrachtet man Beschläge, bzw. einzelne Zellen, unter Bedingungen, welche eine indirekte seitliche Belichtung gestatten (s. u.), so nehmen sie plastische Form an, indem sie den Eindruck von Prominenzen hervorrufen.

Wenn man z. B. bei Auflagerungen der hintern Hornhautwand die Stellung der Lampe nicht berücksichtigen würde, so könnte man statt Prominenzen manchmal Krater, also Vertiefungen in das Hornhautgewebe vor sich zu haben glauben. Sie geben aber das Bild kleiner Konkavspiegel, indem sie an dem der Lichtquelle abgewendeten Seite hell erscheinen. Daraus folgt, daß sie nach der Vorderkammer prominieren.

D.
BEOBACHTUNGEN AN DER CORNEA UND AM LIMBUS*

1. NORMALE CORNEA UND NORMALER LIMBUS

A) DIE NORMALE CORNEA IM FOKALEN (DIFFUSEN) LICHT UND BEI BEOBACHTUNG DER SPIEGELBEZIRKE

Fig. 1a. Schematische Darstellung des Büscheldurchtritts durch die normale Cornea (vgl. Seite 9).

$abcd$ Hornhautvorderfläche (Eintrittsfläche), bd „vordere Kante", die besonders scharf nach Eintropfen von etwas Fluoresceinlösung hervortritt. $bfdh$ die für die Lokalisation wichtige Schnittfläche (schraffiert), Kante eg gewöhnlich nur in pathologischen Fällen zu sehen**. $efgh$ Hornhauthinterfläche (Austrittsfläche). In dieser erscheinen z. B. die Präzipitate. Diese sind im Bereiche von $aecg$ nicht zu sehen. Von fh nach eg hin werden sie allmählich unschärfer (vgl. Fig. 20), infolge Überlagerung durch dickere belichtete Partien.

Die Tiefenlokalisation einer bestimmten Stelle geschieht durch Eintretenlassen derselben in die Schnittfläche $bfdh$***. Steht z. B. die Lampe temporal, so bringe man die Schnittfläche $bfdh$ (und damit das ganze Lichtbüschel) temporal von der zu bestimmenden Stelle. Der letztern wird nun $bfdh$ sorgfältig genähert, bis die Stelle eben gerade in der Schnittfläche $(bfdh)$ sichtbar wird. Dadurch ist die Lage innerhalb der Schnittfläche $bfdh$ und daher auch innerhalb der Hornhaut bestimmt (vgl. Text, S. 9). In ähnlicher Weise läßt sich in der Linse lokalisieren. Auf die Kanten bd und fh ist das Lichtbüschel besonders zu regulieren und das Mikroskop gesondert einzustellen. Für die Lokalisation wählen wir sodann eine mittlere Einstellung. Gewöhnlich verwenden wir zur Tiefenlokalisation die 24fache Vergrößerung (Oc. 2, Obj. a2). Die Spalte ist zu verengern.

Fig. 1b. Lochbüschel vgl. Seite 10.

Fig. 1c. Zur Sichtbarkeit des Endothelspiegels vgl. Seite 20.

Fig. 2. Die normalen Hornhautbilder (vgl. Seite 18).

Links das (scharf eingestellte) vordere, rechts das olivgelbe hintere, entsprechend kleinere Hornhautbild eines normalen Auges. Das vordere Bild zeigt am Rande leichte chromatische Aberation. Oc. 2, Obj. a2. (Bei Abbildung des Nitrafadens in der Blendenöffnung sieht man in den Bildern den Faden.)

Man beachte die scharfen, regelmäßigen Grenzen dieser Bilder. Nur gröbere Unebenheiten kommen in ihnen zum Ausdruck, im Gegensatz zu den „Spiegelbezirken" (Fig. 3), welche schon feinste Niveauunregelmäßigkeiten der Grenzflächen anzeigen.

---

* Die Lichtrichtung ist, soweit dies zum Verständnis nötig erscheint, in den Abbildungen durch einen Pfeil angedeutet. — ** Gelegentlich jedoch auch in normalen Fällen in der Hornhautperipherie. (Senile und praesenile Erscheinung, s. auch S. 10. Durch Büschelverschmälerung wird die Kante auch im intakten Gewebe sichtbar. — *** Diese braucht an sich nicht sichtbar zu sein, wenn nur bd und fh deutlich sind, $bfdh$ ist dann die durch diese beiden Kanten gegebene Ebene.

Fig. 1—11. Tafel 1.

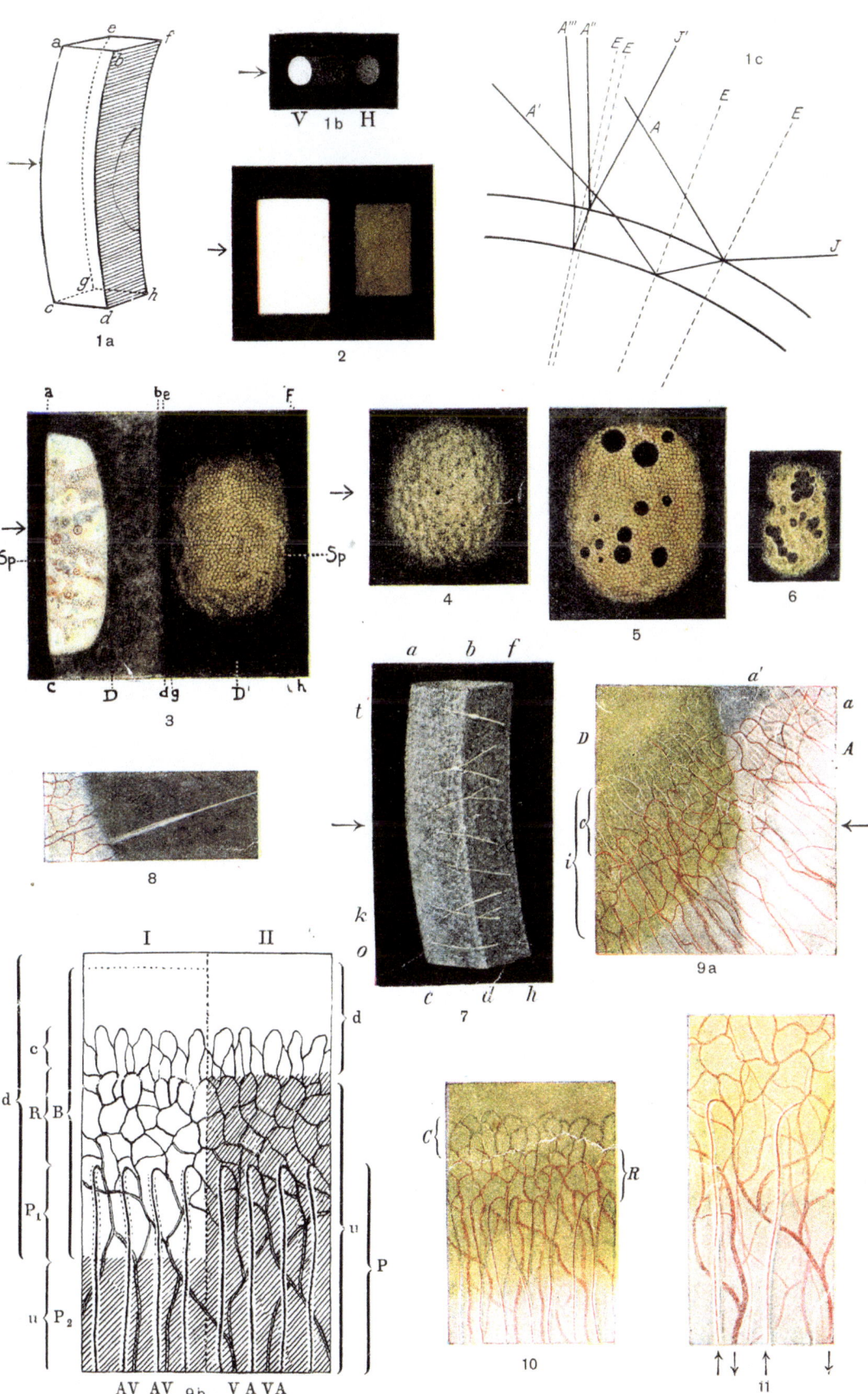

Vogt, Atlas. Verlag von Julius Springer, Berlin.

Fig. 3. Normale Hornhautsubstanz und normaler vorderer (Sp) und hinterer (Sp′) Spiegelbezirk der Hornhaut (vgl. Seite 18) bei 18jährigem Mädchen.

Beide Bezirke liegen innerhalb der Zone diffuser Reflexion (D, D′), der vordere innerhalb $abcd$, der hintere innerhalb $efgh$ (Fig. 1a). Oc. 4, Obj. a3.

Nachdem die Spiegelbilder (Fig. 2) im Gesichtsfelde aufgetaucht sind, stellen wir zur Beobachtung des vordern Spiegelbezirks in der Richtung des vordern Spiegelbildes auf die Hornhautvorderfläche ein*. Es erscheint dann Sp, im Bereiche des Streifens D. An der Grenze ac des letztern Streifens schneidet Sp ab.

Seine Ränder sind bogig, und nicht völlig scharf, die Ecken etwas abgerundet. Im Bereiche der oberflächlichen Flüssikeit sieht man schwarze Punkte und Ringelchen, die verschieblich sind. Es sind die korpuskulären Elemente der Tränenflüssigkeit. Letztere gibt (besonders nach Eintropfen oder Reiben der Lider, wodurch Sekret ausgedrückt wird, oder nach Einstreichen von Salben usw.) Interferenzfarben (Fig. 3).

Außerdem sieht man in Sp stellenweise eine feine weiße Felderung dargestellt, welche nicht etwa dem Epithel angehört, sondern mit der Flüssigkeit verschieblich ist (vgl. S. 18).

Stellen wir nun etwas tiefer auf den hintern Spiegelbezirk (Sp′) ein. Dieser zeigt das vor kurzem zuerst von uns beobachtete lebende Endothel. Das Mosaik besteht aus meist sechseckigen Feldchen (vgl. S. 18)[15)][15a)].

Die Farbe dieses Bezirks ist olivgelb. Seine Grenzen sind wesentlich weniger scharf als die des vordern. Namentlich peripheriewärts tritt eine bei jedermann sichtbare, flachgrubige bis wellige Unebenheit hervor, die sich im Alter oder in pathologischen Fällen wesentlich steigern kann.

Die Buchstaben a bis h beziehen sich auf die Grenzen des diffus beleuchteten Hornhautbezirkes (vgl. Fig. 1a).

Dieser letztere stellt normales Hornhautgewebe im auffallenden Licht dar. Man erkennt ohne weiteres eine feine Marmorierung, indem (bei der gewählten Einfallsrichtung) länglich horizontale unscharfe hellere Flecken verschiedener Größe in einem gleichmäßig dunkelblaugrauen Grund eingelagert sind. Es gibt somit keine Stelle der gesunden Hornhaut, welche „optisch leer" ist und zwar reflektieren die einzelnen Teilchen das Licht in verschieden starkem Grade.

Dieses ist verständlich, wenn man einerseits bedenkt, daß die Hornhautsubstanz von Flüssigkeit durchtränkt ist, welche nicht genau den gleichen Brechungsindex hat, wie die Substanz selber (ändern wir diesen Brechungsindex wesentlich, z. B. indem wir physiologische Kochsalzlösung, Wasser oder gar Luft in das Hornhautgewebe spritzen, so entsteht sofort vollkommene Undurchsichtigkeit).

Andererseits sind auch die festen Elemente, welche die Substanz der Cornea zusammensetzen (Epithel, Hornhautkörperchen und Lamellen) so verschiedener physikalischer Natur, daß ihr Brechungsindex nicht mathematisch genau übereinstimmt. Insbesondere scheint die helle Fleckung durch die fixen Hornhautkörperchen veranlaßt zu sein, während man eine Schichtung, die durch die Lamellen bedingt wäre (wie wir sie z. B. bei der Darstellung der Bowmanschen Röhrchen beobachten) nicht wahrnehmen kann.

Innerhalb der Substanz, stets in den mittlern und oberflächlichen, nie in den tiefsten Schichten, sieht man die Hornhautnerven (vgl. auch Fig. 7). Anscheinend stets im Zusammenhang mit der letztern finden sich hier und da normalerweise zirkumskripte grauweiße Trübungen von durchschnittlich 0,03—0,07 mm Größe und wechselnder, meist rundlicher Form (vgl. auch den Abschnitt Keratokonus, wo solche Trübungen oft abnorm häufig sind).

---

* Bei einiger Übung ist die vorherige Einstellung der Spiegelbilder nicht mehr nötig.

Fig. 4. Ausgesprochen amorphes Endothel bei einer 49jährigen, über Asthenopie klagenden Frau E.

RS = 1E, LS = 1E, totale Canities präsenilis. Augen anscheinend ohne Besonderheit, kein deutliches Gerontoxon, Tension normal.

Man beachte die zerstreuten, höckerige Prominenzen vortäuschenden hellen Stellen.

Fig. 5. Senile grubenartige Niveauunregelmäßigkeiten bei einem 55jährigen Mann Sch. Periphere Hornhautpartie.

Oc. 4, Obj. 3a. Man beachte die grubenähnlichen, rundliche Defekte im Epithel vortäuschenden Bildungen, die für das höhere Alter typisch sind. Die Gruben hatten in diesem Fall 0,07—0,08 mm Durchmesser. Die Endothelzeichnung ist sehr scharf. (Es handelt sich um die von uns nachgewiesenen Hassal-Henleschen Warzen[15a]).

Fig. 6. Grubenähnliche Bildungen wie im vorigen Falle bei der 68jährigen Frau S.

(Hassal-Henlesche Warzen). Wir dürfen von „Gruben" sprechen, wenn wir die spiegelnde Fläche als solche betrachten, indem diese nach hinten ausgebuchtet erscheint. Die „Gruben" sind identisch mit der Oberfläche der warzenähnlichen, nach hinten gerichteten Membranverdickungen, denen das Endothel bald fehlt, bald unvollständig oder in verdünnter Form aufsitzt (vgl. Henle[19], Salzmann[16] u. a.). — Die Gruben sind mehrfach konfluiert, das Endothel ist völlig amorph. Oc. 2, Obj. a3.

Fig. 7. Hornhautnerven (Stargardt[115]), später B. Fleischer[85] u. a.).

Stück einer Cornea mit besonders stark ausgeprägten normalen Hornhautnerven. Oc. 2, Obj. a2. 40jährige Frau W., die vor mehr als einem Jahre an beiden Augen einen mehrfach rezividierenden Herpes corneae febrilis durchmachte. (Wir stellten vielfach Verdeutlichung der Hornhautnerven bei Keratitis fest, neulich bestätigt durch Verderame[147]).

Meist zeigen die Hornhautnerven dichotomische (selten trichotomische) Verzweigung. Die Stämmchen sind natürlich am stärksten in der Nähe des Limbus. — Die tiefsten Hornhautschichten sind stets nervenfrei, wie sich in Fig. 7 an der Fläche *bfdh*, Fig. 1a, feststellen läßt.

Häufig liegen die Nerven auf längere Strecken in ein und derselben Schicht. Hierüber orientiert ein Blick auf Fig. 7 und Fig. 1a. Die beiden optischen Schnittflächen, zwischen welchen der Nerv sichtbar ist, sind nämlich die annähernd parallelen Flächen *aecg* und *bfdh* (Fig. 1a). Ein parallel zur Hornhautoberfläche verlaufender Nerv muß *aecg* und *bfdh* so schneiden, daß die Distanzen der Schnittpunkte (also der sichtbaren Nervenenden, Fig. 7) von den vordern Kanten (*ac* und *bd*) gleiche sind. So stellt in Fig. 7 *t* einen tiefen, *o* einen oberflächlichen Nerven dar. Bei *K* sieht man zwei sich kreuzende Nerven, einen einfachen tiefen und einen oberflächlichen gegabelten, welche miteinander Parallaxe geben. Spaltenverschmälerung und Lochbüschel erleichtern die Tiefenlokalisation.

Oben sehen wir zwei Nerven mit knotiger Verdickung[29]). (Solche sind nicht sehr selten.) Die eine Verdickung liegt im Bereiche einer Verzweigungsstelle.

Fig. 8. Nervenscheiden innerhalb der Hornhaut (Stargardt[115]) u. a.).

Bei einem gesunden 25jährigen Fräulein beobachtete periphere Einscheidung sämtlicher Hornhaut-Hauptnervenstämme. Ein solcher ist in Fig. 7a abgebildet (Oc. 2, Obj. a3) als auf eine Strecke von mehr als 0,5 mm das Randschlingennetz überragende, schließlich sich allmählich verjüngende Einscheidung, welche in ähnlicher Ausdehnung an den übrigen Hauptnervenstämmen der Cornea zu sehen war. (Die Einscheidung ist zwar regelmäßig zu finden, aber nicht immer gleich deutlich.)

Fig. 9a u. b. Normaler jugendlicher Limbus corneae et conjunctivae, oberflächliches Randschlingennetz, oberflächliches Lymphgefäßnetz (?) und physiologische Limbusbetauung.

Fig. 9a: 17jähriger; unterer äußerer Hornhautrand (in den nachfolgenden Text sind z. T. auch Fig. 10, 11 und 32 einbezogen). Oc. 2, Obj. a3. Rechts (bei A) auffallendes, links (bei D) durchfallendes Licht. Der Abschnitt aa' zeigt den Limbus im auffallenden Licht, der Abschnitt i im durchfallenden. Im letztern ist das Randschlingennetz meist deutlicher als im ersten und die Blutzirkulation ist ohne weiteres zu sehen. Dafür ist im auffallenden Licht das (vermutliche) oberflächliche Lymphgefäßnetz[30]) zu sehen (das weiße Liniennetz im Bezirke aa kann man wenigstens als solches deuten), im durchfallenden nicht. Lymphscheiden der Gefäße, die zuerst Koeppe sah, sind selten deutlich, in erster Linie beobachteten wir sie an den Venen.

Die Randschlingen und Schleifen (Stargardt[115]) bilden zierliche, oft 5—6 und mehreckige Figuren und Arkaden mit vielfachen Verbindungen (vgl. auch Fig. 10, 11 und 32), in denen die Zirkulation des Blutes besonders hübsch verfolgt werden kann. Ich sah Teile solcher Gefäßzirkel, in denen das Blut bald in der einen, bald in der andern Richtung rollte. (Schleich[116]), Stargardt[115]).

Beachtenswert ist ein nicht bei allen Personen vorhandenes, hauptsächlich am untern und obern Limbus conjunctivae vorkommendes „Palisadensystem" (Fig. 10, 11 und 32), bestehend aus radiären Streifen, die bei starker Ausprägung oft schon makroskopisch zu sehen sind und mit dem Alter oft deutlicher und weißer werden*. Im Fall von Fig. 9a sind die Palisaden nicht sichtbar, in den Fällen der Figuren 10 und 32 stark ausgeprägt.

Diese radiären Palisaden sind oft nur am untern Limbus deutlich und gehören dem oberflächlichen Bindehautgewebe an. Die Palisade enthält in der Regel ein dünnes Blutgefäß, wie die Zirkulation zeigt, ein vas afferens. Es stellt den oberflächlichen arteriellen Gefäßweg zum Randschlingennetz dar. Das letztere überragt die Palisadenzone hornhautwärts im Falle der Fig. 32 um 0,3—0,4 mm. (In andern Fällen fand ich ähnliche Maße.) Gelegentlich sieht man auch anscheinend gefäßlose Palisaden.

Die Palisadenzone ist individuell nicht nur verschieden deutlich, sondern auch verschieden breit. Im Falle der Fig. 32 beträgt die (radiäre) Breite der Zone am untern Limbus 0,7—0,9 mm (in andern Fällen fand ich sie schmäler), die gegenseitige Distanz der Palisaden ca. 0,1—0,15 mm. Die einzelne Palisade hat im Falle der Fig. 32 eine Dicke von 0,3—0,5 mm und erscheint in der Jugend als ein, im indirekten Licht hell doppelkonturiertes Röhrchen.

Wir sehen zufolge dieser Reflexion die Palisaden deutlicher im indirekten als im direkten Licht. — Im Alter können diese Gebilde vollkommen weiß und undurchsichtig werden. Dadurch daß sie Queranastomosen besitzen, entsteht ein Maschenwerk, in welches hinein im Alter nicht selten Pigment abgelagert wird (vgl. dazu die Figuren 33 und 34). Die Beziehungen der einzelnen im direkten und indirekten Licht sichtbaren Limbuszonen, wie sie bei einem 27jährigen vorhanden waren, sind aus der Fig. 9b ersichtlich. Der rechte Teil dieser Figur (II) stellt den Limbus im auffallenden, der linke (I) im durchfallenden Lichte dar. d = durchsichtig, u = undurchsichtig, A Arterien der Palisaden, V Venen, $P_1 P_2$ Palisadenzone, B Betauungszone.

Von der ca. 1 mm messenden Palisadenzone $P_1 P_2$ ist nur P_1 durchleuchtbar. Vereinzelt fand ich die ganze Palisadenzone undurchsichtig, wie im Falle der Fig. 32.

---

* Wohl identisch mit den Radiärstreifen J. Streiffs[135]). Anscheinend gehören auch die radiären „Pseudocysten" Koeppes[37]) hierher.

An die Palisadenzone schließt sich die palisadenfreie Randschlingenzone R an, welche im auffallenden Lichte undurchsichtig, im durchfallenden durchsichtig erscheint (vgl. die Strecke R in Fig. 10 und 32).

Von dieser erstreckt sich 0,2—0,3 mm weit die Zone der schwer sichtbaren, normalerweise fast ganz blutleeren Endkapillarschlingen C (vgl. z. B. Fig. 10 bei C, besonders deutlich in Fig. 9a bei C), die individuell sehr ungleich entwickelt ist. Etwas jenseits von deren axialen Grenze verliert sich die physiologische Betauung.

Während z. B. im Falle der Fig. 9a die luzide (durchleuchtbare) Zone (i) des Randschlingennetzes am nasalen untern Limbus etwas mehr als 1 mm breit ist (ca. 1,2 mm), mißt sie im Alter durchschnittlich wesentlich weniger (nur zwei Drittel oder die Hälfte).

Dieses rührt daher, daß die undurchsichtige Zone im Alter axial etwas vorrückt, während andererseits ein Teil der feinsten Endarkaden abliteriert. Diese Obliteration eines Teils der Randschlingengefäße ist nach frühern Autoren wie auch meinen Beobachtungen eine regelmäßige Alterserscheinung.

Koeppe[138]) beschreibt von den Endarkaden aus verlaufende in die Cornea vordringende Lymphgefäßschlingen. Wir konnten uns von solchen nicht überzeugen, auch nicht mit der Mikrobogenspaltlampe. Am ruhenden Auge sehen wir allerdings reichliche terminale Kapillarschlingen, die völlig blutleer sind, die sich aber meistens füllen, wenn eine leichte Massage angestellt wird (s. u.).

Die dünnsten Gefäße des Randschlingennetzes bestimmte ich zu ca. 10 Mikra (nach Lebers anatomischen Untersuchungen sollen noch wesentlich dünnere vorkommen, doch beziehen sich seine Messungen auf das Leichenauge).

Ein großer Teil der Gefäße der Randschlingenzone führt im normalen ruhenden Auge kein Blut. Oft sieht man Gefäßchen, die bald eine — lückenhafte, unterbrochene — Blutsäule zeigen, bald keine. (Coccius[119]), Donders[120]), Schleich[116]), Stargardt[115]). Reize ich aber die untersuchte Stelle, indem ich sie durch das Lid hindurch reibe, so tritt folgendes ein: In den ersten Sekunden bleibt der Limbus unverändert. Dann beginnen sich die bisher leeren Schlingen allmählich zu füllen und wenn die Massage hinreichend war, taucht das ganze, vorher verborgen gewesene, weil größtenteils blutleere Randschlingennetz in roter Farbe auf, als ob es künstlich mit einem Farbstoff injiziert worden wäre. Bei ältern Personen, bei denen das Randschlingennetz besonders dürftig erscheint, war ich oft erstaunt, welche Mengen von Gefäßen durch das genannte Experiment zum Vorschein gebracht werden konnten. — Ähnliches sah ich an neugebildeten Gefäßen der Cornea, welche, nachdem das Auge ruhig geworden, nur noch teilweise Blut führten.

Die zuerst von uns 15a nachgewiesene physiologische Epithelbetauung (Fig. 9a) ist wesentlich feiner als die pathologische. Sie ist in jedem Auge nachweisbar. Ihr Gebiet ist in Fig. 9b, links durch den Abschnitt B gekennzeichnet. In bezug auf die Technik der Beobachtung ist wichtig, daß man das Licht in den Kammerwinkel wirft: zur Untersuchung des nasalen Limbus steht also das Licht temporal, zur Untersuchung des temporalen nasal.

Die physiologische Betauung ist besonders lebhaft im Bereiche des Randschlingennetzes, also des Bindehautkeils, der sich über die Hornhaut vorschiebt. Aber sie erstreckt sich auch noch etwas in die benachbarte Hornhaut (Fig. 9a). Es sind feinste Tröpfchen, welche in ihrer Größe etwa den Epithelzellen entsprechen. In der Tat zeigt die Beleuchtung mittelst Mikrobogenspaltlampe bei 108facher Vergrößerung die Kontur der einzelnen Zellen.

Da sich die Betauung auch noch in die benachbarte Cornea erstreckt, kann sie nicht wohl durch die verschiedene Beschaffenheit des Limbus- und des Hornhautepithels bedingt sein. Stärkere Durchtränkung der peripheren Epithelschichten mit ernährender Gewebsflüssigkeit könnte vielleicht die Ursache sein.

Eine wesentliche Rolle spielt wohl auch die durch die Randgefäße bedingte Unebenheit. Ich fand die Betauung häufig auf oberflächlichen Narben beliebigen Datums.

Durch Einträufelung von Kokain und von Homatropinkokain sahen wir gelegentlich die Epithelbetauung stark an Deutlichkeit zunehmen und sich sogar über die übrige Hornhaut ausbreiten.

Fig. 10. Palisadenarterien und Randschlingennetz im durchfallenden Licht.

S. G., 26jährig, rechtes Auge, unterer Limbus. Die Palisadenzone ist in ihrer axialen Hälfte durchscheinend bis durchsichtig. Dies entspricht durchschnittlich dem normalen Verhalten.

Fig 11. Zwei Einzelpalisaden bei stärkerer (108facher) Vergrößerung und bei Verwendung der Mikrobogenspaltlampe.

Indirekt seitliche Belichtung. Die hahnenkammartige Gefäßumhüllung verjüngt sich axialwärts in der in der Figur wiedergegebenen Weise. Die Arterie biegt hierbei dorsalwärts in die Tiefe, oft zunächst etwas retrograd verlaufend, um sich in Kapillaren des Randschlingennetzes aufzulösen.

Fig. 12. Lymphscheiden um Venen und Arterien des Limbus conjunctivae bei der 51jährigen Frau A. K.

Oc. 2, Obj. a3. Die Scheiden sind an den Venen deutlicher als an den Arterien. Sie sind im durchfallenden oder im indirekten seitlichen Lichte erkennbar. Die Patientin leidet seit ca. einem Jahrzehnt an schleichender Iridochorioiditis unbekannter Ursache, mit Cataracta complicata. Projektion gut.

2. PATHOLOGISCH VERÄNDERTE CORNEA UND VERÄNDERTER LIMBUS

Fig. 13a u. b. Gerontoxon (Arcus senilis corneae).

Vom 20. bis 30. Lebensjahre an, oft schon früher, ist eine Zunahme der innern Reflexion der Cornea feststellbar, insbesondere nach dem Limbus hin.

Die Ursache dieser Trübung liegt vielleicht darin, daß zwar die Zusammensetzung der durchtränkenden Gewebsflüssigkeit konstant bleibt, daß aber der Brechungsindex der fixen Gewebssubstanz (oder deren einzelnen Teilchen) sich ändert.

Fig. 13a zeigt ein Stück des Gerontoxon *(G)* bei dem 68jährigen B. Beobachtung im auffallenden Licht, Oc. 2, Obj. a3.

Die Trübung, die wir als Gerontoxon bezeichnen, ist bekanntlich in der Regel durch eine ca. 0,2—0,3 mm breite oberflächliche klare Schicht Hornhaut vom Limbus scharf getrennt. Wesentlich weniger scharf verliert sich das Gerontoxon axialwärts.

Jenes klare Intervall liegt nur oberflächlich, so daß bei ungenauem Zusehen der Eindruck einer Furche erweckt wird, indem die Strecke K Fig. 13b wenig, die Strecke tt' dagegen (zufolge Trübung) stark reflektiert.

Es besteht im Falle der Fig. 13 außerdem senile Pigmentablagerung in die Maschen der sklerotischen Limbusgefäße (vgl. auch Text zu Fig. 33 und 34).

Die Altersveränderung der Hornhaut besteht zunächst in einer Zunahme der innern Reflexion in der Gegend der peripheren Descemeti. Ich fand die Durchsichtigkeit hier oft schon vom 30. Jahre an stark vermindert, die diffuse Reflexion bei fokaler Belichtung vermehrt. Es tritt dadurch häufig in der Peripherie die Kante *eg*, Fig. 1a, deutlich zutage, während sie in den mittlern Partien noch nicht oder nur bei schmalem Büschel zu sehen ist. Diese vermehrte Reflexion im Niveau der tiefsten Hornhautpartie setzt sich kontinuierlich, ohne luzides Intervall, nach dem Kammerwinkel hin fort. Das luzide Intervall gehört, wie erwähnt, nur den vordern Hornhautschichten an.

Dieses klare Intervall kommt vielleicht dadurch zustande, daß das Randschlingennetz mittelst seiner Endzweige eine bessere Ernährung der vordern peripheren Hornhautpartie gestattet. An der Spaltlampe läßt sich feststellen, daß die Randschlingen eben noch den klaren, nicht aber mehr den trüben Bezirk erreichen.

Fig. 14. Vorderer Spiegelbezirk bei Epithelödem (vgl. Seite 14). (Fall von Glaucoma absolutum bei dem 50jährigen M. R.)

Oc. 2, Obj. a2, fokales Licht. Ähnliche Bilder sieht man bei Keratitis, z. B. parenchymatöser, bei Iridocyclitis und andern Krankheiten, die zur Stichelung des Epithels führen. Man beachte die runde Höckerung und die bogige Begrenzung des Feldes.

Die korpuskulären Elemente und die Interferenzerscheinungen sind nicht dargestellt (s. diese in Fig. 3).

Läßt man ein solches Auge für einen Moment schließen, so sind nachher alle Unebenheiten so lange verschwunden, als sie durch Tränenflüssigkeit ausgeglichen werden. Nach einer gewissen Anzahl von Sekunden pflegen sie wieder hervorzutreten. Im indirekten Licht, d. h. bei Durchleuchtung von hinten, Fig. 15, 16, zeigen diese Fälle Epithelbetauung[15a]. Diese wird durch Tränenflüssigkeit (Lidschluß) nicht zum Verschwinden gebracht.

Fig. 15. Epithelbetauung (vgl. S. 14) bei Glaucoma absolutum. 50jähriger Mann.

Durchfallendes Licht. Oc. 2, Obj. a2. (Abb. 14 stellt den vordern Hornhautspiegelbezirk dieses Falles dar.) Die vacuolenähnlichen Gebilde sind in dem von der braunen Iris reflektierten (also durchfallenden) Lichte zu sehen und von ungleicher Größe. Der Unterschied des klinischen Bildes gegenüber demjenigen der Endothelbetauung geht aus der Vergleichung mit Fig. 19 und 20 hervor.

Derartige Epithelbetauung ist sehr häufig: Sie findet sich bei den verschiedensten Formen von Keratitis, oft bei Iridocyclitis. Doch sind die Tröpfchen nicht immer von gleicher Größe und Dicke.

Die Differentialdiagnose gegenüber Betauung des Endothels geschieht bei Abwesenheit von Hornhauttrübungen durch Mikroskopeinstellung auf die korpuskulären Elemente der Hornhautoberfläche, bzw. auf gelegentliche Präzipitate der Hornhauthinterfläche bei ca. 68facher Linearvergrößerung.

Fig. 16. Epithelbetauung bei Glaucoma absolutum (zufolge Tumor, Fall R., 45 Jahre).

Oc. 4, Obj. a3, durchfallendes Licht. Die Iris ist z. T. depigmentiert (weiße Partie), z. T. besteht ein Ectropium uveae (braune Partie). Endlich sind starke venöse Gefäße vorhanden. Die Betauung erscheint in diesem Falle am deutlichsten vor dem weißen Grunde. Über das diesem Falle zugrunde liegende Irisbild vergleiche den Abschnitt Iris (Fig. 308—310).

Fig. 17. Mannigfache Vacuolenbildung im Epithel einer degenerierten Hornhaut.

Oc. 2, Obj. a2, durchfallendes Licht. Glaucoma absolutum bei der 74jährigen Frau Sch. Das oberflächliche Parenchym ist stellenweise stark vascularisiert. Die

Fig. 12—24. Tafel 2.

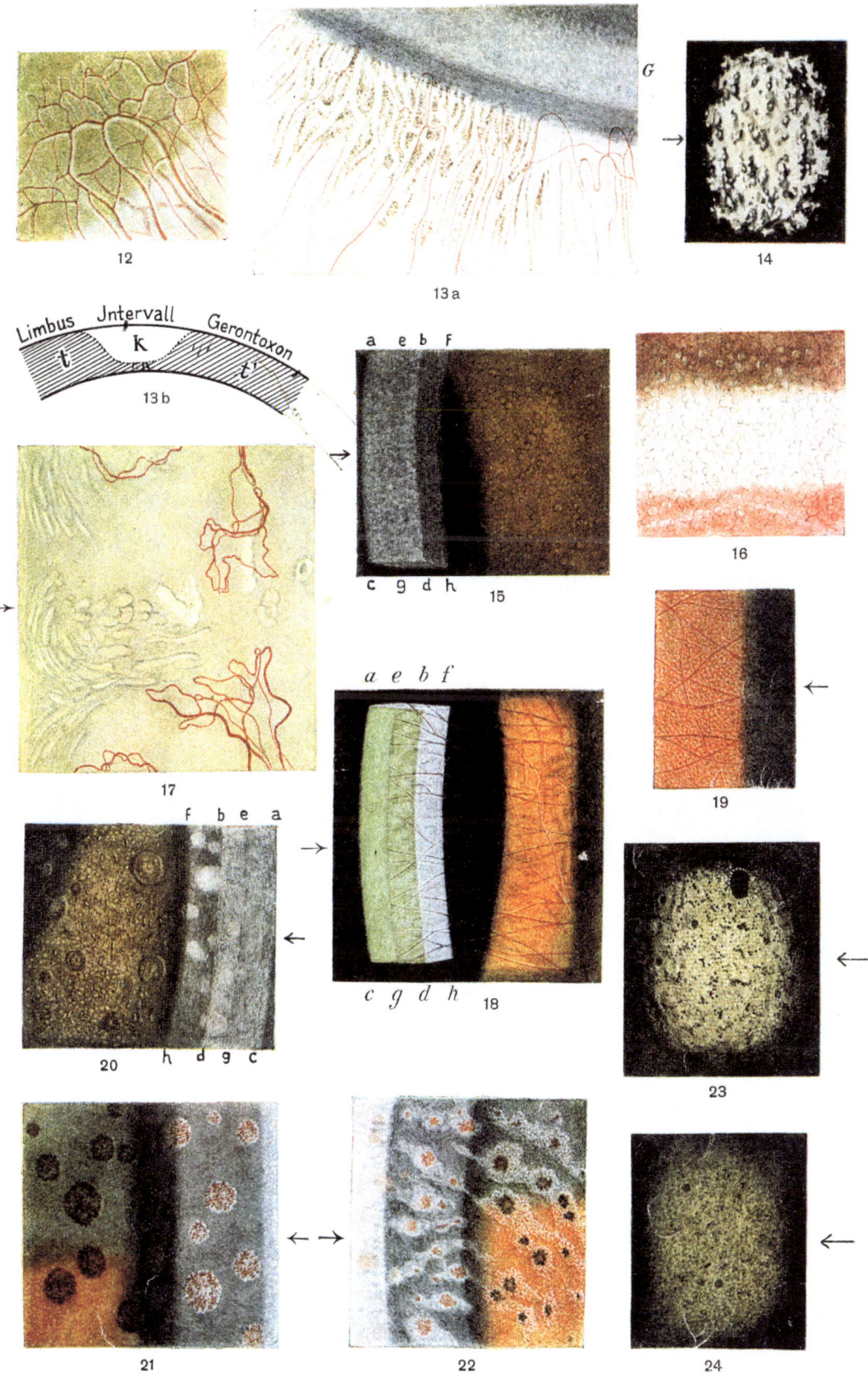

Vogt, Atlas. Verlag von Julius Springer, Berlin.

Vacuolen sind z. T. langgestreckt, im letztern Falle oft zu Bündeln geordnet und nehmen eine bestimmte Gruppierung zu den Gefäßen ein. Das Gebiet, das die (z. T. eckig gebogenen) Gefäßschlingen einnehmen, ist meist vacuolenfrei. Die Vacuolen finden sich also hauptsächlich da, wo die Ernährung eine schlechtere ist.

Im direkten Licht erscheinen die Hornhautvacuolen dunkel mit hellen Rändern.

Fig. 18. Die tiefen Hornhautgefäße nach abgelaufener Keratitis parenchymatosa, im auffallenden (links) und durchfallenden Licht (rechts).

Oc. 2, Obj. a2. Das Bild stellt die nasale Hornhautpartie eines 12jährigen Mädchens F. Th. dar, das vor $2^1/_2$ Jahren Keratitis parenchymatosa e lue hereditaria durchmachte.

Links sieht man das durchtretende Büschel (vgl. Fig. 1a). In den Bindehautsack wurde unmittelbar vor der Beobachtung Fluoresceinkali eingetropft, so daß die auf der Hornhaut liegende Tränenflüssigkeit grün gefärbt ist. Dadurch tritt die (vordere) Kante bd scharf hervor. Aber auch die sonst schwer sichtbare (hintere) Kante eg (vgl. Fig. 1) ist hier leicht zu sehen, zufolge der (nach unsern Beobachtungen bei Keratitis parenchymatosa stets zurückbleibenden) Trübung der tiefsten Parenchymschicht

Die Gefäße treten in dichter Nähe der Kante fh in die Schnittfläche $bfdh$, liegen also im tiefsten Niveau des Parenchyms, vor der Descemeti. Dies ist bei Keratitis parenchymatosa e lue hereditaria ein sehr häufiger Befund. Man beachte den sehr gestreckten, z. T. fast parallelen Verlauf der Gefäße, die alle im gleichen Niveau liegen. (Vgl. auch Augstein, Erggelet, Koeppe u. a.)

Die horizontalen Gefäße werden fast rechtwinklig von vertikalen, dicht vor ihnen liegenden gekreuzt.

Es erscheint denkbar, daß diese besondere Art des Gefäßverlaufs mit der Struktur des Parenchyms zusammenhängt. Ganz ähnlich verlaufen ja die Bowmanschen Röhrchen, sie sind geradlinig und in derselben Schicht zueinander parallel, während sie zu Röhrchen andern Niveaus gekreuzt verlaufen.

Wie sich bei Erzeugung dieser Röhrchen die Luft in der Richtung des geringsten Widerstandes ausbreitet, so scheinen auch die Gefäße solche Ausbreitung zu bevorzugen. (Vgl. auch Augstein[118]) u. a.)

Ohne weiteres ist sichtbar, daß die Gefäße bei fokaler Belichtung (in der Figur links) durch das diffuse Licht mehr oder weniger verhüllt und verdeckt werden, während sie im durchfallenden Licht (rechts) rot aufleuchten, wobei schon bei ca. 24facher Vergrößerung die Blutzirkulation bequem sichtbar ist. Die Endothelbetauung (s. folgende Figur) ist besonders bei stärkeren Vergrößerungen deutlich. Sie ist der Übersicht halber in Fig. 18 nicht dargestellt.

Fig. 19. Endothelbetauung der Hornhaut im Falle der Fig. 18.

Stärkere Vergrößerung (durchfallendes Licht, Oc. 2, Obj. a3).

Beschläge fehlen vollständig. Die Tröpfchen sind alle von etwa gleicher Größe und am deutlichsten am Rande des belichteten Bezirks, i. e. im Halbschatten (vgl. die indirekt seitliche Belichtung S. 24).

Die Lokalisation der Betauung (und damit die Differentialdiagnose gegenüber der Epithelbetauung) geschieht durch Einstellung auf die Cornealgefäße bei stärkerer Vergrößerung (wird auf die korpuskulären Elemente der Hornhautoberfläche eingestellt, so ist keine Betauung zu sehen).

Die Betauung zeigt in diesem Falle wohl an, daß das Endothel keine völlig normale Beschaffenheit aufweist. (Bei Einstellung des Spiegelbezirks erscheinen seine

Grenzen etwas verwaschen und man bemerkt an Gruben erinnernde Bildungen in großer Zahl [vgl. Fig. 28]).

Bei Endothelbetauung ist die Durchsichtigkeit der hintern Corneaoberfläche deutlich herabgesetzt. Die betauten Stellen erscheinen im auffallenden Licht grau.

Bei ganz frischer akuter Iritis fand ich einigemal die Betauung des Endothels fleckweise ausgebildet, so daß die ganze Hornhauthinterfläche im auffallenden Licht ein schneeflockiges Aussehen gewann. Im durchfallenden Licht zeigten die grauen flockenartigen Stellen das Bild eines aus feinen Tröpfchen gleicher Größe bestehenden Teppichs.

Im Spiegelbezirk hätte das Endothel eine amorphe Beschaffenheit. Auflagerungen waren nicht sicher feststellbar.

Fig. 20. Unpigmentierte Präzipitate der hintern Hornhautwand.

Beobachtung im durchfallenden Licht (links im Bilde), und im auffallenden (direkten) Licht (rechts im Bilde).

Frl. S. L., 25 Jahre, schleichende beidseitige tbc. Iridocyclitis, seit 3 Monaten (vereinzelt fanden sich in der Nähe des Pupillenrandes tuberkulöse Knötchen, wie sie im Abschnitte Iris wiedergegeben sind). Nasaler Hornhautabschnitt.

Rechts der diffuse Durchleuchtungsstreifen mit den **direkt** belichteten weißen hintern Beschlägen. Diese sind am schärfsten im Bereiche von *fh*, werden weniger scharf nach *eg* hin, da sie hier durch diffuses Licht verschleiert werden (vgl. Text zu Fig. 1). Kante *eg* sichtbar. (Symptom verminderter Durchsichtigkeit der hintern Hornhautwand, vgl. auch Text zu Fig. 18.)

Links die Endothelbetauung, in bräunlichem, von der Irisoberfläche reflektiertem, also durchfallendem Lichte. Die groben Präzipitate sind hier durchscheinend, oft konzentrisch gestreift und meist ist der dem Licht zugewendete Rand hell. Die Tröpfchen, welche dem Endothel aufgelagerten Zellen, Zellreihen oder Zellklümpchen entsprechen, erscheinen rund oder verzogen, keulen- bis hantelförmig oder polymorph. Der (sehr feine) Endotheltröpfchenteppich ist nicht dargestellt (vgl. Fig. 19).

Die Endothelgrenzen erscheinen bei Einstellung des Spiegelbezirks unregelmäßig und meist undeutlich. Man beachte die multiplen höckerigen Gebilde, welche Verdickungen zu sein scheinen. (Im allgemeinen sind die Endothelgrenzen um so unschärfer, je höher das Alter des Untersuchten ist.)

Fig. 21. Pigmentierte Präzipitate bei subacuter Iridocyclitis.

Letztere wahrscheinlich auf tbc. Grundlage, seit 6 Wochen am linken Auge des 37jährigen Z. V. Wassermann negativ. Oc. 4, Obj. a3. Rechts auffallendes, links durchfallendes Licht. Das Pigment erscheint im auffallenden Lichte braunrot.

Die Endothelbetauung (links) ist am deutlichsten vor der Iris (im gelbroten Bezirk).

Fig. 22. In Rückbildung befindliche stark pigmentierte Präzipitate bei dem 28jährigen F. B.

(Subacute Iridocyclitis beidseits seit 6 Monaten). An Stelle der noch vor einigen Wochen runden mittelgroßen Präzipitate finden sich heute kleine zackig begrenzte, wie angenagt aussehende unregelmäßige dunkelbraune Häufchen, hauptsächlich aus Pigment bestehend. In ihrer Umgebung im direkten Licht ein grauweißer schleieriger Hof, der über die ganze Hornhauthinterwand eine Art Netz bildet, in welchem die Präzipitate, den Knoten des Netzes vergleichbar, liegen.

Betrachtet man die grauweißen Höfe in indirektem Licht, so setzen sie sich aus einer Schicht gleichmäßiger feinster Tröpfchen zusammen (in der Figur rechts).

ZUR KENNTNIS DER PRÄZIPITATE BEI VORÜBERGEHENDER SYMPATHISCHER OPHTHALMIE

Sehr feine vorübergehende Präzipitate als Zeichen flüchtiger rasch ausheilender sympathischer Ophthalmie beobachtete ich bisher in zwei Fällen, von denen noch im Abschnitte Glaskörper die Rede sein wird. Leider wurden von diesen beiden Fällen s. Z. von uns nur Skizzen, keine genauen Bilder der Präzipitate aufgenommen (vgl. dagegen ein Glaskörperbild, im Abschnitte Glaskörper Fig. 346).

Die beiden Fälle seien hier in kurzem Auszug mitgeteilt:

1) Der 10jährige J. L. aus S. L. erlitt am 1. XII. 18 eine Eisensplitterperforation links. Magnetextraktion des Splitters nach mehreren vergeblichen Versuchen am 9. XII. mit Iridektomie nach unten. Heilung unter geringen Reizerscheinungen. Linearextraktion der Cataract.

Mit reizlosem linkem Auge, guter Projektion und Starresten am 11. I. 19 entlassen bei völlig intaktem rechtem Auge.

Am 24. I. 19 kommt L., wie bisher schon mehrfach, zur Kontrolle, ohne irgendeine Augenveränderung bemerkt zu haben. Dabei ist aber die Akkomodation des rechten nicht verletzten Auges von 12 auf 6 D gesunken. Mit Hartnackscher Lupe reichliche feine Präzipitate am rechten, nicht verletzten Auge. Links alte bräunliche eckige angenagte kleine Beschläge (höchstens 0,02 mm messend), dabei Endothelbetauung und Einzelzellenbelag. Linkes Auge nur spurweise, eben erkennbar gereizt.

LS = $6/18$ (mit + 11.0 D) Aphakie.

RS = $6/4$ (+ 1,0 D) keine Lichtscheu.

Subjektiv nicht die geringsten Beschwerden.

Nichts von Iritis, keine Synechien, keine präretinalen Reflexlinien, Makulareflex gut, eckig.

Die Spaltlampe ergibt rechts bis 0,04 mm große Präzipitate über dem ganzen mittlern und untern Hornhautabschnitt. Intensive Endothelbetauung, neben den Präzipitaten aufgelagerte Einzelzellen in großer Zahl.

Die Präzipitate sind grauweiß, nicht pigmentiert. Linsenhinterfläche: keine Beschlagspunkte.

Beidseits im Glaskörper (vgl. das Bild im Abschnitt Glaskörper Fig. 346) rötliche und weißlichrötliche Pünktchen in großer Zahl.

Behandlung: Bettruhe, Schmierkur, Kamillensäckchen, Atropin, Neosalversan (nach A. Siegrist) intravenös 0,15, später 0,2 und 0,3.

In den folgenden Tagen Zurückgehen der Hornhautbeschläge. Am 7. II. 19 nur noch unmeßbar kleine Pigmentspuren derselben (vor 8 Tagen noch waren sie völlig pigmentlos, weiß erschienen). Umgekehrt haben die Beschläge des Glaskörpers eher an Zahl zugenommen, besonders nach unten. Sie fehlen in dem retrolentalen Raum. (Auf ein quadratisches Stückchen von schwach $1/2$ mm Seite zählte ich am 11. II. 19 15—20 feine und 3—4 gröbere Plättchen, letztere anscheinend bis 0,02 mm groß.)

Im rotfreien Licht zeigt der Glaskörper feinsten Staub.

Das ganze Glaskörpergerüst erscheint an der Spaltlampe lichtstärker als früher, die glänzenden Pünktchen sitzen stets auf dem Gerüstwerk, von ihm gleichsam aufgefangen. Auch da, wo sie in freien Zwischenräumen zu sitzen scheinen, erkennt man an der Konstanz ihrer Lage, daß sie mit (unsichtbaren!) Gerüstfasern oder Lamellen in Verbindung stehen. (Es ist nicht gesagt, daß der Glaskörper da, wo wir ihn unter den von uns gewählten Beobachtungsbedingungen optisch leer sehen, es realiter ist. Mit der Mikrobogenspaltlampe sehe ich das Gerüst häufig auch da, wo es mit der Nernstlampe unsichtbar ist.)

In den folgenden 8 Tagen verschwanden auch die genannten geringen Reste der Hornhautbeschläge vollständig. Am linken (verletzten) Auge war Endothelbetauung und Pigmentstaub der Hornhauthinterwand nach 14 Tagen noch deutlich. LS = $6/6$ (+ 11,0).

8. III. 19 entlassen, Endothelbetauung. Die Glaskörperpunkte des rechten Auges waren noch 4 Monate später vorhanden. Heute, am 9. VIII. 19, ist auch bei genauer Durchmusterung keine Spur derselben mehr zu finden. Dagegen besteht links, am verletzten Auge, noch Endothelbetauung nach unten und staubförmiges Pigment der Hornhauthinterfläche. Visus wie früher. Ein Jahr später Status idem.

2) Der 38jährige Zimmermeister H. V. erlitt am 7. XI. 18 eine ausgedehnte Perforationswunde der linken nasalen Hornhautpartie durch ein auffliegendes großes Holzstück. Nasale Hornhautlappenwunde, Haemophthalmus, Irisprolaps. LS = Lichtprojektion, RS = $6/5$. Heilungsverlauf unter ständiger Reizung. 30. XI. Abtragung des Irisprolapses und lineare Extraktion.

Wegen Lichtscheu, Schmerzen und Rötung des verletzten Auges, die in der Intensität wechselten, schlug ich wiederholt die Enucleation vor, die aber V. ablehnte. Austritt ungeheilt 29. XI. 18. Ciliarinjektion links, Taubeschlag, einzelne Präzipitate und Descemetifaltung links, vascularisierter Hornhautlappen mit z. T. eingeheilter Iris. Akk. 6—7 D. Leichte Reizbarkeit auch des rechten Auges (Neigung zu Tränen bei Belichtung, leichte Lichtüberempfindlichkeit, zeitweise etwas Konjunktivalinjektion).

Am 5., 9., 12., 28. XII. 18 und am 6. I. 19. Status idem, Reizung geringer.

Am 5. II., nachdem V. gearbeitet hatte, anscheinend Status idem. Links immer noch feine Präzipitate und Endothelbetauung, aber Auge reizlos.

Mit Cornealmikroskop und Spaltlampe zeigt heute die rechte Hornhaut, die vorher sehr oft und genau untersucht worden war, im untern Drittel ein gelblichweißes rundlich eckiges, ca. 0,04 mm messendes Präzipitat, im indirekten Licht darum herum feinste „Fibrinfäserchen" und Tröpfchen. Rechtes Glaskörpergerüst mit mäßig zahlreichen weißlichen und rötlichen Pünktchen besetzt, wie im vorigen Falle und wie sie bei Cyclitis und Chorioiditis vorhanden sind. Enucleation des verletzten Auges abgelehnt, ebenso Spitalbehandlung. Zwei Tage später rechts Glaskörperpünktchen deutlicher und zahlreicher, im rotfreien Licht mit Lupenspiegel feiner Glaskörperstaub. Auge reizlos, Akkomodation unverändert. Nasal von der rechten Macula 3 oder 4 präretinale Reflexlinien, R. Macularflex fehlt. (L. Status idem. Projektion gut.)

Von da an zeigt sich V. wegen Grippepneumonie nicht mehr bis 12. III. 19. Rechte Hornhaut an diesem Tage vollkommen klar. Akkomodation 6—7 D, Glaskörper Status idem. Seither blieb das Auge klar, im Glaskörper waren noch nach 3 Monaten Beschlagspunkte des Gerüstes zu sehen, das verletzte Auge war völlig reizlos, jedoch noch am 19. VI. 19 wurde an diesem Auge Endothelbetauung festgestellt. 25. VIII. 20 stets reizloser Verlauf.

Diese beiden Fälle zeigen 1., daß leichte ephemere Fälle von sympathischer Ophthalmie vorkommen, die so wenig Symptome machen, daß sie bisher in den seltensten Fällen diagnostiziert worden sein dürften; 2. daß es notwendig ist, nach allen perforierenden Verletzungen Hornhaut und Glaskörper des zweiten Auges mit Spaltlampe und Cornealmikroskop des genauesten zu kontrollieren*. Vor allem die Durchmusterung des Glaskörpers, vorab seines untern vordern Abschnittes, erscheint mir von größter praktischer Wichtigkeit. 3. daß es noch nicht entschieden ist, ob nicht die sogenannte sympathische Reizung gelegentlich ein echter Bestandteil der sympathischen Augenentzündung ist.

Fig. 23. Hinterer Hornhautspiegelbezirk bei schleichender Iridocyclitis.

Fall der Fig. 20, jedoch hinterer Hornhautspiegelbezirk. Beobachtung des temporalen Hornhautabschnittes, Oc. 2, Obj. a3. Endothel etwas unscharf, offenbar durch Ödem (vgl. die Betauung bei diesem Falle, dargestellt in Fig. 20). Die Auflagerungen, Einzelzellen, Zellketten, Häufchen und Klümpchen erscheinen schwarz, scharf begrenzt. Die Einzelzellen sind oft zu Gruppen und Reihen geordnet. (Sie sind im diffusen Licht nicht, oder nicht sicher zu sehen.) Um die Präzipitate ist oft ein Saum von helleren Endothelzellen vorhanden, vielleicht zufolge Änderung der Oberflächenkrümmung.

Dicke ausgedehnte Präzipitate reflektieren genügend Licht, um innerhalb des Spiegelbezirks weiß (also heller statt dunkler als die Umgebung) zu erscheinen.

Fig. 24. Hinterer Spiegelbezirk bei schleichender Cyclitis (mit Endothelbetauung und Beschlägen) mit leichter Drucksteigerung bei dem 28jährigen F. B.

Oc. 4, Obj. a3. Fall der Fig. 22. Die Endothelgrenzen sind fast überall verschwunden.

3 Monate später, als die Präzipitate in Resorbtion begriffen waren, wurden die Endothelgrenzen wieder etwas sichtbar, und es bestand überall deutliches Farbenschillern des Endothels ganz ähnlich wie es in Fig. 70 im Bereich eines Descemetirisses dargestellt ist.

---

* Die Durchmusterung der Hornhaut im durchfallenden Licht nehme man stets bei nicht erweiterter Pupille vor, damit die Iris eine möglichst große Reflexionsfläche bietet.

Fig. 25. Präzipitat und umgebende Zellen bei indirekter seitlicher Belichtung (am Rande eines direkt belichteten oder eines indirekt belichteten Bezirks).

Die glänzenden Kügelchen entsprechen wohl ödematösen Zellen. Frl. G. 29 Jahre. Schleichende tbc. Iridocyclitis. Oc. 4, Obj. a3.

Fig. 26. Präzipitat und umgebende Zellen bei indirekt seitlicher Belichtung (von links, die Schatten liegen ebenfalls links).

Auch vor dem Präzipitat sieht man vereinzelte Kügelchen angedeutet, Frl. B. 18 Jahre. Oc. 4, Obj. a3. Schleichende Iridocyclitis unbekannter, wahrscheinlich tbc. Natur.

Fig. 27. Narbenverkrümmung der hintern Hornhautwand, nachweisbar durch die verzerrte Form des Spiegelbezirks.

Hornhautperforation vor zwei Jahren, Siderosis bulbi bei 26jährigem.

Schräg horizontale Perforationsnarbe. Offenbar zufolge der Verbiegung der Hornhauthinterfläche tritt ein unregelmäßig geformter hinterer Spiegelbezirk auf, der sich dicht an die Narbe anschließt. Stellenweise sind die Endothelzellen in der Verkürzung zu sehen. Oc. 4, Obj. a3, Beobachtung des Spiegelbezirks.

Derartige Verbiegungen sind bei tiefsitzenden Hornhautnarben fast regelmäßig zu finden.

Fig. 28. Grubenartige Bildungen (= Prominenzen nach hinten), im Endothelspiegel bei abgelaufener Keratitis parenchymatosa.

(Spiegelbezirkeinstellung. Oc. 4, Obj. a3). Nach Keratitis parenchymatosa beobachtete ich sehr häufig zirkumskripte rundliche dunkle Stellen im Spiegelbezirk, deren Grund bei passender Änderung von Einfalls- bzw. Beobachterwinkel sich aufhellen läßt, so daß man den Eindruck von dorsal gerichteten Grubenbildungen erhält. Ganz ähnliche Bildungen beobachtete ich bei Senilen, sie entsprechen dort den Hassal-Henleschen Warzen (vgl. Fig. 5, 6). Die grubenartigen Bildungen haben hier wie dort einen Durchmesser von ca. 20—100 Mikra.

Fig. 28 stellt diese Auswüchse bei dem kongenital luetischen Knaben E. K., 8 Jahre, dar, der vor einem halben Jahre eine beidseitige Keratitis parenchymatosa durchmachte. Heute Augen reizlos. Hinterste Hornhautschicht leicht diffus getrübt, mit vielen, dicht vor der Descemeti liegenden bluthaltigen Gefäßen, die sich scharf vom Endothel abheben (s. Figur). Der Lichtquelle zu zeigen die Gefäßwände einen Lichtstreifen. Die dicksten Gefäße messen 10—20 Mikra. Einzelne Gruben, in der Mitte und oben, sieht man bei der gewählten Beleuchtungsrichtung als nach hinten gerichtete Dellen (vgl. Fig. 5, 6).

Fig. 29. Amorph aussehendes Endothel im Bereich der Kegelspitze eines stationären Keratokonus (35jährige Frau S.).

Der Spiegelbezirk zeigt hauptsächlich runde dunkle Grubenbildungen, die heller umsäumt sind und in deren Grund man durch leichte Änderung des Lichteinfalls das Endothel sichtbar machen kann. Dadurch unterscheiden sich die Gruben von Auflagerungen, mit denen sie das Gemeinsame haben, daß sie dorsalwärts gerichteten Prominenzen entsprechen. Es handelt sich um Henlesche Warzen.

Fig. 30. Eigentümliche ring- und kreisförmige Verbiegungen im Endothelbezirk.

Das Bild dieses Endothelspiegelbezirks läßt auf den ersten Blick an blasenartige flache Verbiegung des Endothelspiegels denken.

20jähriges Fräulein Sch. mit linksseitiger seit 3 Jahren bestehender jetzt abgelaufener Keratitis parenchymatosa, offenbar auf tbc. Grundlage, Oc. 2, Obj. a3. Der obere Teil der Hornhaut, der die Unebenheiten der Endothelfläche zeigt, ist noch relativ klar. Die Endothelgrenzen sind fast nirgends deutlich. Je nach Lichteinfall ercheinen die runden Räume dunkel oder aber sie weisen in der Mitte ein helles scharf begrenztes Feld auf. Manchmal kann man statt dieses Feldes eine halbe Randlinie desselben sehen (vgl. die beiden mittlern Felder).

Dieses Bild zeigt mit Sicherheit **eine starke Unebenheit der Hornhauthinterfläche** an, während die Deutung der blasenähnlichen Partien fraglich ist.

Ähnliche Verbiegungen sah ich auch in andern Fällen tiefer Hornhautnarben.

Fig. 31. Limbus bei Karatitis superific. scrophulosa, 21jähriger Soldat.

Oc. 2, Obj. a3. Vor zwei Jahren machte Patient eine oberflächliche Keratitis durch, seit 6 Wochen Rezidiv, heute Auge fast reizlos, Epithel überall glatt. In die oberflächliche Hornhautsubstanz dringen Gefäßschlingen bis zu 1 mm und mehr vor, ein enges Maschenwerk bildend, endwärts mit spitzen, vorwärtsstrebenden Schlingen. Nicht mehr alle Gefäße führen Blut, einzelne noch streckenweise.

Fig. 32. Unterer Limbus bei Iridocyclitis subacuta. Limbus mit Ausprägung einer Palisadenzone.

Seit einem halben Jahre bestehende beidseitige subakute Iridocyclitis, mit starken braunen Präzipitaten und zeitweiser Drucksteigerung, welche beidseitige Iridektomie und zweimalige vordere Sklerotomie nötig machte, bei dem 28jährigen F. B. Fall der Fig. 22. Oc. 2, Obj. a3. Das Randschlingennetz ist gut gefüllt und sendet stellenweise kurze breite, endwärts abgeplattete und verbogene Schlingen bis zu 0,2—0,3 mm weit in die oberflächliche Hornhautsubstanz. In das tiefste Parenchym dringen vereinzelt schmale Gefäßschlingen, davon eine unmittelbar entlang einem **Nervenstamm** (s. in der Figur links, die betreffende Schlinge ist 0,8 mm lang, Distanz der beiden Gefäße meist 0,03 mm.

Die sehr ausgesprochene normalerweise vorkommende Palisadenzone ist im Text zu Fig. 9 geschildert worden. Hier sei erwähnt, daß (vielleicht im Bereiche der Sklerotomienarbe?) einzelne Palisaden ihr Blutgefäß vermissen lassen, an seiner Stelle finden sich in den Röhrchen bräunliche Pigmentbröckelchen zerstreut (s. Figur rechts unten). Es handelt sich offenbar um hämatogenes Pigment.

Fig. 33. Senile Limbusveränderungen, mit Pigmentablagerung in den Limbus und in die angrenzende Hornhaut.

Herr B. 79 Jahre. Oc. 2, Obj. a3. Direkte Belichtung, rechter unterer Hornhautrand. Den Limbus umzieht ein weißes Maschenwerk, in dem die bei Fig. 9 geschilderten Palisadenbildungen erkennbar sind. In den Maschen dieses Netzwerkes liegt bräunlichgelbes Pigment. Letzteres liegt **vor** den Gefäßen und läßt sich bis in die Cornea hinein verfolgen. Diese zeigt ein starkes Gerontoxon, das durch ein 0,15—0,2 mm breites luzides Intervall vom Limbus getrennt ist. Das Pigment setzt sich sowohl in die Oberfläche des Intervalls als auch stellenweise in das Gerontoxon fort.

Pigmentablagerung dieser und ähnlicher Art ist als senile Erscheinung häufig, doch liegt das Pigment meist in den Gefäßmaschen, nicht wie im vorliegenden Falle **vor den Gefäßen.** Es erscheint wahrscheinlich, daß das Pigment in diesem Falle wenigstens teilweise im Epithel liegt.

Fig. 25—37. Tafel 3.

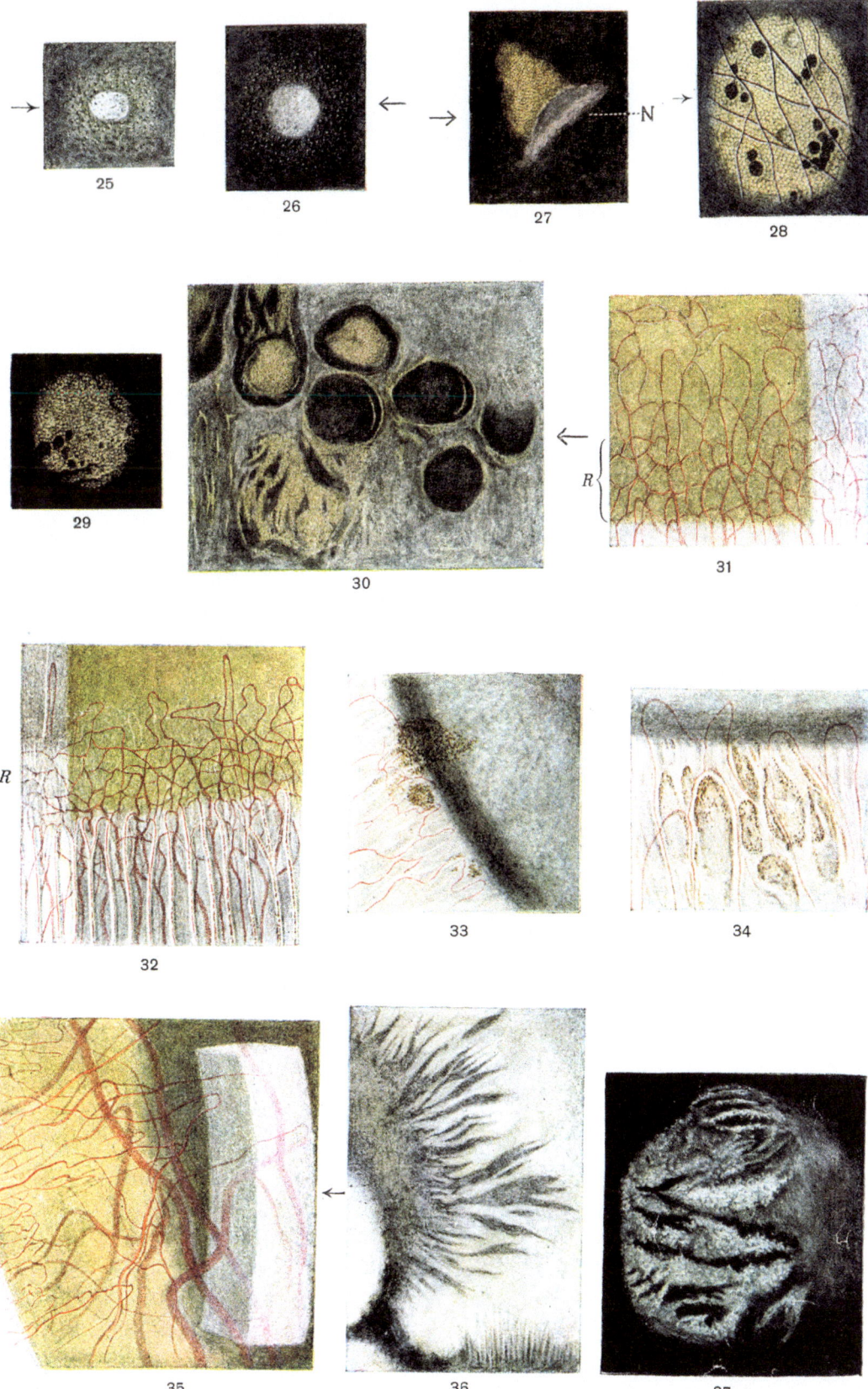

Vogt, Atlas. Verlag von Julius Springer, Berlin.

Fig. 34. Senile Limbusveränderungen, mit Pigmentablagerung zwischen die Maschen des sklerotischen Limbusgefäßnetzes.

Oc. 2, Obj. a3. Derartige senile Pigmentablagerungen, oft kleineren Umfanges, findet man mittelst Spaltlampe ziemlich häufig. Die Anordnung des Pigmentes scheint mir dafür zu sprechen, daß dasselbe lokalen, hämatogenen Ursprunges ist. Vielleicht steht diese Pigmentbildung mit der im Alter einsetzenden partiellen Veröduug des Randschlingennetzes und des konjunktivalen Gefäßnetzes im Zusammenhang. Vgl. auch Fig. 13, welche den Limbus des andern Auges desselben 68jährigen gesunden Mannes B. darstellt.

Schon normalerweise existieren bekanntlich im Limbus häufig Pigmentkörnchen der basalen und auch der übrigen Epithelien, und zwar in jedem Lebensalter (vgl. z. B. Virchow[31]).

Fig. 35. Vascularisierter Hornhautabschnitt bei seit 3 Jahren bestehender Keratitis und Iridocyclitis chronica unbekannter Ursache, Frau Sp. 44 Jahre.

Oc. 2, Obj. a2. Die ganze Hornhaut ist in allen ihren Parenchymschichten von mächtigen vielfach verzweigten Gefäßen durchwuchert. Im Bereiche des direkten Lichtes (rechts im Bilde), erscheinen die Gefäße etwas durch das diffuse Licht verschleiert.

Fig. 36. Fuchssche Narbenaufhellungsstreifen im Lichte der Spaltlampe.

(Beobachtung im fokalen Licht.)

Es handelt sich um beidseitige, seit Jahren bestehende Hornhautnarben des tiefen Parenchyms, die zu hochgradigem Astigmatismus geführt hatten (25jähriger Arbeiter L.). Bei 24facher Vergrößerung (Oc. 2, Obj. a2) sieht man flammenartige Aufhellungszungen in die Narbe eindringen. Dieselben sind manchmal mehr radiär, manchmal mehr parallel geordnet (z. B. unten). Seltener verlaufen sie regellos. Nach unsern Beobachtungen sprechen derartige „Aufhellungszonen" für ein langes Bestehen der Narbe.

Solche Narben pflegen meist tief zu sitzen.

Über die Genese der Aufhellungsstreifen sind wir auf Vermutungen angewiesen. Auffallend ist die Ähnlichkeit der Streifen in dieser Figur mit den durch Faltung der Hornhauthinterfläche bedingten (vgl. z. B. Fig. 77).

Fig. 37. Sehr alte zentrale Hornhautnarbe des tiefen Parenchyms bei der 66jährigen Frau M. B.,

welche vor 62 Jahren eine schwere beidseitige Keratitis (offenbar scrophulosa) durchmachte. Oc. 2, Obj. a2. Man beachte wieder die Aufhellungslinien, welche eine eigentümliche Zerklüftung verursachen. Besonders dichte Narbenstellen zeigen eine weiße rundliche Fleckung, die wahrscheinlich durch regressive Metamorphose bedingt ist und den Trübungsstreifen ein gezuckertes Aussehen verleihen.

Seitlich von dieser Trübung befand sich eine zweite, oberflächliche Macula, anscheinend gleichen Alters (in der Figur nicht gezeichnet), welche weder die Aufhellungsstreifen noch die letztgenannten Veränderungen aufwies.

Fig. 38. An bandförmige Keratitis erinnernde Veränderung des Hornhautrandes am linken Auge des 55jährigen M. Sch.

(Rechts abgelaufene Hypopyonkeratitis.) Die bei seitlicher Beleuchtung fast kreidigweiße unregelmäßige Veränderung in den oberflächlichen Hornhautpartien ist am stärksten in der Lidspaltenzone ausgeprägt, ist jedoch auch in der übrigen Peripherie in gewissem Grade vorhanden. Die Veränderung zeigt dunkle unregelmäßige Lücken, ähnlich wie sie bei Bandkeratitis auftreten. Im durchfallenden Licht erkennt man, daß die Veränderung durch eine luzidere, ca. 0,05—0,1 mm messende Zone vom Skleralrande getrennt ist. Die Breite der Trübung beträgt (im nasalen Abschnitt) 0,15—0,2 mm.

Die der Hornhaut benachbarten Bindehautgefäße sind z. T. obliteriert und zeigen zwei punktförmige Blutungen. Das andere Auge zeigt dieselben Limbusveränderungen, welche ich übrigens bei Senilen recht oft gefunden habe. Man darf diese oberflächliche Degeneration nicht mit dem völlig anders aussehenden und gleichzeitig auch die tiefen Schichten betreffenden Gerontoxon verwechseln, vielmehr scheint sie in das Gebiet der bandförmigen Keratitis zu gehören, bei welcher ich sie mehrfach angetroffen habe.

(Wohl ähnliche Einlagerungen erwähnt Koeppe.[37])

Fig. 39. Bandförmige Trübung der Lidspaltenzone, aufgetreten in der Corneamitte ein halbes Jahr nach Beginn einer sympathischen Ophthalmie bei der $5^1/_2$ jährigen E. H. (vgl. den Fall im Kapitel Iris Fig. 317).

Die Trübung ist ziemlich scharf begrenzt und liegt oberflächlich, etwa im Bereiche der Bowmanschen Membran. Sie ist von sehr gleichmäßiger Textur, zahlreiche dunkle rundliche Stellen erkennen lassend.

Die Begrenzung ist ungefähr spitz-eiförmig. Man beachte, daß auch die angrenzende Hornhaut nicht normal ist. Sie zeigt, besonders oberflächlich, eine feine Marmorierung. Diese ist oberhalb der Trübung deutlicher als unten. Nasal einige isolierte Trübungstreifen.

Auge reizlos. Vor 14 Tagen war die Tension vermindert (wobei gleichzeitig die Bandtrübung auftrat, bzw. bei regelmäßiger achttägiger Kontrolle zum erstenmal beobachtet wurde), wurde aber auf Atropin wieder normal. Beginnende Cataracta complicata. Oc. 2, Obj. a2.

Fig. 40. Hornhauttrübung bandförmiger Art bei hereditärem Hydrophthalmus eines 12wöchigen Kaninchens.

(Der Hydrophthalmus dieses Tieres, seiner Geschwister und Nachkommen wird an anderer Stelle genauer beschrieben.)

Das klinische Bild gleicht zwar dem der menschlichen Bandtrübung, betrifft ebenfalls die Bowmansche Membran, reicht jedoch seitlich noch weniger weit gegen den Limbus. In allen beobachteten Fällen dieser pathologischen Kaninchenrasse war die Form dieselbe.

Ähnlich wie die menschliche Bandtrübung erscheint diejenige des Kaninchens von luzideren (im auffallenden Licht dunklern) rißähnlichen Stellen (Risse der Bowmanschen Membran) durchsetzt. Im Laufe eines Monats vergrößerten und vermehrten sich die Risse in dem abgebildeten Fall.

Fig. 41. Beginnende bandförmige Keratitis.

Die bei Bulbusdegeneration häufige bandförmige Keratitis ist in leichten, meist übersehenen Graden häufig im höhern Alter zu finden. Diese Anfänge deckt die Spaltlampe auf. Meist bestehen in der Nähe des Limbus, von diesem getrennt, Veränderungen wie in Fig. 38 dargestellt. Die eigentliche, in der Hornhaut der Lidspaltenzone liegende Trübung ist in Fig. 41 (84jährige Frau Sp. mit im übrigen gesunden Augen, Oc. 2, Obj. a2) von dem veränderten Limbus durch eine rißartige, wenig getrübte Zone getrennt. Unten ragt eine Gefäßschlinge beträchtlich über das Randschlingennetz hinaus nach der Trübung hin. Die lochähnlichen, mehr durch-

Fig. 38—46. Tafel 4.

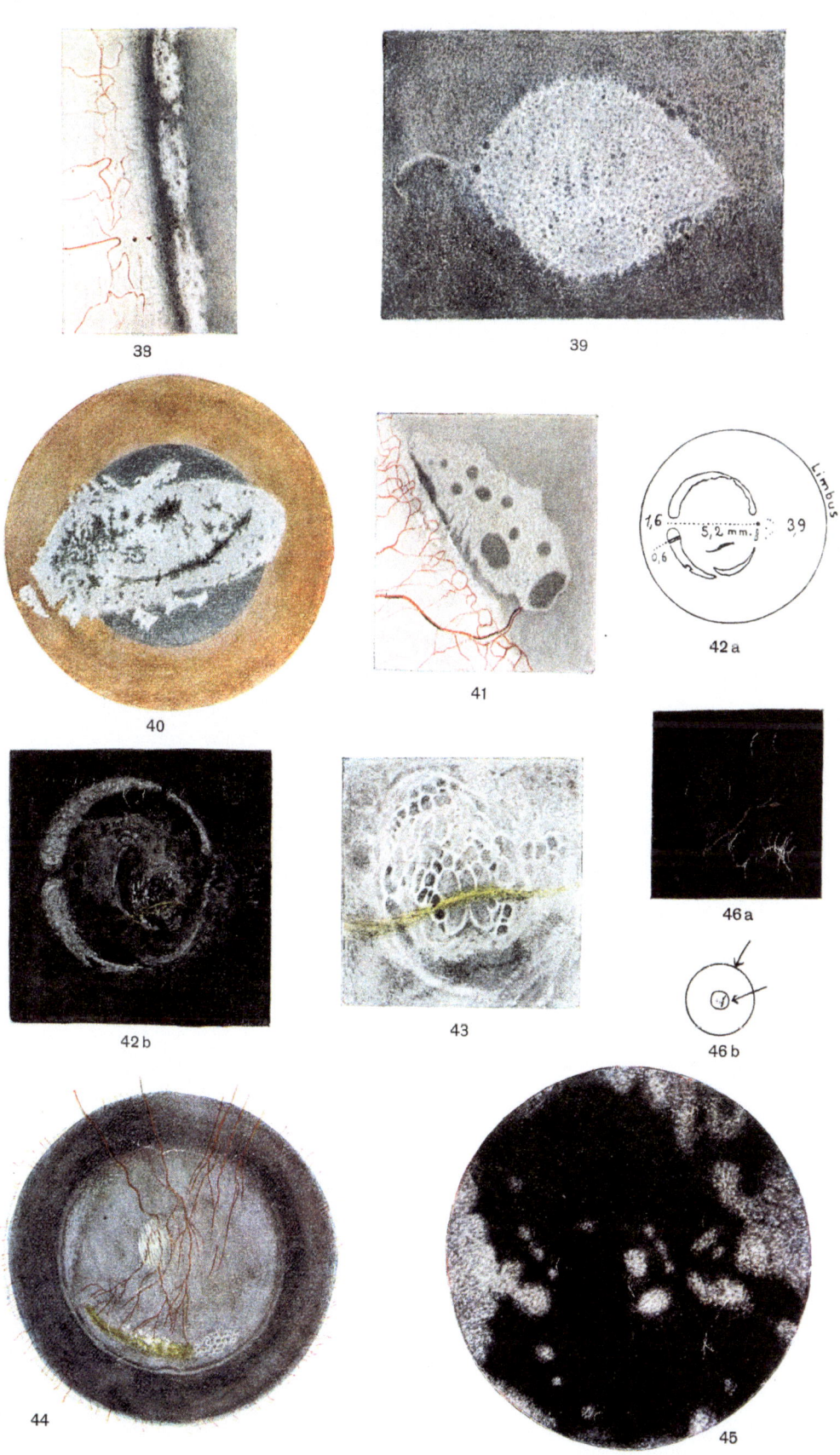

38 39 40 41 42a 42b 43 46a 46b 44 45

Vogt, Atlas. Verlag von Julius Springer, Berlin.

sichtigen Stellen geben der Trübung ein siebartiges Aussehen. — Der gegenüberliegende Limbus zeigte die beginnende Trübung in ähnlicher Weise. — An beiden Augen senile Pigmentzerstreuung in der Vorderkammer, mit entsprechenden Irisveränderungen.

Fig. 42 u. 43. abc bräunlich gelbe Pigmentlinie* und wabenähnliche (cystische?) Veränderung in einer Narbe nach Keratitis disciformis, 48jährige Frau Sch.

(Keratitis vor 5 und 4 Jahren, rechtes Auge, RS = $^1/_{10}$.) Die Narbe ist scheibenförmig, grau marmoriert, mit hellem, grauweißem Rand. Die Maße sind aus der beigegebenen Skizze 42a ersichtlich (Messung bei 10facher Vergrößerung mittelst Ocularmikrometer 2).

Fig. 42b zeigt die Narbe bei ca. 5facher Vergrößerung, Fig. 43 stellt die gelbe Linie und die Umgebung mit ihrer wabenartigen Struktur bei 24facher Vergrößerung dar, fokale Belichtung.

Die Waben selber sind gegeneinander abgeplattet und vielfach 6eckig. Die gelbe oberflächlich liegende Pigmentlinie setzt sich streckenweise noch in die Wände der Waben etwas fort.

Sie liegt in der Lidspaltenzone.

Derartige Wabenbildungen dürfen nicht mit Epithelvacuolen (z. B. Fig. 17) verwechselt werden.

Wir fanden die Wabenzeichnung relativ häufig, sowohl in frischen als auch ältern Narben der Cornea. (Gebilde ähnlicher Art erwähnt Koeppe[139]) und faßt sie als Cysten auf).

Auch die gelbbraune Pigmentlinie, die meist ungefähr in der Lidspaltenzone liegt, ist in alten Hornhautnarben bekanntlich nicht selten.

Fig. 44. Pigmentierung und wabenartige (cystische?) Veränderung einer alten Hornhautnarbe.

Ca. 5fache Vergrößerung. Fokale Belichtung.

Der 58jährige Herr B. machte vor 4 Jahren eine disciforme (?) Keratitis durch. Ähnlich wie im vorigen Falle besteht eine scheibenförmige, fast zentrale Hornhauttrübung. Von oben her starke Vascularisation. In den mittlern Partien eine seidenglänzende vertikale, ziemlich oberflächliche Faserzeichnung (Kristallnadeln?). Darunter eine fast horizontale grünlich gelbe oberflächliche Pigmentlinie und rechts davon, ähnlich wie in der vorigen Abbildung, wabenähnliche Zeichnung.

Fig. 45. Für manche Formen von Herpes zoster ophthalmicus charakteristische Narbenbildung.

In den oberflächlichen Parenchymschichten sieht man disseminierte rundliche wolkige, bisweilen konfluierende flächenhafte Trübungen von ziemlich gleichmäßiger Größe. Außer bei Herpes zoster ophthalmicus habe ich diese Trübungsform nie gesehen. Die vorausgehenden Infiltrate ulzerieren gewöhnlich nicht.

Ca. 5fache Vergrößerung. Fokale Belichtung.

Die 60jährige Frau M. hat vor 6 Monaten einen rechtsseitigen Herpes zoster ophthalmicus mit Beteiligung von Hornhaut und Iris durchgemacht. Das Auge ist heute reizlos.

---

* Über die pathologisch-anatomischen Grundlagen degenerativer Veränderungen in Hornhautnarben vgl. z. B. Greeff[17]).

Fig. 46a u. b. Braungelbe Pigmentlinie in alter Narbe.

Alte diffuse (skrofulöse) Hornhautmacula mit schräger eckig gebogener, endwärts verzweigter 2 mm langer bräunlichgelber Pigmentlinie der Lidspaltenzone bei einem 53jährigen Fräulein G. V. Die Breite der Linie beträgt 0,05—0,07 mm. Oc. 2, Obj. a2, fokale Belichtung (Skizze *b* zeigt die Lage der Linie und ihr Verhältnis zum Corneadurchmesser und zur Pupille).

Fig. 47 u. 48. Die von Stähli[32]) beschriebene Pigmentlinie des Hornhautepithels.

Sie kommt im mittlern und höhern Alter nicht selten vor, auch bei narbenfreier Cornea und in sonst gesunden Augen. Sie ist bald völlig gestreckt, bald mehr wellig. Sie liegt in der Richtung der Lidspalte und zwar bei geradem Blick etwas über dem Unterlidrande.

Bisweilen sahen wir innerhalb der Linie weißliche punktförmige Verdichtungen (Fig. 48—50). Die Linie findet man am leichtesten bei schwacher Vergrößerung und greller Belichtung mit dem bläulichen Licht der Azoprojektionslampe. Im gelblichen Licht der Nernstspaltlampe hebt sie sich weniger leicht ab. Am deutlichsten sah ich sie im Lichte der Mikrobogenspaltlampe.

Stähli identifiziert sie dem Wesen nach mit dem Fleischerschen Keratokonusring. Die Stählische Linie besteht nach ihm aus Pigmentkörnchen wahrscheinlich hämatogener Natur, welche im basalen Epithel sitzen.

Fig. 47 zeigt die Linie im linken Auge eines 53jährigen Arbeiters H. Th. Die kleine Hornhautmacula ist auf einen vor 17 Jahren eingedrungenen und bald darauf entfernten Hornhautfremdkörper zurückzuführen.

Fig. 48 zeigt eine ausgedehntere Pigmentlinie am linken Auge des 54jährigen R. L. Die sanft wellige Linie zeigt stellenweise flache Knickungen und hier und da punktförmige weißlich erscheinende Verdichtungen. Über der Linie eine kleine runde Macula.

Dieser Mann hat seines Wissens niemals eine Verletzung oder eine Erkrankung des linken Auges durchgemacht.

Fig. 49. Die Stählische Linie bei stärkerer Vergrößerung und Verwendung der Mikrobogenspaltlampe.

Viel besser als mit den genannten Hilfsmitteln sah ich die Stählische Linie dann, wenn ich die Nernst- oder Nitralampe durch eine Mikrobogenlampe ersetzte. (Der Ersatz wurde durch die Firma Zeiß, Prof. Henker in verdankenswerter Weise bewerkstelligt.) Das bläuliche intensive Licht dieser letztern läßt die gelbe Linie scharf bis in alle Einzelheiten hervortreten.

Fig. 49 zeigt den temporalen Teil der Linie von Fig. 48 bei genannter Bogenlampenbelichtung und bei Verwendung von Oc. 2, Obj. a3 (37facher Vergrößerung). Die Linie ist an einer Stelle gegabelt, der untere Gabelzweig verliert sich allmählich. Breite der Linie durchschnittlich 0,05 mm. An den meisten Stellen verliert sich die gelbe Farbe unscharf in die Umgebung. Da und dort bestehen zirkumskripte Verdichtungen, die weißgelb erscheinen. Die einzelnen Pünktchen, die die Linien zusammensetzten, sind glänzend.

An verschiedenen Stellen erschien es mir fraglich, ob nicht das Pigment noch in die Bowmansche Membran, bzw. in das oberflächliche Parenchym sich fortsetze. Darüber werden wohl nur anatomische Untersuchungen Aufschluß geben können*.

Die Bogenlampe erhöht natürlich die Deutlichkeit aller Einzelheiten der Cornea enorm. Insbesondere sieht man die Nerven bis in die feinsten Zweige auch bei stärkeren Vergrößerungen. Die Nerven zeigen einen Glanz, der sich aus feinsten Pünktchen zusammensetzt. (In der Figur sieht man zwei Nerven unter der gelben Linie durchziehen.) Auch das Endothel und seine Einzelheiten, das Glaskörpergerüst usw., sind von ungeahnter Deutlichkeit.

Es fragt sich, ob eine so intensive Lichtquelle nicht Schädigungen erzeugt. Bis jetzt habe ich zwar keine solchen beobachtet und verschiedene Kaninchen, bei welchen Herr Assistenzarzt Dr. U. Lüssi eine umschriebene Hornhaut- und Linsenpartie $^3/_4$ Stunden lang kontinuierlich bestrahlte, zeigte keine Veränderungen. Offenbar wird die unsichtbare Strahlung durch die Glasoptik stark abgeschwächt. Dennoch wird man, bis hinreichende Beobachtungen vorliegen, diese Lampe vorläufig nur ausnahmsweise und nur für kurzdauernde Belichtungen verwenden.

Fig. 50. Stählische Linie bei 68facher Linearvergrößerung, Beobachtung mit Mikrobogenspaltlampe.

68jährige Dienstmagd Sch. K. Beidseitige Cataracta senilis. Stählische Linie an beiden Augen in ähnlicher Weise vorhanden.

Die Linie liegt unterhalb Hornhautmitte im Pupillarbereich. Sie ist aus Punkten zusammengesetzt, welche, wie man sieht, sehr verschieden dicht gruppiert sind. Man beachte die Verdichtung in spitz zulaufenden Zonen und im rechten Teil der Figur die charakteristische Knickung. Die Breite der Linie ist, wie man sieht, wechselnd.

Stellenweise scheint im Bereich der Linie eine leichte Gewebstrübung zu bestehen, vielleicht im Bereiche der Bowmanschen Membran oder des oberflächlichsten Parenchyms. Auch die intensiv weißen Stellen sind vielleicht nicht nur durch Pigmenteinlagerung in das Epithel bedingt.

Im rechten Teil der Figur oberhalb und unterhalb der Linie 3 oder 4 kleine unscharfe Parenchymflecken unbekannter Natur. In der Nähe zwei Nerven, von denen der eine verzweigt ist.

Fig. 51 u. 52. Ringförmige traumatische Hornhauttrübung, I. Form.

Diese Trübung wird bei gewöhnlicher fokaler Beleuchtung gewiß oft übersehen. Sie tritt bei Contusio corneae circumscripta auf, besonders bei Explosionsverletzungen.

In dem Falle von Fig. 51 u. 52 handelte es sich um eine Zündkapselverletzung bei einer 34jährigen Frau K. An drei Stellen drangen kleinste Explosionspartikel in die oberflächliche Hornhaut, an einer Stelle (temporal) in den oberflächlichen Limbus (der rote Spritzer rechts oben stellt eine kleine Bindehautblutung dar).

Um jeden Fremdkörper hat sich eine Kreistrübung von ca. 2,5 mm Durchmesser gebildet. Größer ist der Durchmesser für die Limbusverletzung (Radius = 2 mm), doch bemerkt man bei genauerem Zusehen hier noch einen zweiten, kleinen Ring, von ca. 1,5 mm Radius, der zum ersten konzentrisch steht. Die beiden temporalen Ringe sind konfluiert, so daß eine Bisquitform entstand. Die Ringbreite beträgt überall ca. 0,25 mm.

Die Ringe liegen im mittlern Parenchym (während die Fremdkörper ganz oberflächlich sitzen).

---

* Daß die gelbe Linie vergänglich ist, beobachtete ich in einem Falle von Cataractoperation. Nach der in gewohnter Weise vorgenommenen Lappenextraktion war die vorher außerordentlich deutliche Linie (Fig. 50) verschwunden. Nur noch im Mikrobogenlampenlicht war der Ort der frühern Linie zu sehen, und zwar als blaß flaschengrüner, unscharfer Streifen. War hier die Linie mit dem Epithel abgestreift worden?

Das letztere zeigt innerhalb der Ringzone eine Streifenbildung. Diese Streifen erinnern an diejenigen bei Keratokonus. Sie entsprechen offenbar Gewebsspalten einer Lamellenschicht und sind den Bowmanschen Röhrchen vergleichbar. In dem mittlern Ringe sieht man in verschiedenem Niveau liegende, sich kreuzende derartige Streifen.

Fig. 52 zeigt den mittlern Ring bei 10facher Vergrößerung. Ringdurchmesser (Lumen) 2,65 mm, Länge der Fremdkörperpartikellinie 0,5 mm. Diese Linie liegt nicht im Zentrum, sondern ist vom temporalen obern Ringrand 0,8 mm, vom nasalen untern 1,3 mm entfernt. In der Mitte der weißlich glänzende, oberflächlich sitzende größte Fremdkörper.

Im Laufe der auf das Trauma folgenden 14 Tage gingen die Ringbildungen allmählich vollkommen zurück. Die Parenchymstreifen erhielten sich mehrere (über vier) Wochen länger, um dann ebenfalls zu verschwinden. Die feinen Fremdkörper heilten reizlos ein.

Fig. 53 u. 54. Ringförmige traumatische Hornhauttrübung, II. Form.

Der Steinbruchvorarbeiter G. K. erlitt am 7. V. um 2 Uhr p. m. eine Explosionsverletzung. Am 8. V. 10 Uhr a. m. wurden an beiden Augen kleinste Steinpartikelchen im oberflächlichen Parenchym festgestellt. Um jedes Partikelchen eine meist zu ihm konzentrische kreisförmige Ringtrübung des tiefsten Parenchyms, die Descemeti ringförmig vorwölbend. Außerdem waren stellenweise spärliche bräunliche Auflagerungen der Descemeti im Ringbereiche zu sehen. Der Durchmesser der Ringe betrug an der rechten Hornhaut (Fig. a) 0,2, 0,4, 0,5, 0,8, 1,1 mm.

Die größte Trübung (2,5 mm Durchmesser) fand sich am linken Auge (Fig. 54 oben). Hier war eine kreisförmige Trübungsscheibe des tiefsten Parenchyms zu sehen, mit einzelnen Descemetifältchen und hellen und dunklen, sich senkrecht kreuzenden Linien. Der Fremdkörper lag exzentrisch, nach oben, im oberflächlichen Parenchym.

Am folgenden Tage waren die meisten Ringe völlig verschwunden, einzelne noch schwach angedeutet. Die ausgedehnte obere Trübung des linken Auges war noch mehrere Tage erkennbar.

Diese Form II (Fig. 53 und 54) unterscheidet sich von der Form I (Fig. 51) hauptsächlich durch die verschiedene Lage der Trübungsringe, bei Form I im mittlern, bei Form II im tiefsten Parenchym. Bei der letzten Form erscheint die Descemeti dem Ring entsprechend vorgewölbt und die Trübung ist, im Gegensatz zur I. Form, rasch vorübergehender Natur. Die Trübungen waren bei Form II nur bei Spaltlampenuntersuchung zu sehen. In beiden Fällen liegen die (winzigen!) Fremdkörperchen ganz oberflächlich.

In beiden Fällen kommt die Trübung wohl dadurch zustande, daß durch den heftigen, aber zirkumskripten Anprall eine Dellenbildung entsteht, also eine Art kreisförmiger Einknickung. Die Einknickungsstelle pflegt am stärksten zu leiden, daher dort die stärkere Trübung. Warum diese im einen Fall im mittleren, im andern im tiefsten Parenchym sitzt, ist vorläufig nicht zu entscheiden.

Vgl. auch die Beobachtungen von Meller[33], Caspar[34], Pichler[35] über traumatische Ringtrübungen der Hornhaut.

Fig. 55. Eigentümliche farbige Auflagerung der hintern Hornhautwand bei schleichender Kerato-iritis unbekannter Ursache.

Die 56jährige Frau A. H. machte schon vor 10 Jahren und früher schon als Kind eine oberflächliche und tiefgehende beiderseitige chronische Keratitis mit begleitender

Fig. 47—54. Tafel 5.

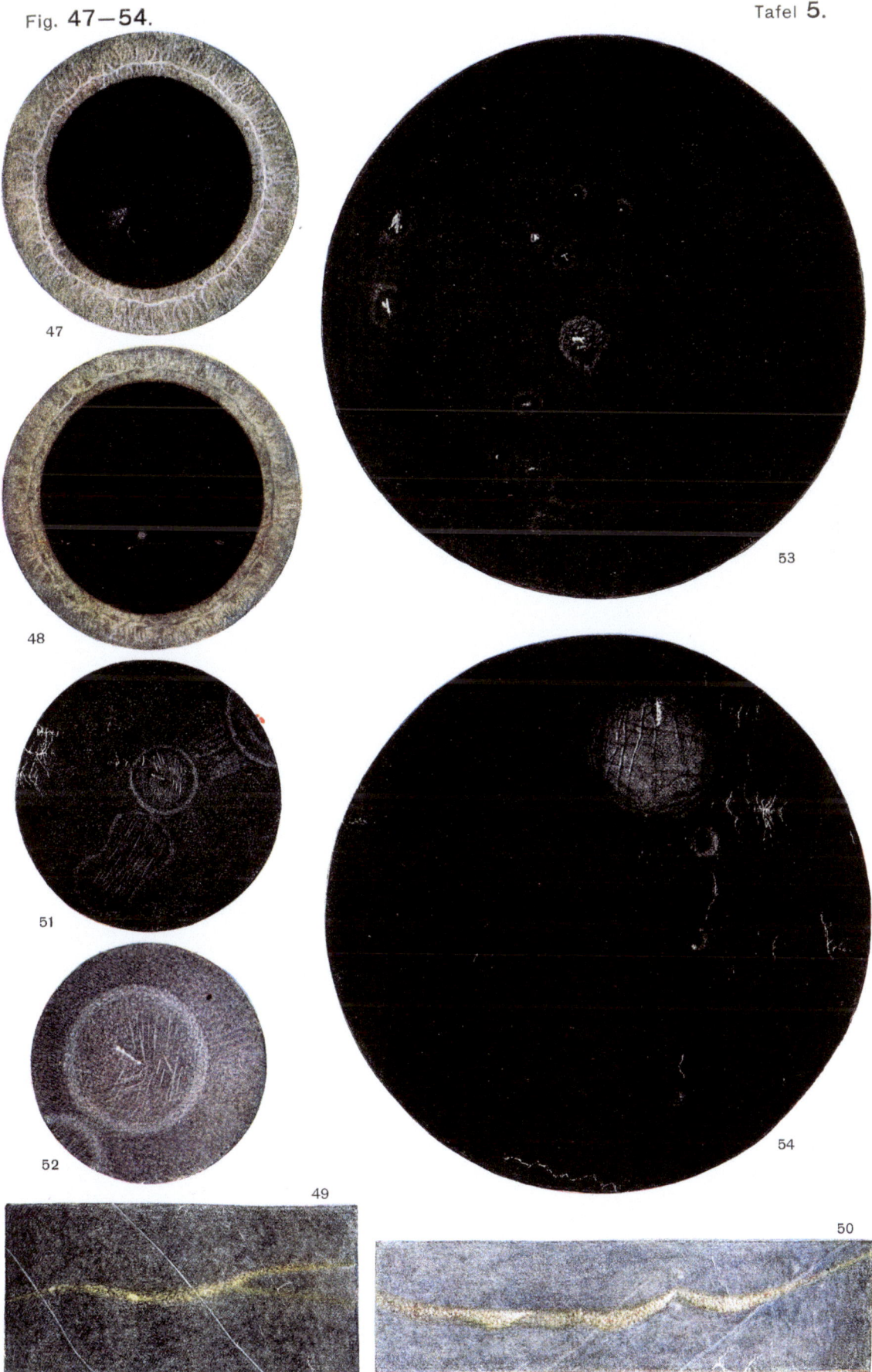

Vogt, Atlas. Verlag von Julius Springer, Berlin.

Iridocyclitis durch. Es bestehen alte parenchymatöse, z. T. vascularisierte Trübungen bei starkem Astigmatismus irreg. Wassermann negativ. Eine Verletzung fand nie statt.

Seit 3 Monaten Rezidiv rechts, mit schleichender Iridocyclitis und vereinzelten tiefen Hornhautinfiltraten und mit Präzipitaten. Im untern Hornhautdrittel eine während mehrerer Monate beobachtete, dann sehr allmählich schwindende farbige engmaschig-netzförmige Auflagerung, deren oberer Teil lebhaft ultramarinblau, deren unterer hellgelb (mit Stich ins grünlichgelbe) ist. Der vertikale Durchmesser der flächenhaften Auflagerung beträgt 1 mm, der horizontale 1,25 mm. Die Auflagerung liegt 2,5 mm über dem untern Hornhautrand. Rechts einige Blutgefäße des tiefen Parenchyms.

Beobachtung im fokalen Licht, Oc. 2, Obj. a2.

Die Abbildung wurde im März 1919 aufgenommen. 3 Monate vorher hatte die Auflagerung eine fast gleiche Form und Ausdehnung gehabt, doch waren die Maschen dichter und unschärfer, die Farben noch lebhafter gewesen. — Offenbar handelt es sich um eine fibrinöse Bildung. Die Entstehung der Farben vermag ich nicht zu erklären.

Fig. 56. Oberflächliche obliterierte Hornhautgefäßreste, 1 Jahr nach Kalkmörtelverletzung der Hornhaut.

Oc. 2, Obj. a2. W. A., Maler, 36jährig. In den oberflächlichsten Parenchymschichten, zahlreiche, durch Epithelabrasio nicht entfernbare weiße Pünktchen, stellenweise auch kleinste Sandpartikelchen, letztere namentlich im Limbus. Daneben in gleicher oberflächlichster Schicht gelegene total obliterierte Gefäßreiser, die sehr gestreckt verlaufen und meist dichotomisch sich verzweigen. Die Gefäßreste führen kein Blut, sind weiß und verlaufen stellenweise fast parallel zum Limbus. Oft beobachtet man zwei Parallelgefäße (Arterie und Vene). Ihre Distanz beträgt im letztern Falle meist ca. 0,06 mm, die Breite der gröbern Gefäße 0,02—0,03 mm.

Fig. 57. Feinste Gefäßreste nach abgelaufener Keratitis parenchymatosa.

Oc. 4, Obj. a2. Fräulein K., 17 Jahre, Keratitis parenchymatosa e lue hereditaria rechts vor einem Jahr RS = 1.

Die sehr gutartig verlaufene Keratitis hinterließ periphere tiefe Gefäßreste, welche im direkten Licht (rechter Teil der Figur) auf den ersten Blick an Nervenfasern erinnern. Sie sind von ähnlicher Dicke, aber etwas weniger gestreckt als Nervenfasern und ohne die typischen Verzweigungen. Auch ist die Farbe mehr weißlich. Sie liegen in den tiefsten Parenchymschichten.

Im durchfallenden Licht (rechter Teil der Figur) erkennt man jedoch die Gefäßreste als solche (während man Nerven im durchfallenden Licht gewöhnlich nicht sieht). Sie erscheinen als dunkle Linien, die meist zu einem Paare geordnet sind. Endwärts kann man meist die Vereinigung zweier Doppellinien zu einer Schlinge wahrnehmen. Die Länge der Gefäße beträgt durchschnittlich 1,5 mm.

Fig. 58. Tiefe Gefäßreste nach Keratitis parenchymatosa tarda.

Vor 7 Jahren machte der jetzt 47jährige Herr E. H. eine mehrere Monate dauernde Keratitis parenchymatosa beider Augen durch, welche nach Form und Verlauf an die kongenitalluetische Keratitis erinnerte. Wassermann heute negativ. Heute sind die Augen reizlos, es bestehen leichte diffuse Trübungen des tiefen Parenchyms. In dichter Nähe der Descemeti sieht man besonders im untern Hornhautabschnitt geradegestreckte Gefäße, meist zu Paaren zusammengeordnet, die dichotomische Verzweigungen zeigen.

Im direkten Licht erkennt man bis zu 0,12 mm, meist nur 0,04—0,08 mm breite grauweiße Bänder, in denen bei durchfallendem Licht ein Gefäßpaar (Arterie und Vene) auftaucht. Die breitern dieser blutführenden Gefäße zeigen zarte Doppelkontur. Oft weichen die beiden Gefäße streckenweise etwas auseinander, um sich dann wieder einander zu nähern.

Der Endothelspiegelbezirk (in der Figur nicht zu sehen) zeigt zahlreiche nach hinten gerichtete Grubenbildungen.

In den folgenden Bildern sind einige z. T. neue Beobachtungen zusammengestellt, die ich bei Keratokonus machte (vgl. auch Figur 29).

Fig. 59 u. 60. Keratokonus. Herr J., 20jährig.

Links ziemlich hochgradiger, rechts eben angedeuteter Keratokonus.

Fig. 59 stellt die Veränderung der „Kegelspitze" des linken Auges bei schwacher (Oc. 2, Obj. a2), Fig. 60 bei stärkerer Vergrößerung im fokalen Lichte dar. Rechts in beiden Figuren die Endothelspiegelbezirke.

Fig. 59 zeigt streifige und streifig-klumpige intensiv weiße Keratokonustrübungen im mittlern und oberflächlichen Parenchym. (Elschnig[122], Strebel und Steiger[38]). Man beachte den oft zackigen Verlauf und die Verzweigungen dieser Trübungen. Hinter ihnen die vertikalen hier tiefliegenden „Keratokonuslinien"*, parallele dichtstehende graue Linien oder Streifen, meist spitz zulaufend, im ganzen vertikal ziehend. Je nach dem Lichteinfall lassen diese Linien eine hellere und eine dunklere Seite erkennen. Sie erinnern an die Linien innerhalb traumatischer Ringtrübung (Fig. 52). Oft kann man sehen, daß zwischen den Linien schräge Querverbindnngen bestehen, etwa so, wie schräge Faserverbindungen beim Auseinanderreißen von gespaltenen Holzscheitern entstehen.

Die Nervenfaserzeichnung ist hochgradig verdeutlicht. An einer Stelle (unten) mündet eine Faser in ein dreieckiges weißes Körperchen. Jenseits dieses Körperchens, das ca. 30 Mikra mißt, ein feinster weißer Punkt, an diesen anschließend eine rückläufige Nervenfaser. (Koeppe sah „Nerveneinscheidungen".)

Die Sensibilität, insbesondere der Kegelspitze, war in diesem Falle stark herabgesetzt (auch die peripheren Partien der Cornea sind weniger empfindlich als am linken, weniger kranken Auge) (Axenfeld[36]).

Das Endothel ist normal.

Als Nebenbefund: Der obere Rand der Schneidezähne dieses Patienten erscheint abgeplattet (wie mit einer Feile glatt abgefeilt), so daß das Dentin zutage liegt. (Ähnliche Beobachtungen an den Schneidezähnen machte ich in mehreren Fällen von Keratokonus. In andern fehlte dieses Symptom.)

Fig. 61. Keratokonus. Frau G., 38jährig.

Fokale Beleuchtung. Fig. 61 zeigt die Veränderungen der Kegelspitze bei mittlerer Vergrößerung. Die weißen Trübungen des oberflächlichen und mittlern Parenchyms sind ausgedehnter und unschärfer begrenzt als im vorigen Falle. An einer Stelle besteht eine besonders starke Verdichtung. Die Keratokonuslinien sind spärlicher und liegen tief.

---

* Diese Keratokonuslinien wurden von anderer Seite[37] irrtümlicherweise als Fältchen der Descemeti bezeichnet. Auch wir hatten ursprünglich solche vermutet. Doch lehrte uns die genaue Beobachtung einer größern Zahl von Fällen, daß Falten nicht vorliegen[28]). Die Linien können die verschiedenste Richtung aufweisen und in verschiedenster Tiefe des Perenchyms liegen. Wir bezeichnen diese Gebilde auch in den nachfolgenden Fällen als „Keratokonuslinien", im Gegensatz zu den „Keratokonustrübungen".

Fig. 55—62. Tafel 6.

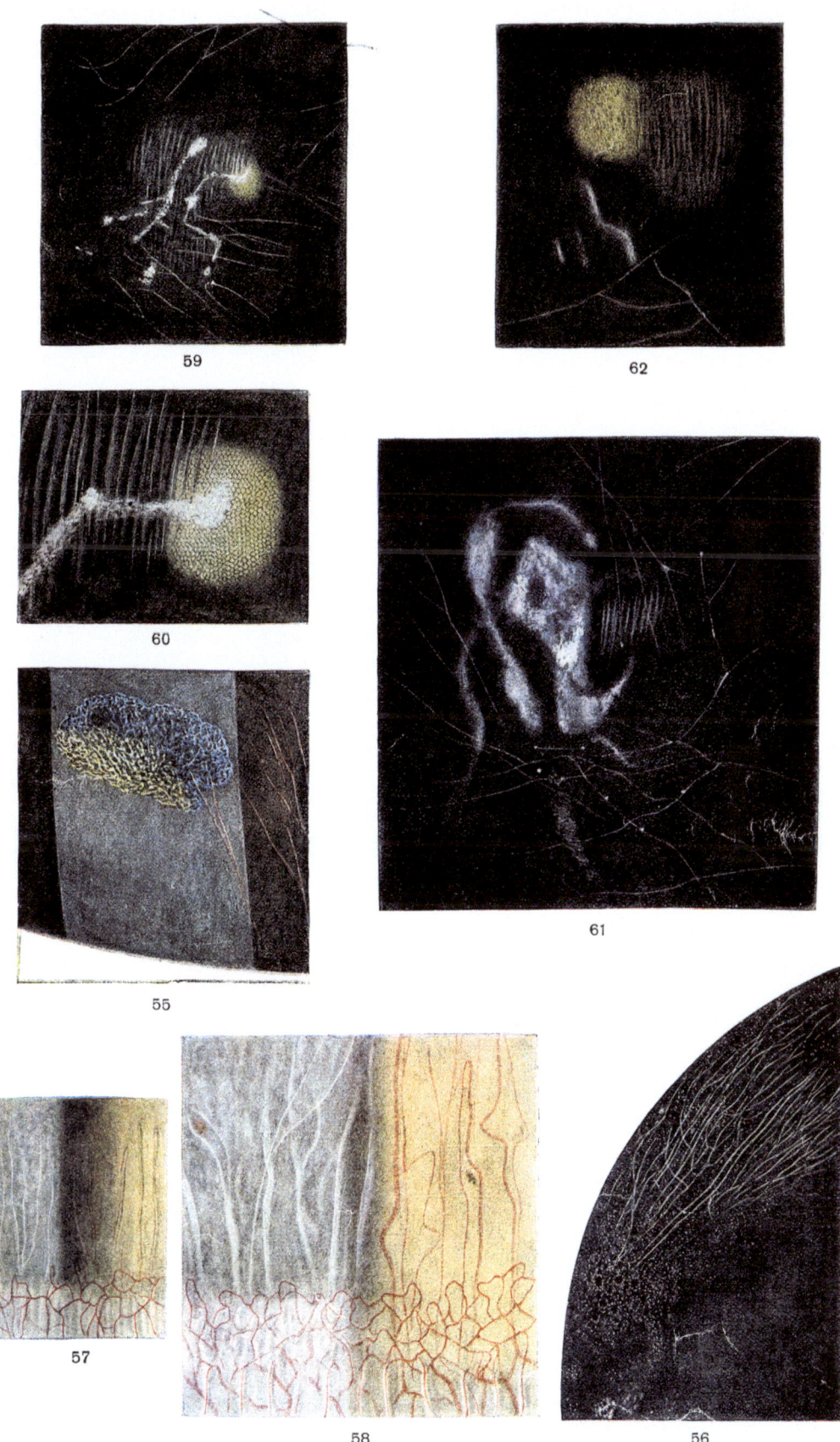

Vogt, Atlas. Verlag von Julius Springer, Berlin.

Die Nervenfaserzeichnung ist verdeutlicht und es sind sehr zahlreiche unregelmäßige, oft eckige Körperchen[38]) zu sehen, die bald endwärts, bald im Verlaufe der Faser liegen*. Manchmal scheint eine Nervenfaser eine Strecke weit in weiße Pünktchen zu zerfallen. An einer Stelle (rechts oben) sitzt eine Verdichtung im Winkel einer Gabelung. (Die Sensibilität der Kegelspitze ist stark vermindert.)

Nach unten sieht man perlschnurartig aneinandergereiht eine Anzahl rundlicher Parenchymtrübungen, welche eine feine Querstreifung zeigen. Dicht oberhalb dieser Trübungsreihe scheint sich eine Nervenfaser auf ihrem Verlauf eine Strecke weit aufzusplittern.

Fig. 62. Keratokonus. Herr Dr. J. G., 26jährig.

Rechte Kegelspitze, fokale Beleuchtung. (Keratokonus rechts stark, links schwach entwickelt.) RS = 0,1 (— cyl. 12,0), LS = 0,5 (— cyl. 3,0). Keratokonuslinien hauptsächlich vertikal, im tiefen Parenchym. Endothelzeichnung etwas unscharf, z. T. amorph. Nach unten drei noch schwache, fast geradlinige Trübungen, die eine davon zickzackförmig.

Nervenfaserzeichnung deutlicher als normal. Rechts unten ein Nervenfaserzweig mit abnormen Verdickungen und Verdichtungen. (Es sind nicht alle sichtbaren Nervenfasern gezeichnet.) Sensibilität der Kegelspitze vermindert.

Fig. 63 u. 64. Keratokonus des rechten (63) und des linken (64) Auges des 20jährigen außergewöhnlich hochgewachsenen anämischen K.

Der Keratokonus soll erst seit einem Jahre bestehen. RS = $^1/_{10}$, LS = $^1/_{10}$. Beobachtung im fokalen Licht. Keratokonus beiderseits sehr hochgradig.

Die Nervenfaserzeichnung, die ganz besonders deutlich war, ist weggelassen (nur in Figur 64 sind einige Fasern gezeichnet).

Die Keratokonustrübungen der Kuppe sind sehr intensiv, konfluent, so daß ein kompakter Trübungskomplex zustande gekommen ist. Stellenweise sind diese Trübungen besonders dicht und streifig. Innerhalb, vor und hinter denselben beobachtet man in großer Zahl und in wechselnder Tiefe die Keratokonuslinien. Oft kreuzen sie sich (Gitterung), wobei die sich kreuzenden Linien verschiedenes Niveau einnehmen. Manchmal sitzen die Linien vor, manchmal hinter den Keratokonustrübungen bzw. Nerven. Links sind die Linien nach oben flammig und gebogen. (Im allgemeinen verlaufen die Linien vertikal, oft aber auch schräg und wagerecht. Einen vertikalen Verlauf fand ich besonders dort, wo starker inverser Astigmatismus vorhanden war.)

Die rechte Cornea zeigt (anfänglich nur nasal) einen breiten Descemetiriß (in der Fig. 63 gezeichnet, wobei jedoch zu bemerken ist, daß seine Ränder nur im indirekten Licht deutlich erscheinen, während die übrige Partie im direkten Licht dargestellt ist. Vgl. auch noch Fig. 66). Der obere Rißrand ist aufgerollt, weshalb in demselben (im durchfallenden Licht) 2 Reflexlinien zu sehen sind. Distanz der Rißränder an breitester Stelle ca. 0,5 mm. Distanz der durch die Aufrollung bedingten Doppellinien ca. 0,04 mm. Die Doppellinie setzt sich im Bereich der Trübung in perlschnurartig aneinandergereihten glänzenden Flecken innerhalb runder dunkler Stellen fort, deren Natur unklar ist.

---

* Weiße „Körperchen" von regelmäßiger Form fand ich gelegentlich auch in normalen Hornhäuten, besonders älterer Personen. Manchmal standen sie mit einem Nervenzweig in Zusammenhang, so daß die Strebel-Steigerschen Befunde nicht unbedingt als pathognomisch zu gelten haben.

Erst 3 Wochen später wurde auch temporal ein Riß entdeckt von ähnlichem Verlauf.

Mit diesen Rissen in Zusammenhang steht eine erhebliche Verdickung der Keratokonusspitze in sagittaler Richtung, die sich unschwer mit dem Spaltlampenbüschel nachweisen läßt. Sie ist offenbar durch Imbibition des Parenchyms mit Kammerwasser bedingt. Die Blutuntersuchung dieses Falles (Beobachtung in der medizinischen Klinik von Prof. R. Staehelin, Dozent Dr. Löffler) ergibt nichts besonderes. Schneidezähne endwärts wie.abgefeilt.

Der geschilderte Descemetiriß kann wohl nur durch den Keratokonus hervorgerufen sein. Denn Hydrophthalmus liegt nicht vor und ein Geburtstrauma erscheint nach der Anamnese ausgeschlossen. Auch weist die Form des Risses — die breite Stelle ist nach der Kegelspitze gerichtet — auf die Entstehung durch die beim Keratokonus stattfindende Dehnung hin. Dazu kommt die sagittale Verdickung der rechten Spitze, welche am linken Auge fehlt.

Die Descemetirisse bei Keratokonus wurden zum erstenmal von Axenfeld[39]) beobachtet, der auch die Parenchymverdickung der Kegelspitze als Folge des Risses feststellte. (Vgl. auch Uthoff)[124]).

Fig. 65. Im durchfallenden Licht sichtbare Nervenfasern im Keratokonusfalle der Fig. 63 (temporal unten).

Die starke Ausprägung der Nervenfaserzeichnung äußert sich im vorliegenden Falle auch im durchfallenden Licht. Die Fasern treten als Streifen zutage, indem sie, bzw. ihre nächste Umgebung, das Licht abzulenken vermögen. Die dem Licht zugewendete Seite des Streifens erscheint dunkel, die abgewendete hell.

Daß diese Streifen den Nervenfasern entsprechen, erkennt man dadurch, daß man dieselben abwechselnd im direkten und indirekten Licht betrachtet.

Fig. 66. Der nasale und temporale Descemetiriß des Keratokonusfalles K. (Fig. 63).

Oc. 2, Obj. a2. Durchfallendes Licht. Feine Endothelbetauung in weiter Umgebung der Risse. Während vor 3 Monaten nur der obere Rißrand doppelt konturiert war, ist es heute auch der untere. Der nasale Riß ist beobachtet bei temporaler, der temporale bei nasaler Lampenstellung.

Fig. 67. Der hintere Spiegelbezirk im Bereich des Endes des (temporalen) Descemetirisses der vorigen Figur.

Oc. 2, Obj. a3. Der Endothelspiegel ist im Bereiche des Risses unterbrochen. Das die Lücke bildende Endstück läuft je nach Verhältnis von Beobachter- und Einfallswinkel (vgl. Seite 23) bald mehr stumpf, bald mehr spitz aus. Paraxial sieht man eine Doppelreflexlinie, die man nicht unbeträchtlich wandern lassen kann, und die auf die Unebenheit der Hornhauthinterfläche innerhalb des Risses hinweist.

Im Spiegelbezirk kommt die Unebenheit der Hornhauthinterfläche im Bereiche des Risses zum Ausdruck.

Fig. 68. Megalocornea mit Descemetirissen (Axenfeld)[39]) der rechten untern Hornhauthälfte des 16jährigen W. M.

(Das linke Auge ging in der frühen Jugend an Hydrophthalmus [?] zugrunde.) Fokale Beleuchtung, Oc. 2, Obj. F.55. Horizontaler Hornhautdurchmesser 13 mm. Größte Distanz der Rißlinien 0,8 mm, mittlere Distanz 0,6—0,7 mm. Breite des (doppeltkonturierten) Randes ca. 0,04 mm. Die Hauptverlaufsrichtung ist konzentrisch zum Limbus.

Fig. 63—73. Tafel 7.

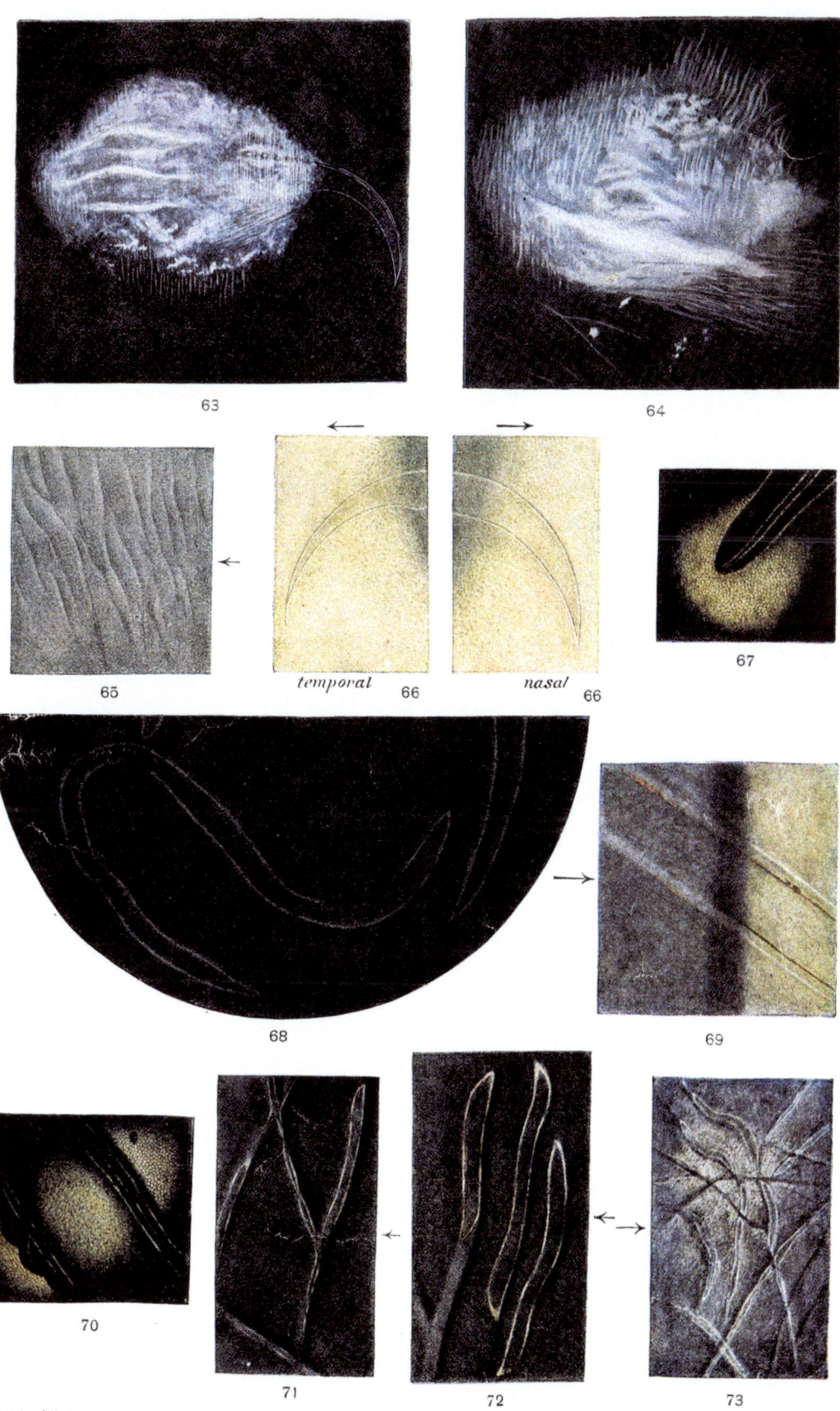

Vogt, Atlas. Verlag von Julius Springer, Berlin.

Derartige Risse liegen bekanntlich den Haabschen Bändertrübungen bei Hydrophthalmus regelmäßig zugrunde[40] [41]). Später pflegen sich die Trübungen aufzuhellen, die Risse bleiben sichtbar (vgl. auch die anatomischen Untersuchungen von Reis, Seefelder, Stähli u. a.).

Fig. 69. Eine Partie des Descemetirisses der vorigen Figur bei etwas stärkerer Vergrößerung.

(Oc. 2, Obj. a2) im direkten (links) und im durchfallenden Licht (rechts) beobachtet.

Die Doppelkontur ist im durchfallenden Licht wesentlich deutlicher (rechts im Bild). Sie rührt von der Aufrollung des Rißrandes her. Bei der gewählten Beobachterrichtung erscheinen die äußern der Doppellinien hell, die innern dunkel. Aufgelagertes Pigment erscheint schwarz.

Umgekehrt im direkten Licht (links im Bild). Hier sind die Doppellinien nicht oder kaum zu sehen. Dafür erscheint der zwischen ihnen gelegene Gewebsstreifen **hell auf dunklerem Grunde** und das auf den Rißrand aufgelagerte Pigment erscheint in seiner natürlichen rötlichen Farbe.

Fig. 70. Hinterer Spiegelbezirk im Bereich des Descemetirisses der Fig. 68.

Es ist eine in der Nähe des temporalen untern Limbus gelegene Strecke abgebildet. Oc. 2, Obj. a3. Im Bereich der Rißränder bestehen, je nach Verhältnis von Beobachter- und Einfallswinkel, zwei oder drei Reflexlinien, der Aufrollungsstrecke angehörend. Die Reflexlinien sind vom Endothelbezirk durch eine dunkle Zone abgegrenzt, welche rechts gleichmäßige Breite zeigt, temporal dagegen durch wellige Ausbuchtungen gekennzeichnet ist. Diese Ausbuchtung braucht nicht etwa einem Endotheldefekt zu entsprechen, sondern sie kann durch eine Unebenheit bedingt sein. Rechts oben im Endothelbezirk eine lokale nach hinten gerichtete Grubenbildung die als runde Lücke imponiert.

Während das Endothel außerhalb des Risses normale Beschaffenheit zeigt, weist der zwischen den beiden Rißrändern gelegene Bezirk ziemlich amorphe Zeichnung und deutliches **Farbenschillern** auf.

Auch hier kommt, wie in Fig. 67, die durch den Riß bedingte Unebenheit der Hornhauthinterfläche im Spiegelbezirk zum Ausdruck.

Fig. 71—82. Reflexlinien von Descemetifalten (vgl.[28])).

Über die Entstehung dieser Reflexlinien vgl. Seite 23, sowie auch den Text zu den nachfolgenden Abbildungen. Die Natur der tiefen Hornhautstreifen als Descemetifalten hat wohl als erster Albrecht von Graefe[129] erkannt. Über den experimentellen Nachweis (Heß) und die weitere Literatur vgl. Verf.[28]).

Fig. 71 u. 72. Descemetifalten bei der vor 7 Tagen staroperierten Frau M. B., 66 Jahre.

Derartige Falten findet man bei Staroperierten kurz nach der Extraktion regelmäßig. Sie stehen senkrecht zur Wunde und gehören jenen grauen Streifen an, die man schon lange unter dem Namen „streifenförmige Hornhauttrübung"[42] [43] (früher Keratitis striata genannt) kannte. Die charakteristischen Reflexlinien sind von den bisherigen Beobachtern noch nicht gesehen worden. (Vgl. jedoch eine Beobachtung von Dimmer[44].)

Derartige Reflexdoppellinien sind nach unsern Untersuchungen für Falten der Descemeti bezeichnend. Die Linien selber zeigen das Hornhautendothel, doch ist dies fast stets amorph. Es sind regelmäßig zwei Linien zu einem Paar geordnet.

Die eine dieser Linien entspricht dem Konvex- die andere dem Konkavzylinderspiegel der betreffenden Falte. Endwärts konvergieren die Linien und vereinigen sich. Je nach Krümmungsradius der reflektierenden Faltenstelle und je nach Einfalls- und Beobachterwinkel erscheinen die Linien schmaler oder breiter, flächenhafter. Oft bestehen stellenweise Einschnürungen eines Paares (Fig. 71, 73), indem sich die beiden Linien streckenweise nähern, ja es können Unterbrechungen auftreten, die wir aber durch entsprechende Änderung der genannten Winkel wieder aufheben können.

Zum Studium der Entstehung dieser Reflexlinien eignet sich die frische Leichencornea von Mensch, Schwein, Kalb usw. (vgl. Fig. 83—90).

Auch an Modellen aus gerilltem, schwarzem oder lackiertem Glas, aus Plasticin, das mit Kollodium überstrichen wird, aus schwarzem Glanzpapier usw. läßt sich die Genese dieser Linien bequem studieren. Sie entstehen immer am Abhang einer Falte und geben somit nicht etwa die Breite der letztern wieder!

Am menschlichen Auge beobachten wir solche Reflexlinien gefalteter Grenzflächen nicht nur an der hintern Cornealwand, sondern auch an der Bowmanschen Membran, der Konjunktivaloberfläche, der Linsenkapsel (bei Nachstar oder schrumpfendem Star)[28]), an der Grenze zwischen Netzhaut und Glaskörper (z. B. durch Faltung der oberflächlichen Netzhautpartien usw.).

An der Hornhaut sind die Linien von diagnostischer Wichtigkeit. Sie zeigen Faltungen der Hornhauthinterfläche an bei Perforationen traumatischer und nicht traumatischer Art (Fig. 71—82), bei Narbenzug auf die Descemeti usw. Bei allen Formen von Keratitis parenchymatosa sind sie ein fast regelmäßiger Befund (z. B. bei Keratitis disciformis), während sie bei oberflächlicher Keratitis nur selten vorkommen.

Bei unscharfer Belichtung sind die Reflexlinien oft nicht deutlich zu sehen, die Falte gibt sich dann nur als grauer Streifen zu erkennen, was zu der frühern Bezeichnung „Keratitis striata" Anlaß gab.

Die Distanz der Faltenlinien kann nach den von uns abgeleiteten Regeln beliebig dadurch variiert werden, daß wir den Einfalls- oder Beobachtungswinkel, bzw. beide zugleich ändern. Den Beobachtungswinkel können wir am Binocularmikroskop sehr bequem dadurch größer oder kleiner machen, daß wir die Linien abwechselnd bald durch das rechte, bald durch das linke Mikroskop betrachten. Wir erkennen dann ohne weiteres den Distanzwechsel, bzw. das Auftreten und Verschwinden der Linien, womit die Abhängigkeit von dem Beobachterwinkel demonstriert ist.

Über die Verbreiterung der Reflexdoppellinien, die Ursache ihrer Convergenz, über Segmentierung und Beziehung derselben zu den Schattenlinien vgl. die Untersuchung des Verfassers[28]).

Fig. 73. Unregelmäßige Descemetifaltung nach Lappenextraktion. Fräulein E. D., 70 Jahre.

Extraktion einer Cataracta senilis vor 10 Tagen, Oc. 2, Obj. a2. Neben regelmäßigen Falten findet sich an einer Stelle des temporalen Abschnittes ein wirtelartiges Zentrum senkrechter, querer und schräg gerichteter Falten. Im Hauptkreuzungspunkte ist der hintere Spiegelbezirk zu sehen, welcher das Bild des amorphen Endothels erkennen läßt (gelb). Einzelne Falten zeigen segmentierte Reflexlinien, letztere z. T. isoliert. Im Bereiche des Spiegelbezirks werden zwei vertikale Falten von einer horizontalen „Schattenlinie" (s. u.) durchschnitten.

Fig. 74. Unregelmäßige Descemetifalten und oberflächliche Hornhautfalten neben ausgedehnter perforierender Hornhautwunde.

Oc. 4, Obj. a2. Der 62jährige Landwirt J. B. erlitt vor 8 Tagen einen ausgedehnten Riß der rechten Cornea durch Kuhhornstoß. Fig. 74 zeigt einen Teil des untern äußern Hornhautabschnittes. Die gestreckte weiße Doppellinie entspricht einer linearen Einknickung der Hornhautvorderfläche. Die Hornhauthinterfläche ist in unregelmäßig gebogene Falten gelegt, deren Hauptrichtung der erwähnten Knickung parallel ist. Man beachte auch hier wieder den (nicht immer leicht zu sehenden) Schattenstreifen neben der Doppelreflexlinie. Die anatomische Untersuchung bestätigte die Falten.

Fig. 75. Parallele dichte Descemetifalten nach ausgedehnter Hornhautperforation bei dem 10jährigen Knaben F.

Oc. 4, Obj. a2. Ausgedehnter Hornhautriß mit Irisprolaps durch Steinverletzung vor 14 Tagen. Vorderkammer teilweise aufgehoben. Die anscheinend durch Zusammenschiebung bedingten Falten schließen dicht aneinander. Rechts schiebt sich ein Faltentypus anderer Richtung ein. Die Faltenoberfläche ist teilweise matt, die Reflexlinien treten nicht stark hervor. Der Spiegelbezirk (gelb) zeigt amorphe Körnung.

Fig. 76. Etwas verwaschene Descemetifalten durch Narbenzug bei dem 38jährigen H. V.

Perforation im nasalen Limbus. Oc. 2, Obj. a 2, fokale Belichtung.

Verletzung 5 Monate vor Aufnahme der Abbildung. Aus der Breite der (gelblichen) Reflexstreifen ist ersichtlich, daß es sich um flache Falten handelt.

Kreuz und quer durchzieht die tiefste Hornhautpartie ein Gitterwerk dunkler Linien („Schattenlinien"), wie sie bei Besprechung von Fig. 79 erwähnt und geschildert werden. Man beachte, daß diese dunklen Linien die Reflexlinien gelegentlich gleich Tintenstrichen durchschneiden, d. h. scharf unterbrechen, wodurch bewiesen ist, daß die Schattenlinien derselben optischen Fläche angehören wie die Reflexlinien. Man vergleiche in dieser Richtung auch die Fig. 73 und 80 und die Mikrophotographien Fig. 84—89.

Es sind somit in diesem Falle kreuz und quer gerichtete Descemetifalten vorhanden, von denen aber nur einzelne bei der angewendeten Beleuchtungs- und Beobachterrichtung Reflexlinien zeigen.

Fig. 77 u. 78. Matte Descemetifalten.

Ist die Hornhaut im Bereich der Descemeti trüb (z. B. bisweilen bei und nach schwerer Keratitis parenchymatosa oder bei diffusen iridocyclitischen Auflagerungen der hintern Hornhautwand), so ist keine Spiegelung mehr möglich und auch der Endothelspiegelbezirk ist nicht mehr darstellbar. Jede Falte zeigt dann eine belichtete (helle) und eine unbelichtete (dunkle) Partie. Die helle Partie reflektiert diffuses Licht. (Will man matte und spiegelnde Falten dem Lichteffekte nach vergleichen, so kann man dazu die Falten von mattem Papier, z. B. Fließpapier und von Glanzpapier verwenden.)

Der 15jährige Knabe E. Sch. machte vor 5 und 4 Jahren beiderseits Keratitis parenchymatosa e lue hereditaria durch. Die tiefste Hornhautschicht ist beiderseits gleichmäßig trüb und in reichliche parallele vertikale, leicht gebogene flache Falten gelegt*.

---

* Vgl. auch die Beobachtungen von Dimmer[44]).

Fig. 77 stellt die linke Hornhaut bei schwacher Vergrößerung dar. Auf der Hornhauthinterfläche sitzt auf der ziemlich trüben Descemeti braunes Pigment in großer Menge.

Die Reflexdoppellinien sind mehrfach angedeutet. Dicht vor den Falten ziehen in dazu rechtem Winkel gestreckte Gefäße, welche in gleichmäßiger Tiefe im hintersten Parenchym liegen, hier und da dichotomisch sich verzweigend. Die Distanz der hellen Faltenrücken voneinander schwankt zwischen 0,05 und 0,1 mm. Die Täler sind offenbar relativ flach. Sie erscheinen mindestens doppelt so breit als die Firsten. Die Gefäße haben eine Breite von ca. 20 mm.

Fig. 78 zeigt die Falten des rechten Auges bei stärkerer (24facher) Vergrößerung (Oc. 2, Obj. a2). Die Falten sind vielleicht zufolge Rückgang der bei Keratitis parenchymatosa oft hochgradigen Hornhautschwellung aufgetreten und den Runzeln eines Apfels vergleichbar. — Zufolge der Hornhautmaculae beträgt die Sehschärfe rechts nur 6/24, links 6/36 (ohne Glas). Kein nennenswerter vorderer Astigmatismus.

Fig. 79. Endothelspiegelbezirk und dunkle Descemetilinien (Schattenlinien) 10 Tage nach Linearextraction einer Cataracta traumatica bei dem 25jährigen Z.

Oc. 4, Obj. a2., fokale Belichtung.

Das Endothel (gelb) erscheint amorph körnig, der Spiegelbezirk und auch seine Umgebung sind kreuz und quer von den in Fig. 73 und Fig. 76 abgebildeten Schattenlinien durchzogen. An den Linienrändern schneidet der Endothelbezirk scharf ab, ein Beweis, daß die Linien durch eine offenbar durch Faltung entstandene Unterbrechung der Spiegelung zustande kommen. Nur über eine besonders schwache Linie kann man das Endothel stellenweise noch hinweg verfolgen. Hier ist offenbar die Abbiegung der Membran nicht stark genug, um bei dem betreffenden Einfalls- und Beobachterwinkel die Stelle dunkel erscheinen zu lassen. Links, außerhalb des Spiegelbezirks sieht man eine Schattenlinie auf einer Seite leicht hell gerandet. Dieser Rand beweist ebenfalls eine Krümmungsänderung.

Bei stärkerer Ausprägung und geeigneter Einfalls- und Beobachterrichtung zeigt sich neben dunklen Linien ein paralleles Paar von Reflexlinien (vgl. Fig. 72).

Mit andern Worten: die Schattenlinie entspricht dem nicht (in unser Auge) reflektierenden, oder aber nicht belichteten Teil der Falte, umgekehrt entsprechen die Reflexdoppellinien dem reflektierenden Konvex- und Konkavzylinderspiegel der Falte[28]).

Fig. 80. Unregelmäßige Descemetifalten in einer Narbe der hintern Hornhautwand.

Oc. 4. Obj. a2. Der 59jährige Herr S. M. wurde vor 5 Jahren links präparatorisch iridektomiert, wobei der Operateur beim Zurückziehen der Lanzenspitze die hintere Cornealwand verletzte. Es entstand eine hintere Parenchymtrübung, welche heute im indirekten Licht Pigmentstaub und Betauung zeigt. Von dieser Narbe aus strahlen nach verschiedenen Richtungen unregelmäßige Descemetifalten, die in Fig. 80 wiedergegebenen Reflexlinien zeigend. Nach unten ein ausgedehnter Spiegelbezirk (gelb) mit unscharfen Endothelgrenzen. Oben geht der Rand einer Reflexlinie in einen flächenhaften Endothelspiegelbezirk über. Die eigentliche Narbe ist derart dicht und weiß, daß hier die Reflexion der Corneahinterfläche nicht zur Geltung kommt. Am untern Rand dieser Narbe etwas Pigment (braun).

Fig. 81. Gleichzeitige Faltung von Descemetscher und Bowmanscher Membran. Sprengschußverletzung links vor zwei Jahren bei dem 24jährigen H.

Schwache Vergrößerung. Auge reizlos, Tension leicht vermindert. Die weißen umschriebenen Flecken bezeichnen Steinsplitterchen im oberflächlichen Cornea-

Fig. 74–83. Tafel 8.

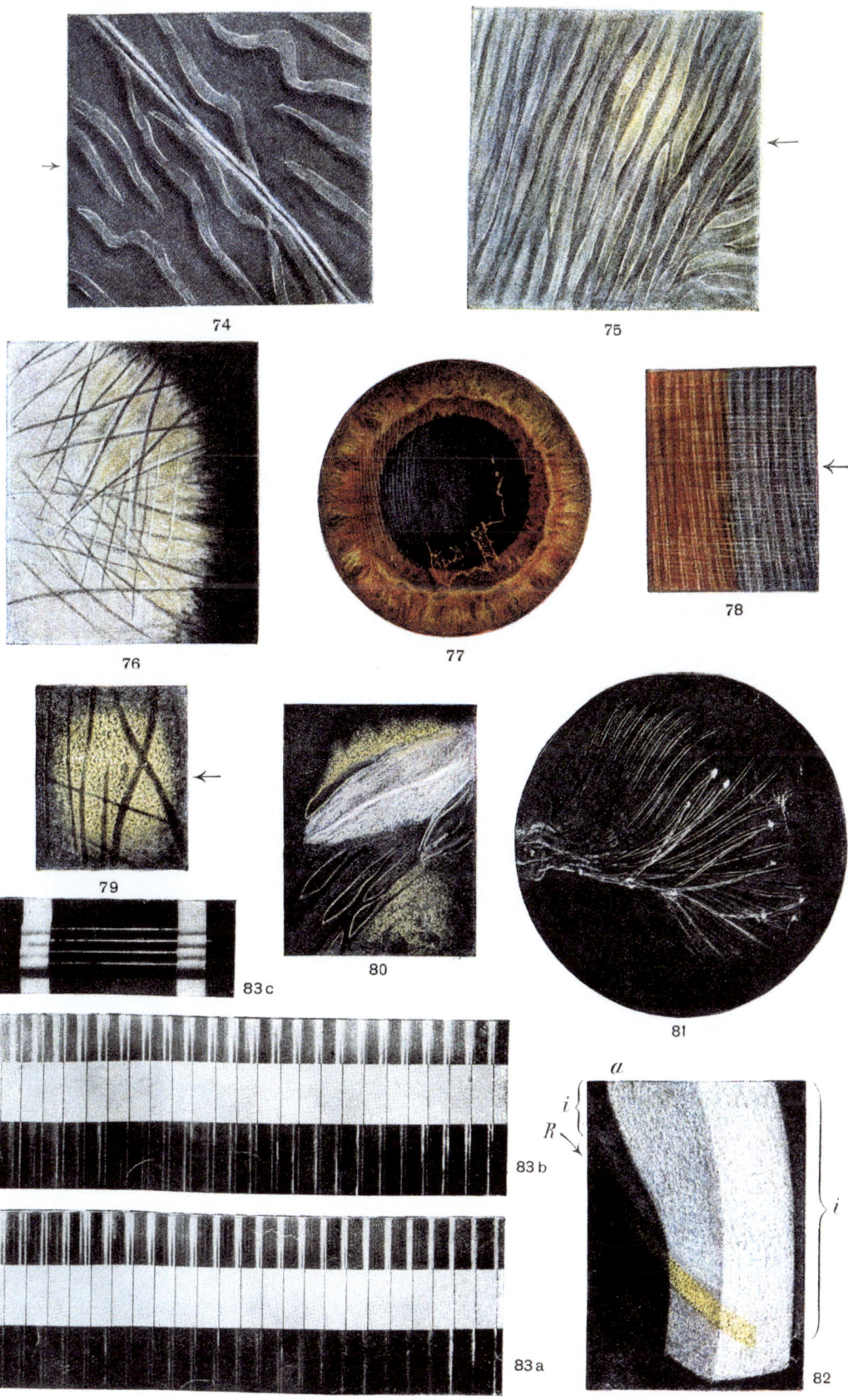

Vogt, Atlas. Verlag von Julius Springer, Berlin.

parenchym. Dichte Perforationsnarbe im nasalen Limbus (in der Figur links). Oberhalb dieser Narbe eine ausgedehnte Vorbauchung der Iris (Iriscyste?). Die Falten der Bowmanschen Membran zeigen nur unscharfe Reflexlinien, z. T. stellen sie einfache Trübungsstreifen dar. In der Abbildung sind es die weiß gehaltenen Linien, welche die Steinsplitter verbinden. Stellenweise sieht man aber auch hier die Doppelreflexlinien scharf.

Elegantere Formen weisen die Linien der Descemetifalten auf, die offenbar als Traktionsfalten, bedingt durch Narbenzug, aufzufassen sind. Im Gegensatz zu den Falten nach Starextraktion, die meist mit einer leichten Trübung des Gewebes kombiniert sind (vgl. Text zu Fig. 71 und 72), ist hier das letztere im Bereiche der Falten klar.

Fig. 82. Schematische Darstellung des Ringreflexes der Hornhauthinterfläche bei Keratitis disciformis.

Am frischen Säugetierauge konnte ich diesen Ringreflex dadurch zur Darstellung bringen, daß ich mittelst feiner Nadel in das tiefe Hornhautparenchym Wasser einspritzte.

Dadurch entsteht nicht nur eine Trübung, sondern auch eine bauchige Prominenz des Parenchyms in die Vorderkammer, und man erkennt diese Vorwölbung (Fig. 82) ohne weiteres, wenn man mittelst Spaltlampe durchleuchtet. Diese Prominenz ist von einem Ringreflex R umgeben, der durch den Ringspiegel erzeugt wird, der an der Peripherie der Vorwölbung zustande kommt. Da dieser Spiegel nach vorn konvex ist, liegt der Ringreflex hinter ihm in der Tiefe der Vorderkammer. Er zeigt bei Einstellung des Spiegelbezirks das Endothel.

Am schönsten brachte ich den Ringreflex zur Darstellung, wenn ich in die lebende Kaninchenhornhaut Wasser an zirkumskripter Stelle einspritzte. Es entstand eine Vorbuchtung, bald mehr nach vorn, bald mehr nach hinten. Zirkulär um die Vorbuchtung (Fig. 82) sieht man in der Richtung der Zone diffuser Belichtung prächtig den bronzeglänzenden Ringreflex, der in der Vorderkammer schwebt. Stellt man auf den erzeugenden Spiegelbezirk (also die Peripherie des Buckels) ein, so erkennt man das Endothel mit seinen sechseckigen Grenzen, i, i' die mit Wasser injizierte Partie.

Ganz ähnliche und gleiche Ringreflexe beobachtete ich um umschriebene parenchymatöse Keratitiden. Diese (z. B. Keratitis disciformis) erzeugen regelmäßig eine mit der Spaltlampe nachweisbare Verdickung der Cornea nach der Vorderkammer, um welche herum der Ringreflex schwebt.

Die Spaltlampe stellt ein treffliches Mittel dar, um zirkumskripte und diffuse Verdickungen des Hornhautparenchyms festzustellen.

Nicht nur Verdickungen geschilderter Art, sondern auch Verdünnungen der Cornea, z. B. bei Ulcerationen (Ulcus serpens etc.), bei drohender Perforation, Keratokonus, alten Hornhautnarben usw. veranschaulicht die Spaltlampe (Spaltenverengerung).

Bisher waren wir klinisch außerstande, derartige Verdickungen und Verdünnungen nachzuweisen.

Wenn das Lichtbüschel nicht meridional durch die zu untersuchende Partie tritt, so können bei solchen Untersuchungen durch Schrägschnitte Täuschungen entstehen. Es wäre von Vorteil, wenn die Spaltlampe eine Drehung von 90° um ihre Längsachse gestatten würde.

Fig. 83—90. Photographien und Mikrophotographien zur Illustration der durch Faltung spiegelnder Grenzflächen bedingten Doppelreflexlinien (vgl. S. 23).

Fig. 83. Schwarzlackierte gerillte Glasplatte. Der Krümmungsradius der Firsten ist wesentlich kleiner als der der Täler. Letzterer nimmt nach der Konkavspiegelgrenze hin ab. Die Vertikallinien des horizontalen Papierstreifens bezeichnen die Scheitel der Firsten. Außer den Reflexdoppellinien sieht man an gut beleuchteten Stellen die lichtschwachen sekundären Linien. Die Liniendistanz wird nach links hin größer (Abnahme von $\frac{\varepsilon+\beta}{2}$), a und b zeigen die Linien rechts bei größerem, links bei kleinerem Werte von $\frac{\varepsilon+\beta}{2}$. Man beachte die durch den großen Krümmungsradius bedingte größere Breite des Talstreifens, die im vorliegenden Fall besonders bei kleinem Werte von $\frac{\varepsilon+\beta}{2}$ zur Geltung kommen muß (vgl. Fig. b links).

Fig. 84. Descemetifalten eines 60jährigen Mannes, von vorn betrachtet. Stellenweise flächenhafte Reflexe. Konfluenz der Enden, z. T. mit Reflexverbreiterung. (Infolge der Hornhautkrümmung erscheinen im Bilde nur wenige Linien bei gleicher Einstellung scharf.)

Fig. 85. Reflexlinien von durch Zugwirkung entstandenen Descemetifalten. Kalbsauge, Aufnahme von hinten. Nahe beisammen gelegene parallele, schmale, gestreckte, spitz auslaufende Formen.

Fig. 86. Faltenverzweigungen (Descemeti des Kalbes), z. T. Faltenreflexe bei kleinem Werte von $\frac{\varepsilon+\beta}{2}$, nach oben segmentierte oder Bruchfalten.

Fig. 87. Unregelmäßige, z. T. flächenhafte Reflexe, in verschiedener Richtung gekrümmte Falten der Schweinsdescemeti (Aufnahme von hinten).

Fig. 88. Gekreuzte Falten im Bereiche der Corneavorderfläche (Schwein).

Fig. 89. Segmentierte Falten der Kalbsdescemeti.

Fig. 90. Reflexlinien von Fältchen der Conj. bulbi (3monatiges Kind).

Fig. 84—89. Tafel 9.

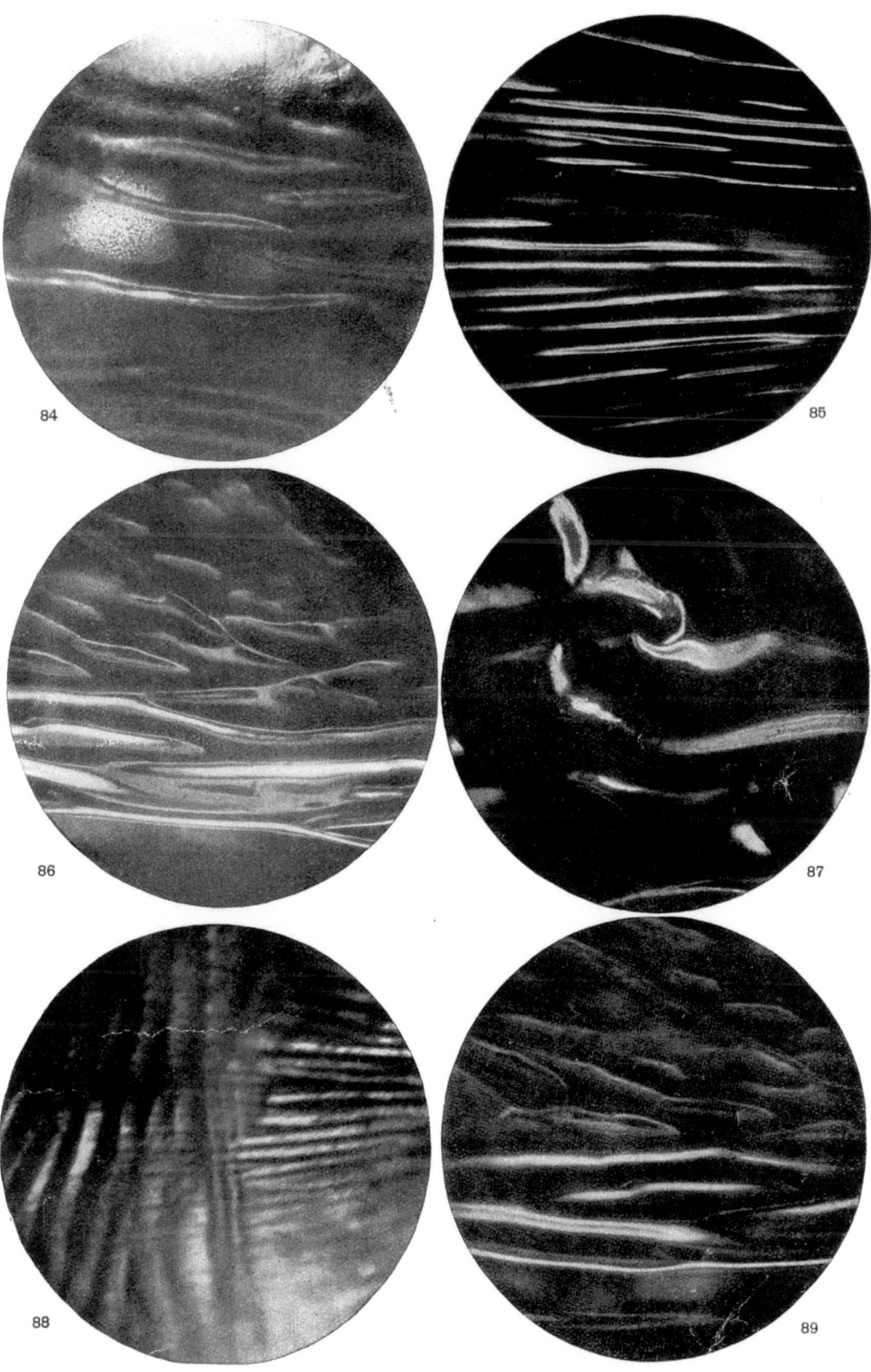

Vogt, Atlas. Verlag von Julius Springer, Berlin.

E.
BEOBACHTUNGEN AN DER LINSE

(Wo nichts besonderes bemerkt ist, handelt es sich um die Beobachtung im fokalen Licht)

1. NORMALE LINSE

DIE TIEFENLOKALISATION IN DER LINSE

Die Tiefenlokalisation in der Linse mittels der Spaltlampe ist bis jetzt nirgends erörtert worden. Man begnügte sich mit der stereoskopischen Betrachtung. Eine exakte Methode ist aber nur gegeben, wenn die Büschelschärfe und die Spiegelbezirke voll ausgenützt werden. Die Spaltlampe wird dadurch nicht nur dem Praktiker von Nutzen, sondern auch dem auf dem Gebiete der Starforschung Tätigen, indem sie ihm neue Wege eröffnet.

Dem Nernstfaden ist auch hier die Nitralampe in der oben angebebenen Modifikation (Abbildung des Fadens auf der Blende der Beleuchtungslinse) vorzuziehen, sofern es sich nicht um die Beobachtung feiner Farbenerscheinungen handelt.

Es gelten bei der Tiefenlokalisation innerhalb der Linse dieselben Prinzipien, wie wir sie oben für die Hornhaut angegeben haben (s. S. 9). Die Spalte ist auch hier auf $1/2$ mm und weniger zu verschmälern (fokale Büschelbreite 0,05—0,1 mm. In den Bildern sind die Büschel bedeutend breiter gewählt). Die vordern Kanten ac und bd, d. h. die seitlichen Begrenzungslinien des Vorderkapselstreifens Fig. 1a sind bei Beobachtung der Linsenvorderfläche im diffus reflektierten Lichte nicht sehr leicht erkennbar, es sei denn, daß die Linsenvorderfläche durch Exsudate oder durch andere Ursachen an Durchsichtigkeit eingebüßt hat. Immerhin gelingt die Beobachtung dieser Grenzlinien bei Verwendung des fokalen Büschelabschnittes in jedem Falle und es ist uns damit zum erstenmal eine exakte Methode zur Sichtbarmachung der Vorderkapsel in die Hand gegeben, eine Methode, welche künftig für die Starforschung von Bedeutung sein wird.

Wesentlich schärfer treten dagegen Kante ac und bd zutage bei Einstellung des vordern Linsenspiegelbezirks (s. S. 21). Da der Spiegelbezirk jedes beliebigen Teils der Linsenvorderfläche bei einiger Übung leicht einstellbar ist (z. B. Fig. 93), sind die für die Tiefenlokalisation so wichtigen beiden Kanten für jede Partie der Linsenvorderfläche unschwer zu ermitteln.

Man erinnere sich, daß jeder Punkt, welcher in der dem Objektiv zugewendeten seitlichen Randfläche des Büschels (Fläche $bdfh$, Fig. 1a, wobei bd in der Vorderkapsel, fh in der Alterskernvorderfläche) liegt, bei Bewegungen des letztern auftaucht, bzw. verschwindet, lokalisiert ist. Diese seitliche Randfläche des Büschels ist bei guter Einstellung gegen den Vorderkapselstreifen (die Eintrittsfläche $abcd$, Fig. 1a) scharf abgesetzt. Sie ist definiert als eine Ebene, welche wir uns durch bd und fh gelegt denken.

Für die feinern Beobachtungen, z. B. die Lokalisierung von linearen und flächenhaften Trübungen, empfehle ich außerdem die 1 mm-Lochblende (s. S. 10) die sich neben der Spaltblende angebracht findet. Wieder darf dabei der Winkel zwischen Beobachter- und Beleuchtungsrichtung nicht zu spitz sein. Der Spiegelbezirk der Linsenvorderfläche wird bei dieser Methode des „zylindrischen Büschels" besser vermieden.

Die Diskontinuitätsflächen (s. Fig. 100) innerhalb der Linsensubstanz lassen die Spiegelbezirke ebenfalls erkennen. Diese sind etwas matt und von gelblichroter Farbe. Da z. B. die Krümmung der vordern Alterskernfläche eine stärkere ist, als diejenige der vordern Linsenoberfläche, so sind Spiegelbezirke dieser beiden Flächen vielfach für dieselbe Beobachterrichtung nicht gleichzeitig erhältlich. Haben wir z. B. bei temporaler Lampenstellung den vordern Spiegelbezirk der temporalen Linsenpartie eingestellt, so müssen wir den Untersuchten den Blick ein wenig weiter temporal wenden lassen, um den Spiegelbezirk der Alterskernoberfläche zu sehen.

Es tritt dann schon bei relativ jungen Personen die für den Unkundigen verblüffende Erscheinung auf, daß der Alterskernstreifen heller erscheint, als der gleichzeitig sichtbare Oberflächenstreifen. Diese Erscheinung rührt bloß davon her, daß ersterer jetzt den Spiegelbezirk zeigt, letzterer nicht.

Oder: Bei binocularer Betrachtung sehen wir durch das eine Ocular den Spiegelbezirk nur der Linsenoberfläche, durch das andere nur denjenigen der Kernoberfläche (vgl. Fig. 91 a), L einfallendes Licht, Ch von der Linsenvorderfläche reflektiertes Licht, N von der Alterskernvorderfläche reflektiertes Licht. Ein Auge in der Richtung Ch würde nur die vordere Chagrinierung, ein solches in der Richtung N nur den Spiegelbezirk der Kernvorderfläche sehen.

Nachdem der Anfänger gelernt hat, den Vorderkapselstreifen mit oder ohne Spiegelbezirk scharf einzustellen, richte er den fokalen Büschelabschnitt abwechselnd auf Vorderkapsel und vordere Alterskernfläche. Er überzeuge sich dadurch von der Rindendicke und von der Zunahme derselben von der Axe nach der Peripherie hin. Er suche abwechselnd Kapselspiegelbezirk und Alterskernspiegelbezirk einzustellen. Weiterhin ermittele er das Verhältnis der Distanzen eventueller Rindentrübungen von bd und fh, nachdem er den Ort des Auftauchens dieser Trübungen mittels Büschelbewegung festgestellt hat. Es gelten dabei die Seite 9 angegebenen Grundsätze. Der Anfänger beachte wohl, daß ein zu bestimmender Punkt, der in der Richtung des Vorderkapselstreifens gesehen wird, durchaus nicht in diesem zu liegen braucht. Einzig die Büschelbewegung gestattet in der obenangegebenen Weise die Feststellung.

Nach Anwendung des schmalen Spaltbüschels sind feinere Einzelheiten mit Hilfe des „zylindrischen Büschels" nachzukontrollieren.

Es ergibt sich aus dem Gesagten und aus Fig. 91a ohne weiteres, in welcher Art auch die Diskontinuitätsflächen zu exakten und feinen Tiefenlokalisationen verwendbar sind und zwar im fokalen Licht.

Daß die gegenseitige Lage von Trübungen zirkumskripter Art, wenn nicht sehr feine Niveaudifferenzen in Betracht kommen, auch durch die stereoskopische Betrachtung erkannt werden kann, braucht nicht hervorgehoben zu werden. Für die Lokalisation der Kapsel, der Diskontinuitätsflächen, ferner von ausgedehnten, flächenhaften Trübungen, von Wasserspaltenrändern, Speichen usw. stellt dagegen die hier geschilderte Verwendung des Büschels — die freilich Übung erfordert — die einzige Methode dar.

Es braucht wohl nicht betont zu werden, daß hierbei die stereoskopische Beobachtung die Aufgabe erleichtert.

Die Büschelschärfe innerhalb der Linse ist zufolge innerer Reflexion und Fluoreszenz eine etwas geringere als innerhalb der Hornhaut.

Als praktisches Beispiel für die Tiefenlokalisation innerhalb der vordern Rinde vgl. Fig. 212, ferner den Text zu Fig. 277a und b. Will man eine Linsentrübung im durchfallenden Licht der Spaltlampe beobachten, so empfehle ich, dazu den Spiegelbezirk bzw. das Spiegelbild der hintern Linsenkapsel zu benützen, sofern die Substanz hinter der Trübung hinreichend klar ist.

Fig. 91 a u. b siehe Text zur Tiefenlokalisation und Seite 5.

Fig. 91 c. Linse von ungewöhnlicher sagittaler Dicke. 70jährige Frau.
 Glaukom geheilt nach Iridektomie und Trepanation, Cataracta incipiens.

Fig. 91 d. Linse von mittlerer sagittaler Dicke (40jähriger Herr Sch.), vgl. S. 5.

*Fig. 92. Der normale vordere Spiegelbezirk der Linse Fridenberg[144]),
 Tscherning[143]) u. a.; (die vordere Linsenchagrinierung C. Heß[45]))
 bei einem 18jährigen.*

Fig. 92a Oc. 2, Obj. a3, Fig. 92b Oc. 2, Obj. a55.

Entsprechend dem Krümmungsradius ist der Spiegelbezirk der Linsenvorderfläche verhältnismäßig groß (man vergleiche ihn mit dem bedeutend kleinern hintern Bezirk Fig. 96—98*). Das Linsenepithel ist nicht so leicht zu sehen, wie das Endothel der Hornhauthinterfläche und es ist jeweilen innerhalb des Spiegelbezirks nur in einem begrenzten Abschnitt beobachtbar. Am deutlichsten sind die Epithelgrenzen mit Nitra- und Bogenlicht.

Die ohne weiteres sichtbare grobe Felderung, die ähnlich wie beim Hornhautendothel schon bei schwächsten Vergrößerungen zu sehen ist (Fig. 92, 93) darf man nicht etwa mit Epithelzellen verwechseln. Letztere sind wesentlich kleiner. Manchmal erscheinen die groben Felder als Vertiefungen, (vgl. Fig. 92, 93), dann wieder als Prominenzen.

Bei N je eine Naht, daran anschließend die Faseroberfläche. Besonders bei Beobachtung der peripheren Partien wird eine Anordnung der Chagrinierung in der Faserrichtung auffällig[46]), so daß Furchen und Firsten in der Richtung der Faserung auftreten. Axial tritt dagegen meist mehr die Höckerung und Felderung hervor, wie sie Fig. 93 und 94 naturgetreu vom Schwein wiedergeben.

Das Sichtbarwerden der dunklen Nahtlinien und der Faserzeichnung im Bereiche des chagrinierten Feldes beweist, daß sich am vordern Chagrinbilde nicht nur das Epithel sondern auch Faseroberfläche und Nahtsystem beteiligen**[46]).

Das Epithel ist wohl deshalb in seinen Umrissen so viel schwerer zu sehen als das Hornhautendothel, weil die stärker reflektierende Kapsel dicht vor ihm liegt. (Geringere Indexdifferenz zwischen Kapsel und Epithel und zwischen diesem und der Rinde als zwischen Kapsel und Kammerwasser?) Durch das von der letztern reflektierte Licht wird die Epithelzeichnung verschleiert.

Deutlicher als im Nernstlicht sind die Epithelgrenzen im Nitra- und Mikrobogenlicht, in welchem man felderweise die Zellgrenzen bei 37—68facher Vergrößerung erkennt. Die beste Beleuchtung bietet dabei das Lochbüschel (S. 10, achromatische Optik ist empfehlenswert). Die Kapselepithelzone erscheint, im Gegensatz zur Hornhautendothelfläche, stets uneben. Bei Jugendlichen sind die Epithelgrenzen deutlicher.

Sehr beachtenswert ist, daß die Chagrinierung oft scharf mit einer Naht abschneidet (z. B. Fig. 92b links oben), oder daß jenseits der Naht, der Chagrin für die betreffende Stelle ein anderes Aussehen zeigt als diesseits.

Bei Verwendung des fokalen Büschelabschnitts erscheint der Chagrin als scharf begrenzter Streifen, z. B. Fig. 93, bei nicht scharf begrenztem Büschel verliert er sich allmählich in die Umgebung (Fig. 94).

---

* Bei Tieren mit kleinerem Krümmungsradius der Vorderfläche ist der Bezirk entsprechend kleiner, vgl. Fig. 93, 94.

** Besonders bei Nitra- oder Bogenlicht vermochte ich manchmal das oberflächliche Nahtfasersystem auch außerhalb des chagrinierten Bezirkes zu sehen.

Über die Technik der Einstellung der vordern Chagrinierung vgl. die Anleitung S. 21. Haben wir beispielsweise nach der letztern den Bezirk axial eingestellt, so lassen wir den Untersuchten etwas mehr temporal blicken, wenn wir den nasalen Bezirk sehen wollen und umgekehrt.

Die geschilderte Felderung ist nur im Bereiche des Spiegelbezirks zu sehen. Wir können daher hier wie an der Cornea einen spiegelnden und einen diffus reflektierenden (nicht chagrinierten) Abschnitt der Linsenvorderfläche unterscheiden. Letzterer (D Fig. 93) erscheint normalerweise dunkelgrau.

Fig. 93 u. 94. Normale vordere Chagrinierung einer Schweinslinse, die sich in situ in einem frisch enucleiierten Auge befindet.

Die groben Felder entsprechen nicht etwa einzelnen Zellen! Letztere sind viel kleiner und nur stellenweise als feine Punkte angedeutet.

Fig. 93 stellt den Bezirk bei 24facher, Fig. 94 bei 68facher Linearvergrößerung dar. In Fig. 93 sieht man bei D den Streifen diffuser Reflexion, bei Sp den Spiegelbezirk.

Fig. 95. Mikrophotographische Aufnahme des vordern Chagrins vom Rind.

16fache Vergrößerung, Spaltlampenbelichtung. Vgl. den Text der Fig. 93 und 94. Die Zellen sind innerhalb des Chagrinfeldes da und dort als Gruppen feiner Pünktchen sichtbar.

Fig. 96 u. 97. Der normale hintere Spiegelbezirk der Linse.

(Oc. 2, Obj. a2.) Auch der hintere Spiegelbezirk Sp Fig. 96 zeigt eine Chagrinierung. Diese ist wesentlich feiner als vorn. Im Bereich des hintern Linsenpols sind es unregelmäßige, meist längliche, oft schlangenähnlich gebogene Feldchen (Fig. 96).

Stellen wir dagegen einen peripher gelegenen Bezirk ein (Fig. 97 und 98), so erkennen wir eine feine Faserstreifung, welche der hintern Linsenfaseroberfläche die Entstehung verdankt. Nasal und temporal ist die Faserrichtung dementsprechend eine horizontale, nach oben und unten eine vertikale usw.

Dabei pflegen die mittlern Partien des Bezirks oft noch die (unregelmäßige) Chagrinierung zu zeigen, welche sich aber nach oben und unten in die Faserzeichnung fortsetzt (Fig. 97). Namentlich peripher sind auch die Nähte der hintern Faseroberfläche, zu denen die Fasern hinstrahlen, deutlich (Fig. 98).

Auflagerungen der hintern Linsenkapsel erzeugen analog wie an der Hornhauthinterfläche eine Unterbrechung der Spiegelung, erscheinen daher dunkel auf hellem Grunde. Solche Unreinigkeiten — meist Reste der fötalen Membrana vasculosa — sind in Fig. 96 und 97 als dunkle Punkte, Flecken und Striche zu sehen.

Auch subkapsuläre Einlagerung machen sich in Form von dunklen und farbigen Punkten, Flecken oder Flächen (s. u.) im Spiegelbezirk geltend.

Außerhalb der Spiegelbezirke Sp Fig. 96 und 97 ist die diffus reflektierende hintere Linsenoberfläche dargestellt (D), innerhalb welcher umgekehrt die genannten Unreinigkeiten hell auf dunklerem Grunde sich abheben (als im auffallenden Licht betrachtete Stellen stärkerer Reflexion).

Die Technik der Einstellung ist eine leichte. Man stelle zuerst auf das ohne weiteres sichtbare gelbe hintere Linsenbild ein, dann auf den zugehörigen Spiegelbezirk der Linsenhinterfläche. Will man den Bezirk des nasalen Abschnittes sehen, so läßt man nasal blicken usw.

Fig. 90—99.　　　　　　　　　　　　　　　　　　　　Tafel 10.

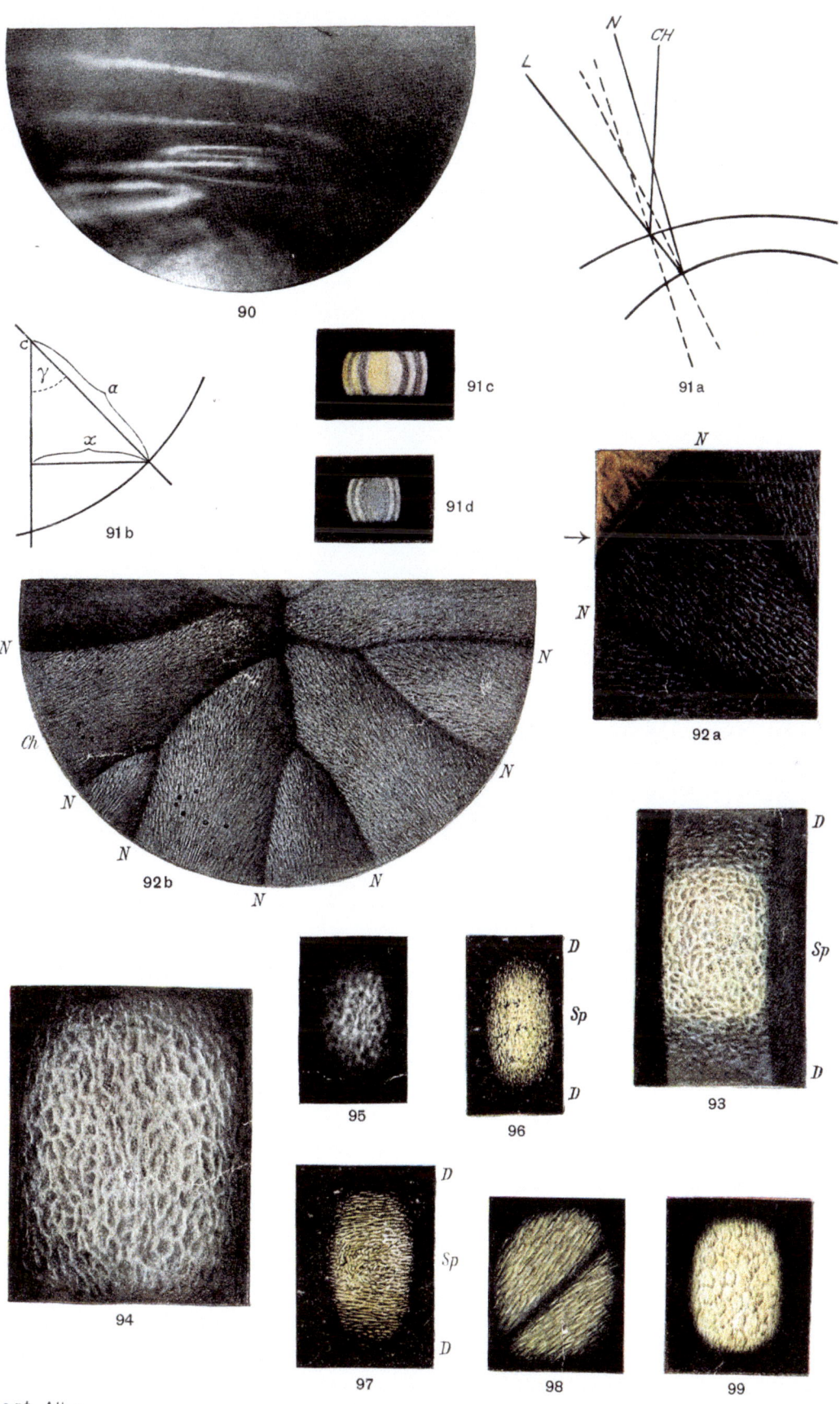

Vogt, Atlas.　　　　　　　　　　　　　Verlag von Julius Springer, Berlin.

Fig. 98. Hinterer Spiegelbezirk mit Naht. Jüngling Schw., 17 Jahre.

Temporaler oberer Linsenabschnitt. Die hellen Streifen entsprechen den sich an die dunkle Naht *(N)* anschließenden Faserzügen. Oc. 2, Obj. a3.

Fig. 99. Mosaikfelderung des hintern Spiegelbezirks bei dem 65jährigen Lehrer A. mit fortgeschrittenem Glaukoma simplex.

Eine derartige, aus hellen Linien gebildete Felderung sah ich außer im vorliegenden in einer Reihe anderer, z. T. jugendlicher Augen, wenn auch hier die Linien weniger deutlich waren.

Immer lag die Felderung in der Nähe und im Bereich des hintern Linsenscheitels. Ich hatte geglaubt, die Felderung bei meiner ersten Beobachtung (Glaukom) auf Epithel beziehen zu müssen, das auf die hintere Kapsel gewuchert sei. Dagegen sprachen aber die Größe der Felder (bis zu 60 Mikra und mehr) und meine spätern Beobachtungen bei Jugendlichen.

Mit den von Henle[47], Barabaschew[48] u. a. beschriebenen Faserabdrücken der Hinterkapsel kann diese Felderung schon ihrer Form wegen in keiner Beziehung stehen.

Fig. 100a. Sagittaler Meridianschnitt der Linse, Skizze der konzentrischen Zonen.

Der Sagittalschnitt ist schräg von vorn betrachtet. Ein Lichtbüschel L, von prismatischem Querschnitt, durchsetzt die Linse in der Pfeilrichtung und trifft auf sechs als weiße Bänder aufleuchtende Diskontinuitätsflächen. Dazwischen sieht man die dunklen Intervalle. In den beiden mittlern der hellen Bänder sind die embryonalen Y-Nähte dargestellt.

Dieses Bild soll vor der bei Anfängern häufig vorhandenen irrigen Auffassung schützen, daß die sichtbar werdenden Diskontinuitätsstreifen und ihre Nähte in sagittaler Richtung liegen, statt wie es der Fall ist, in konzentrischer.

Fig· 100b. Die Diskontinuitätsflächen der menschlichen Linse.

Diese Flächen sind durch die Spaltlampe aufgedeckt worden. Die vordere Alterskernfläche hat zuerst Gullstrand[1])[128] erwähnt, die übrigen Flächen sind von uns beobachtet und beschrieben worden[49] [27] [53]*.

Schon vor ca. zwei Jahrzehnten machten verschiedene Autoren L. Müller, Demichéri-Tscherning, Berlin, A. v. Szily[50] auf ein unscharfes Bildchen aufmerksam, welches in der Nähe des vordern und hintern Purkinje-Sansonschen Linsenbildchens beobachtet und zutreffend auf die Kernoberfläche bezogen wurde. Heß[51] hat diese Bildchen genauer studiert und als physiologisch erkannt („Kernbildchen").

Daß diese „Kernbildchen" uns ungenauen Aufschluß über Zahl, Form, Distanz und Lichtstärke der Diskontinuitätsflächen geben, lehrt die Spaltlampe[2])[27].

Es gelingt durch Bewegung des Leuchtarms nicht nur die Gestalt der Linsenoberfläche „abzutasten", sondern es treten im Innern der Linse Diskontinuitätsflächen auf, von deren Existenz bisher niemand wußte. Nicht zwei Flächen (wie geschlossen wurde) sind es, welche zu den „Kernbildchen" Anlaß geben, sondern eine ganze Anzahl.

Wir können diese Flächen in zwei Hauptgruppen scheiden:
    1. in die Embryonalkernflächen
    2. in die Alterskernflächen[27].

---

* Bei der Beobachtung der Diskontinuitätsflächen mittelst Nitralampe oder Bogenlicht empfehle ich die Verschmälerung der Spalte auf 0,5 mm oder weniger.

In Fig. 100b sind die einzelnen Flächen, wie sie bei einem 20—40jährigen meistens zu finden sind, dargestellt (sagittaler optischer Linsenschnitt).

Man beachte das zentrale Intervall (Pfeil). Es scheidet die vordere von der hintern Linsenpartie. An seiner vordern Grenze fand ich[52]) bei ca. 25 % alter Personen eine feine typische (angeborene) Cataract („vordere axiale Embryonalcataract" vgl. Fig. 244—259).

Das zentrale Intervall wird nach vorn und hinten von je einer Diskontinuitätszone begrenzt, deren Form derart ist, daß ein sagittaler Schnitt durch diese mittlere Linsenpartie Semmel- oder Kaffeebohnenform ergibt (s. Fig. 100b)*.

Diese beiden Diskontinuitätszonen (Fig. 100b, 5 und 6) zeigen die embryonalen Nähte: vorn ein aufrechtes, hinten ein umgekehrtes Y, Fig. 100a.

Die hintere (umgekehrt stehende) Y-Naht ist wesentlich lichtstärker als die vordere und im Gegensatz zu der letztern bei jedermann leicht zu finden.

Auch die Faserzeichnung, die von dieser hintern Naht ausgeht, ist regelmäßig zu sehen (s. Fig. 125). Die hintere Naht ist endwärts dichotomisch verzweigt (meist einfach). Doch ist der obere Strahl in der Regel unverzweigt, an der vordern Naht zeigt höchstens der untere Strahl eine Verzweigung.

Oft stehen die beiden Y-Nähte etwas schräg, so zwar, daß der vordere untere und der hintere obere Strahl zueinander parallel (also in der gleichen Meridionalebene) bleiben.

Diese beiden Diskontinuitätszonen (Fig. 100b, 5 und 6) konnte ich schon bei kleinsten Kindern, ja schon bei Neugeborenen und Föten nachweisen.

Nach vorn und hinten schließen sich bei den meisten Personen zwei Flächen (4 und 7) ungefähr konzentrisch an, die wir im Gegensatz zu den soeben geschilderten „zweiten oder zentralen" als „erste" oder periphere Embryonalkernflächen bezeichnet haben (Fig. 100b, 127). Auch diese Flächen weisen noch sehr einfache Nahtsysteme auf, welche wohl der embryonalen Zeit oder vielleicht der Zeit etwa der Geburt angehören.

Es folgen dann die Alterskernflächen (Fig. 100b, 3 und 8) mit ihrem reich verzweigten Nahtsystem, die ich oft schon um das 10. Jahr, gelegentlich auch schon früher, meist jedoch etwas später, nachweisen konnte, mit zunehmendem Alter werden sie ganz allgemein lichtstärker. Sie sind meist peripher deutlicher als axial. Ihr Abstand von der Linsenvorderfläche nimmt peripher zu. Im Alter zeigen sie charakteristische Reliefbildung (Fig. 133—139).

Zwischen Alterskernflächen und Linsenoberfläche liegt endlich die (vorläufig von uns[27]) so bezeichnete) Abspaltungsfläche, die vorn leichter zu finden ist als hinten (Fig. 100b, 2 und 9). Wie dies von der Alterskernfläche gilt, ist ihre Distanz von der Linsenoberfläche (Fig. 100b, 1 und 10) axial wesentlich geringer als peripher, d. h. ihr Krümmungsradius ist kleiner als derjenige der Linsenoberfläche. Bisweilen scheinen die beiden Flächen axial zu verschmelzen, verengern wir jedoch die Spalte des Apparats, so lassen sie sich wohl stets deutlich trennen.

Mit der senilen Steigerung der innern Linsenreflexion wird die Abspaltungsfläche immer weniger deutlich, im Gegensatz zu den übrigen Diskontinuitätsflächen.

Aus Fig. 100b ist ersichtlich, daß von den aufgezählten Flächen äquatorial jeweilen die vordere und die zugehörige hintere ineinander übergehen. Doch ist dieser Übergang bei den embryonalen Flächen besonders in der Jugend nicht immer deutlich.

---

* Die Form ist bei allen Individuen eine annähernd übereinstimmende. Eine ganz besondere Wölbung der hintern zentralen Embryonalkernfläche ist in Fig. 271c wiedergegeben.

Wenn wir von den Abspaltungsflächen absehen, so nimmt im allgemeinen mit zunehmendem Alter die Deutlichkeit der Diskontinuitätszonen zu. Besonders lichtstark wird die zweite hintere Embryonalkernfläche samt ihrer Faserung, welche letztere gelegentlich ein gewelltes bis gekräuseltes Aussehen gewinnen kann.

So gestattet die Spaltlampe noch im höchsten Alter die Linse der ersten Fötalmonate mit ihrer ursprünglichen Nahtbildung direkt zu sehen.

Genau betrachtet sind die geschilderten Zonen nicht konzentrisch. Man kann sagen: je peripherer die Zone, um so größer der Radius ihrer axialen Partie. Dies bedeutet nichts anderes als den Beweis, daß sich die Linse im Laufe ihrer Entwicklung abplattete (nicht nur ontogenetisch, auch phylogenetisch läßt sich eine solche Abplattung innerhalb der Säugerreihe dartun). Rabl[54]) hat dies auf anderm Wege gezeigt.

Die Diskontinuitätszonen gestatten zum erstenmal eine topographische Orientierung innerhalb der Linsensubstanz. Sie sind daher für die künftige Erforschung der Linse durch die Spaltlampe von Wichtigkeit.

Gelingt es ferner, das Alter der Zonen, d. h. die Zeit der Entstehung ungefähr zu ermitteln, so sind dadurch gewisse Anhaltspunkte für das Alter von Linsentrübungen geboten. So werden wir z. B. sagen können, daß eine Trübung, die außerhalb der Empryonalkernzone liegt, nicht angeboren sein kann, daß ferner eine solche, die außerhalb der Alterskernzone liegt, nicht im frühen Kindesalter entstand usw. (Kapseltrübungen oder an der Kapsel festhaftende Trübungen können dagegen selbstverständlich zu derartigen zeitlichen Orientierungen nicht herangezogen werden).

Über die radiäre Ausdehnung der verschiedenen Diskontinuitätszonen (ihre Schichtdicke), läßt sich vorläufig nichts genaues sagen. Wahrscheinlich ist, daß es sich nicht um scharf begrenzte Flächen handelt — wenn wir von der Reliefbildung der Alterskernoberfläche absehen — sondern daß konzentrische Zonen gesteigerter Reflexion vorliegen, welche, etwa geologischen Schichten vergleichbar, eine von der angrenzenden Linsensubstanz abweichende physikalische Beschaffenheit aufweisen. Bei stärkern Vergrößerungen läßt sich in manchen Fällen beobachten, daß die einzelnen Zonen maximaler Reflexion sich selber wieder aus einzelnen konzentrischen Schichten verschiedener Reflexion zusammensetzen, so daß innerhalb einer bestimmten Zone selber wieder eine Diskontinuität besteht.

Ich habe versucht, die Ursache der Diskontinuitätszonenbildung auf anatomischem Wege zu ermitteln und zu diesem Zwecke die frischen, in situ belassenen Linsen eines 6monatigen Fötus, eines 2- und eines 5jährigen Kindes sowie eines 29- und eines 31jährigen Mannes nach Rabl[54]) behandelt und untersucht.

Schon Rabl[54]) war aufgefallen, daß bei den höhern Säugern, insbesondere den Primaten, der Linsenfaserquerschnitt ein außerordenlich variierender ist.

Die Untersuchung der genannten frisch gewonnenen und nach Rabl behandelten Linsen zeigte uns, daß diese Variabilität an konzentrische Zonen gebunden ist.

Die Fasern bestimmter konzentrischer Zonen zeigen nämlich einen übereinstimmenden oder ähnlichen Querschnittstypus. So sind die Fasern unter dem Epithel, bzw. der Linsenkapsel stets von regelmäßig platter sechseckiger Form. Dies gilt nach unsern Untersuchungen sowohl für die Linse des Föten und des Neugeborenen, als auch für diejenige des spätern Alters.

An Schnitten parallel zum Äquator erkennt man beim Föten, wie beim Kinde und Erwachsenen eine 15 und mehr Faserquerschnitte dicke reguläre Zone. Es folgt eine Zone etwas dickerer Fasern, die in eine solche großer Unregelmäßigkeit übergeht (polygone Zone). Hier finden sich Faserquerschitte, die das vielfache der subkapsularen betragen und mannigfaltige Formen zeigen (s. Mikrophotographie Fig. 101* u. 102**). Auf diese Zone folgt eine solche von regelmäßigem dünnen Fasertypus, dann eine solche etwas dickerer Fasern, deren Grenzen etwas mehr verwaschen sind. Diese führt über in die ausgedehnte amorphe Zone, in der die Fasergrenzen schwer erkennbar werden. Beim Fötus (Fig. 101) führt sie in eine zentrale Zone großer Polygone über.

Diese verschiedenen Schichtungen können nicht wohl Kunstprodukte sein, denn sie finden sich bei Verwendung verschiedener Fixierungs- und Härtungsmethoden, und sie finden sich nicht an Linsen gewisser niedriger Säuger, konstant aber bei den Primaten, besonders beim Menschen.

Weitere, insbesondere messende Untersuchungen müssen ergeben, ob derartige Zonenbildungen die anatomische Grundlage der Diskontinuitätszonen bilden.

Nicht nur anatomisch, sondern auch klinisch fand ich die Zonenbildung schon beim Föten nachweisbar.

Eine solche Auffassung würde auch besonders dadurch eine Stütze erhalten, daß die Krümmungsradien der Diskontinuitätszonen sich wahrscheinlich gleich oder doch sicher sehr ähnlich verhalten, wie diejenigen der Faserquerschnittzonen. Da alle Fasern ursprünglich subkapsulär lagen und einen normalen (regulären) Querschnitt aufweisen, folgt aus unsern Beobachtungen, daß die Fasern, nachdem sie in die Tiefe gerückt sind, zu einem bestimmten Zeitpunkte bestimmte Veränderungen erleiden, **welche für die Fasern gleichen Alters ähnliche sind.**

Wertvolles Material zum Studium dieser Fragen werden vielleicht auch die Linsen mancher Säuger liefern können. Ich fand nämlich die optischen Diskontinuitätszonen in guter Ausprägung auch bei Hund, Katze, Kalb, Schwein, Kaninchen usw.

Fig. 103—111. Die Nahtsysteme der normalen menschlichen Linse und die Linsenfaserzeichnung.

Bisher ist den Nahtsystemen der normalen menschlichen Linse keine besondere Aufmerksamkeit gewidmet worden, und es herrschten über Gestalt und Bedeutung des Nahtsystems nicht übereinstimmende Vorstellungen. Auch hier ist die Spaltlampe berufen, Aufklärung zu bringen. Sie gestattet die Nahtsysteme in vivo zu beobachten.

Die Nahtsysteme sind nicht nur zur Bestimmung der Diskontinuitätszonen von Wert, sondern sie sind auch in pathologischer Hinsicht von Wichtigkeit, da sie einen locus minoris resistentiae für viele Erkrankungsformen darstellen.

Ferner stehen die Nähte mit der Form der normalen Faserquerschnitte in Beziehung, **indem diese Form (s. u.) eine Funktion des Nahtsystems ist**[46]). Zum Verständnis dieses Zusammenhanges ist es unerläßlich, die Entwicklung des Nahtsystems zu berücksichtigen.

J. Arnold[56]) hatte nachgewiesen, daß beim Rindsembryo die Nähte einen einfachen Dreistrahl bilden und daß der vordere ein umgekehrtes, der hintere ein aufrechtes Y darstellt***. Diese Angabe ist anscheinend von spätern Autoren auch auf die menschliche Linse übertragen worden, und wir finden in den Lehr- und Handbüchern, die sich über die Naht äußern, die Notiz, daß die vordere Ypsilonnaht des Neugeborenen ein umgekehrtes, die hintere ein aufrechtes Y repräsentiert. Richtig ist das Gegenteil.

---

* Linse eines 6monatigen menschlichen Fötus.
** Linse eines 30jährigen Mannes, stärkere Vergrößerung.
*** Über die Entwicklung der Naht beim Schwein vgl. Rabl[54]).

Fig. 100—109. Tafel 11.

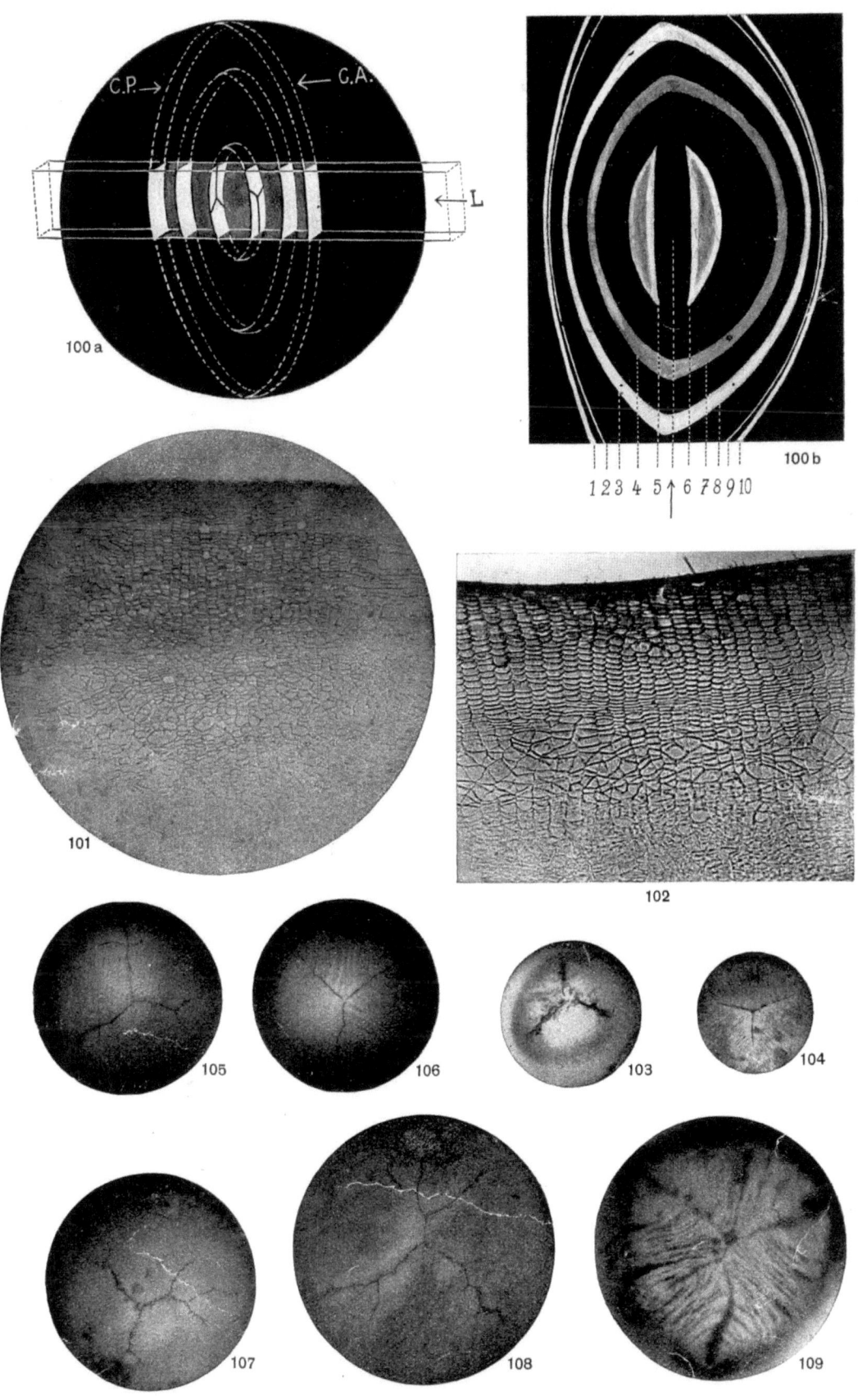

Vogt, Atlas. Verlag von Julius Springer, Berlin.

Nicht nur beim Fötus und beim Neugeborenen (vgl. die Mikrophotographien Fig. 103—111 von Föten- und Neugebornenlinsen, in denen ich die Nähte mit Argentum nitricum dargestellt habe), sondern auch während des postembryonalen Lebens stellt der vordere embryonale Dreistrahl ein aufrechtes, der hintere ein umgekehrtes Y dar (Fig. 127, 128).

Es gelingt nämlich nach unsern Beobachtungen an der Spaltlampe, diese Nähte bis ins höchste Alter zu sehen (vgl. Fig. 127, 128).

Die Embryonalnaht selber (wie übrigens jede Naht) haben wir uns als den optischen Querschnitt einer „Nahtfläche" vorzustellen, welche mehr oder weniger senkrecht zur Äquatorialebene steht. Diese Nahtfläche reflektiert nicht überall gleich stark. Einer oder mehrere Querschnitte weisen ein Maximum der Reflexion auf und diese Querschnitte treten als Nahtfigur in Erscheinung. (Soweit unsere Beobachtungen reichen, zeigen dieses Verhalten auch die Linsen anderer Säuger, z. B. fanden wir es besonders ausgesprochen, noch deutlicher als beim Menschen, bei Rind, Schwein, Katze, Hund und Kaninchen).

Aber auch weniger stark reflektierende Abschnitte der Nahtfläche können bei geeignetem Lichteinfall in manchen Fällen mehr oder weniger deutlich als (mit dem Lichteinfall wandernde) Nahtfigur zur Beobachtung gelangen.

Stets sind die hintere Embryonalnaht und ihre Faserung viel deutlicher ausgeprägt als die vordere. Auch ist der Charakter der Nahtzeichnung vorn und hinten ein verschiedener. Die vordere Naht ist nicht nur lichtschwächer, sondern auch breiter und gestreckter als die hintere. Die vordere ist gewöhnlich nicht verzweigt, oder doch nur in ihrem untern Aste (Fig. 104 u. 106). Die hintere zeigt endwärts Gabelung, doch ist der obere Ast gewöhnlich unverzweigt. Nicht selten besteht leichte, selten starke Schrägstellung der vordern und hintern Naht.

Schon beim Neugeborenen entspricht der hintere Nahtmittelpunkt ziemlich gut dem Linsenhinterpol. Während des ganzen Lebens liegt er ungefähr in der Längsachse der Linse, was für die Orientierung innerhalb der Linsensubstanz und für die Ermittelung des hintern Linsenscheitels von Bedeutung ist.

Über Nahtverlauf und Verzweigung sei noch folgendes bemerkt:

Fast stets geschieht die Verzweigung dichotomisch. Stets bilden die beiden Zweige einen gothischen Spitzbogen (Fig. 92b, 123, 130 usw.).

Ontogenetisch setzt die Verzweigung mit einer Abknickung ein (vgl. z. B. die Mikrophotographie Fig. 106, ferner Fig. 116c usw.).

Durch diese Abknickung kommt die Hirschgeweihform, Fig. 113a, c, 115a, b, c usw., zustande.

Mikrophotographien und Skizzen der Nähte von Linsen verschiedenen Alters:

Fig. 103. Menschlicher Fötus des 4. bis 5. Monats, hintere Naht (Arg. nitricum). Zufolge leichter Mazeration der Linse erscheint die Naht stark verbreitert und unscharf. Eventuelle feine Verzweigungen wären infolgedessen nicht zu sehen.

Fig. 104. Vordere Naht eines menschlichen Fötus des 4. bis 5. Monats. Scharfe unverzweigte Naht, Linsenfaserung deutlich.

Fig. 105. 7. Monat, hintere Naht, rechter unterer Strahl einfach verzweigt, der linke untere zeigt eine Knickung. (Die Verzweigung wird nach unsern Beobachtungen regelmäßig durch eine derartige Knickung vorbereitet, d. h. sie kommt an den sich über der Knickung apponierenden Fasern zur Entwicklung.)

Fig. 106. 6. Monat, vordere Naht, unverzweigt. Die untere Naht zeigt jene Knickung, welche die Verzweigung vorbereitet. Linsenfaserung deutlich.

Fig. 107. 7. bis 8. Monat. Ungewöhnlich stark verzweigte hintere Naht, der linke untere Strahl ist doppelt verzweigt. (In dieser wie auch in andern Abbildungen liegt das Nahtzentrum zufolge etwas exzentrischer Lage des Präparats nicht genau in der Mitte des Bildes.)

Fig. 108. Hintere Naht bei Neonatus (es handelt sich um einen körperlich stark entwickelten neugeborenen Anencephalus). Rechte untere Naht doppelt verzweigt.

Fig. 109. Vordere Naht desselben Neonatus. Nur untere Naht verzweigt, wie das für das vordere Nahtsystem des Neugeborenen typisch ist. Nach oben wird zufolge stärkerer Imbition zwischen Fasern eine Vertikalnaht vorgetäuscht (Mazerationserscheinung). Am Faserverlauf ist ohne weiteres erkennbar, daß hier keine Naht vorliegt.

Fig. 110 u. 111. Darstellung des Nahtsystems und der Tunica vasculosa posterior bei zwei Föten des 4. und 6. Monats, welche längere Zeit in dünnem Sprit gelegen hatten. Der Glaskörper entleerte sich bei der äquatorialen Durchtrennung als wässerigflockige Flüssigkeit, worauf die Linsen für eine Viertelstunde in 1 prom. Ag NO_3-Lösung gebracht wurden. — Man beachte den Eintritt der Arteria hyaloidea außerhalb des Nahtmittelpunktes.

Fig. 112—121. Beobachtung der Nähte von frischen Leichenlinsen mit Spaltlampe und Cornealmikroskop, schwache Vergrößerung.

Imprägnierung der Naht mit 1 promilliger Ag NO_3-Lösung. Meistens war es nicht möglich, die Stellung des Nahtsystems in situ zu ermitteln und es ist infolgedessen die von uns gewählte Stellung eine mehr oder weniger willkürliche.

Das Verhältnis von Nahtlänge und Äquatorialradius wurde ebenfalls nur in einzelnen Fällen genauer ermittelt. Der Radius des nahthaltigen Bezirks beträgt ca. $^3/_4$ des Äquatorialradius. Doch reichen im Alter die Nähte weiter peripher als in der Jugend. Auch ist oft in dieser Hinsicht ein verschiedenes Verhalten des vordern und hintern Nahtsystems zu beachten.

Fig. 112a—f. Oberflächennähte von zwei Föten der 27. bis 28. Woche, *a, c, e* hinten, *b, d, f* vorn.

Fig. 113a—d. Oberflächennähte von einem ausgetragenen Neonatus, *a, c* hinten, *b, d* vorn.

Fig. 114a—f. Oberflächennähte bei zwei Neugeborenen des 1. und 3. Tages, *a, c, e* hinten, *b, d, f* vorn.

Fig. 115a—c. Oberflächennähte eines 11 tägigen Knaben, *a, b* hinten, *c* vorn

Fig. 116a—f. Oberflächennähte von drei sieben- bis achtwöchigen Kindern, *a, d* hinten, *b, c, e, f* vorn. Man beachte, wie in Fig. 116f die Verzweigungen der Vordernaht auf einen einzigen Strahl (wahrscheinlich den untern) beschränkt sind. Dieser vordere untere Nahtstrahl (Fig. 106, 109, 112b, 113d, 114d, 114f, 116b, 116c, 116f) pflegt, wie obenerwähnt, stets die ersten Verzweigungen des vordern Systems zu zeigen und dürfte die Grundlage für die vertikale Nahtfirst des vordern Alterskernreliefs abgeben (Fig. 137, 139).

Fig. 117a—g. Oberflächennähte von zwei Kindern des 9. und 10. Monats. Die Verzweigung, besonders des vordern Nahtsystems, ist stark fortgeschritten, *a, c, e* hinten, *b, d, f, g* vorn.

Fig. 118a—d. Oberflächennähte eines Kindes von $2^3/_4$ Jahren (*a* und *b*) und eines solchen von 3 Jahren (*c* und *d*), *a, c* hinten, *b, d* vorn.

Fig. 119a—d. Oberflächennähte eines Kindes von $3^3/_4$ Jahren (*a*), eines solchen von 5 Jahren (*b, c*) und eines solchen von 7 Jahren (*d*), *a* hinten, *b, c, d* vorn.

Fig. 110—118a. Tafel 12.

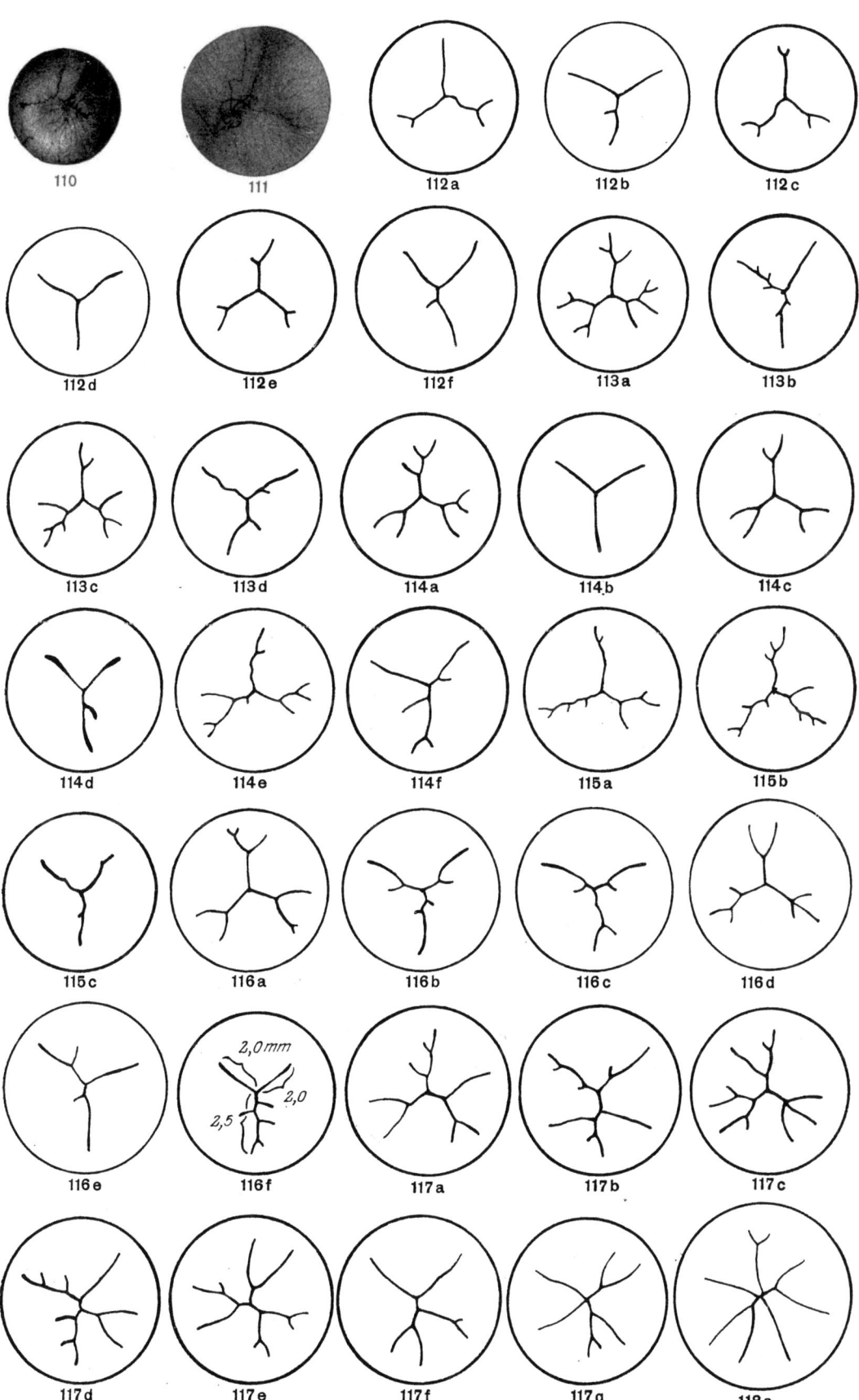

Vogt, Atlas. Verlag von Julius Springer, Berlin.

Fig. 118b–126. Tafel 13.

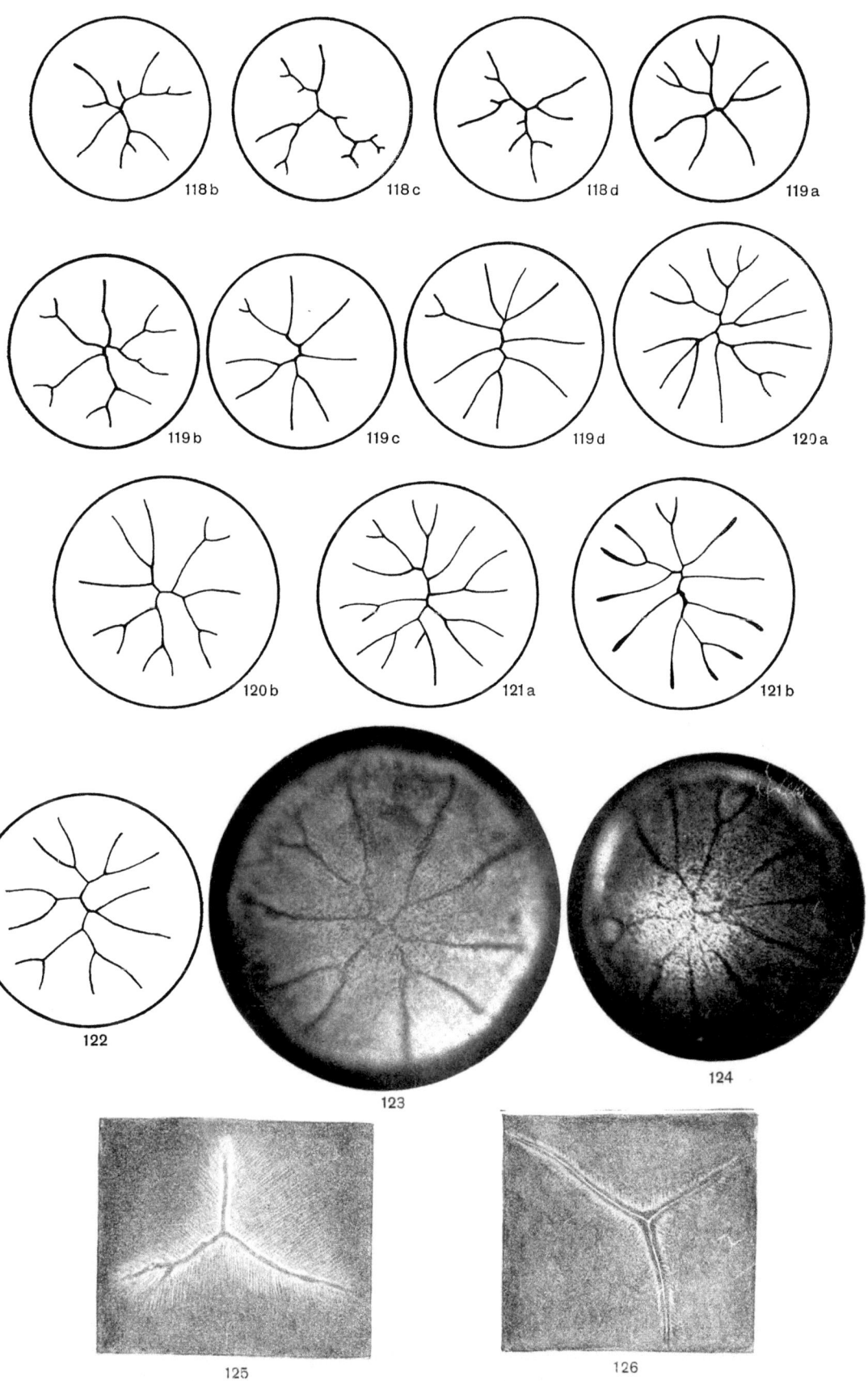

Vogt, Atlas. Verlag von Julius Springer, Berlin.

Fig. 120a u. b. Vordere Oberflächennaht eines 16 Jährigen (*a*) und eines 60 Jährigen (*b*).

Fig. 121a u. b. Oberflächennähte eines 78 Jährigen, *a* vorn, *b* hinten.

Fig. 122. Vordere Kernoberflächennaht der 63jährigen Frau T.

Mit Spaltlampe und Mikroskop nach dem Leben gezeichnet.

Fig. 123. Mikrophotographie des vordern Nahtsystems eines 50 Jährigen.

Nach Imprägnierung der Nähte der frischen in situ befindlichen Linse mit 1°/₀₀ Ag NO₃-Lösung.

Fig. 124. Wie Fig. 123, jedoch vordere Naht eines 60 Jährigen.

Die Zahl der Hauptzweige variiert beim Erwachsenen zwischen etwa 6 und 10. Die der Nebenzweige schwankt zwischen etwa 10 und 16.

(Die von uns benützten Leichenlinsen stammten meist aus der pathologisch-anatomischen Anstalt [Vorsteher Prof. Hedinger] der Universität Basel.)

Fig. 125 u. 126. Hintere und vordere Embryonalnaht bei einem 20 Jährigen.

Oc. 2, Obj. a2. Die von der hintern Naht ausstrahlenden Linsenfasern sind gestreckt. Dichotomische Verzweigung der beiden hintern untern Strahlen.

Man beachte die gerade und spitz zulaufende Form der vordern Strahlen und im Gegensatz dazu die etwas geknickte der hintern. Die hintere Naht ist fast ausnahmslos viel lichtstärker und leichter sichtbar als die vordere. In der Jugend erscheint sie hell auf dunklem, im Alter dunkel auf hellem Grunde.

Eine größere Anzahl von Messungen ergab mir für die Strahlen der hintern Naht (bis zur Verzweigungsstelle) eine scheinbare Länge von $1^{1}/_{4}$—$1^{1}/_{2}$, und für die vordern untern Strahlen eine solche von $1^{1}/_{2}$—$1^{3}/_{4}$ mm. Die Zweige der Seitenäste des hintern Strahls bestimmte ich in einigen Fällen zu $^{1}/_{2}$—$^{3}/_{4}$ mm.

Nimmt man keine oder keine nennenswerte Volumsänderung des embryonalen Kerns im Laufe der ersten Lebensjahre an, so ergibt sich aus den mitgeteilten Maßen, daß der Embryonalkern der Linsengröße der letzten Fötalmonate, also etwa der Zeit der Rückbildung der Tunica vasculosa lentis entsprechen dürfte.

Der Abschluß des Embryonallebens bliebe demnach durch eine Diskontinuitäzone, welche in gewissem Sinne eine Art Jahresring darstellt, zeitlebens in der Li markiert.

Fig. 127. Hintere und vordere Embryonalnaht beim Kinde.

Oc. 2, Obj. a2. Man beachte die hellen Nahtlinien auf dunklem Grunde. Die Embryonalnähte erscheinen im höhern Alter gewöhnlich umgekehrt dunkel auf hellem Grunde, doch gilt für den Kernstar das entgegengesetzte (vgl. Fig. 229).

Fig. 92. Vorderes Nahtsystem der Rindenoberfläche eines 20 Jährigen.

Durch Einstellung der vordern Linsenchagrinierung (vgl. S. 21) tritt das Nahtsystem der vordern Linsenoberfläche zutage. Die Deutlichkeit ist individuell etwas wechselnd. Bei Jugendlichen ist dieses Nahtsystem leichter zu sehen als bei ältern Personen. Besonders lebhaft tritt es in gewissen Fällen von traumatischer Cataract hervor.

Das hintere Oberflächennahtsystem ist wegen der Kleinheit des hintern Spiegelbezirks nur stückweise und meist nur peripher zu sehen (vgl. Fig. 98).

Fig. 128—132. Abhängigkeit der Faserbreite vom Nahtsystem[46]).

Ein Blick auf die schematische Skizze Fig. 128 gibt über diese Abhängigkeit Aufschluß. In dem gleichschenkligen Dreieck, dessen Basis durch x, dessen Seiten durch a und b gebildet werden, stellen die Seiten a und b zwei Nähte dar. Die an ihnen inserierenden Fasern müssen, da sie alle in derselben Fläche liegen, sämtlich die Strecke x passieren. Die Länge von a sei z. B. gleich 2 x. In diesem Falle ist a + b = 4 x, oder: die Ansatzbreite jeder Faser ist viermal größer als die Breite dieser Faser innerhalb x.

Diese Differenzen in der Faserbreite müssen um so größer werden, je größer die Differenz der Summe von a + b gegenüber x, je zahlreicher und länger also die Nähte im Vergleich zu der Distanz ihrer Enden sind. Errichten wir z. B. im Mittelpunkt von x die Senkrechte c, welche wiederum eine Naht darstelle, so ist die Ansatzstrecke jeder Faser durchschnittlich achtmal größer als die Faserbreite in der Verbindungslinie zwischen den Nähten beträgt.

Dies gilt für die Annahme, daß die zwischen den Nähten liegende Fläche als plan gelten könne. Würde man die tatsächlich vorhandene Wölbung der Linsenoberfläche berücksichtigen, so würde dadurch an den genannten Verhältnissen nichts wesentlich geändert.

Die Mikrophotographie Fig. 130, welche das vordere Oberflächennahtsystem und die durch Argentum nitricum deutlich gemachten Fasergrenzen einer ältern Frau darstellt, zeigt überzeugend, daß die Länge der Nähte das vielfache der Strecke darstellt, welche die peripher ziehenden Fasern zwischen den Nahtenden zu durchqueren haben und daß sich daher notwendigerweise die Fasern nach den Nähten hin ganz bedeutend verbreitern müssen, wie das Fig. 129 schematisch wiedergibt.

Fig. 131 u. 132, welche Mikrophotographien der Oberfläche normaler frischer Linsen Erwachsener darstellen, illustrieren die Verbreiterung der Faserenden. Daß diese letztere bis jetzt übersehen wurde (man findet nur hier und da die Angabe, daß die Linsenfasern an ihren Enden manchmal „kolbig verdickt" seien), ist wohl darauf zurückzuführen, daß man nur Schnittserien untersuchte. Durch solche kann aber das tatsächliche Verhalten nicht hinreichend veranschaulicht werden, wie ich das an einer Reihe von Schnittserien von nach Rabl behandelten menschlichen Linsen feststellen konnte.

In Fig. 131 sieht man die zu einer Naht strebenden, daher gebogenen Faserenden, wie sie die frische Leichenlinse eines Erwachsenen bei stärkerer Vergrößerung an der Oberfläche zeigte.

Fig. 132 zeigt die Faseroberfläche nach Arg. nitric.-Behandlung.

Recht instruktive Bilder erhielt ich auch dadurch, daß ich zunächst mit Arg. nitric. leicht imprägnierte, dann nach kurzer Härtung im Alkohol die Rinde abschabte. Die Kapsel zeigt dann die Abdrücke von Faserenden in großer Schärfe.

Da ferner die Äquatoriallinie der Linse größer ist als diejenige Äquatoriallinie, die man sich durch die peripheren Nahtenden gelegt denken kann, so folgt, daß die Faserbreite im Äquator größer ist als zwischen den Faserenden. (Eine gewisse Kompensation bietet die stärkere Linsenwölbung nach dem Äquator hin.) Bei einem 5jährigen Knaben fand ich im (nach Rabl behandelten) Präparat ein Verhältnis der Breite der zwischen den Nahtenden gelegenen Fasern zu denen im Äquator von ca. 3 : 4 (genauer 13,5 : 18).

Es dürfte nicht zufällig sein, daß die stärkere Entwicklung des Nahtsystems sowohl phylogenetisch als ontogenetisch parallel geht einer stärkeren Abplattung

Fig. 127—133. Tafel 14.

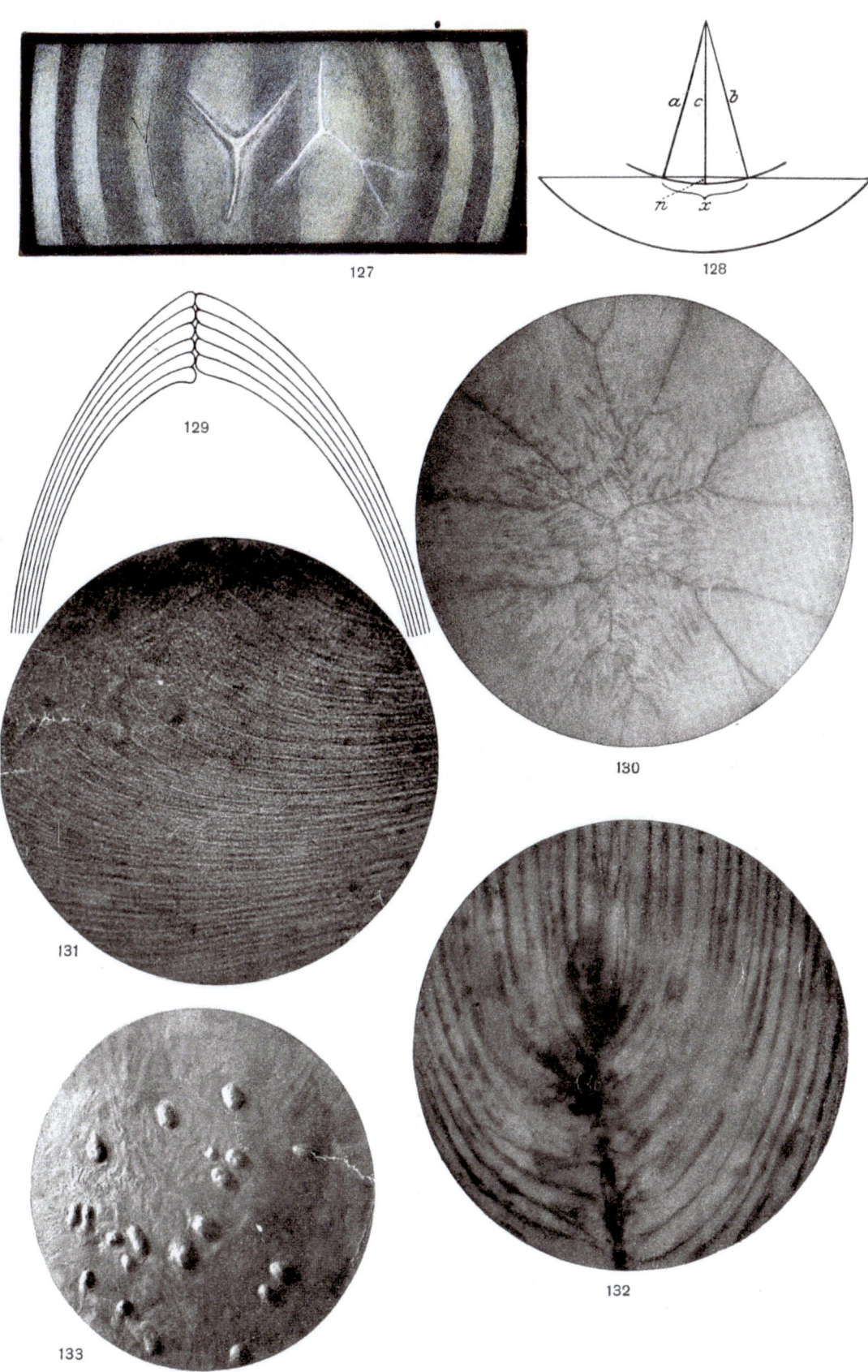

Vogt, Atlas. Verlag von Julius Springer, Berlin.

der Linse in dorsoventraler Richtung. Über die Art des Connexes sind wir auf Vermutungen angewiesen.

Vielleicht könnte folgende Überlegung als Wegweiser dienen. Wenn wir von der Annahme ausgehen, daß das Volumen der einzelnen Linsenfasern an allen ihren Querschnitten dasselbe oder ein ähnliches ist, so muß die Verbreiterung der Faserenden von einer Faserabplattung id est Verdünnung in dorsoventraler Richtung begleitet sein. Da aber die Faserenden dem axialen Linsengebiet, nie dem Äquator angehören, so müßte daraus eine Abnahme des Durchmessers der ganzen Linse in dorsoventraler Richtung resultieren. In der Tat zeigt ein Meridionalschnitt durch die Linse des Erwachsenen, daß die Fasern im Äquator in radiärer Richtung dicker sind als axial. Aber auch Schnitte, welche die Faser quer treffen, erweisen dies. (Von anderer Seite wollte man die Faserkerne für die Abplattung verantwortlich machen. Die Kerne dürften jedoch keine Rolle spielen, da sich dieselben ja auch in nicht abgeplatteten Linsen finden.)

Bei der oben gemachten Annahme werden wir erwarten müssen, daß die Abplattung der Linse mit der Entwicklung des Nahtsystems parallel geht, eine Beobachtung, die in der Tat zutrifft, ist doch die embryonale Linse noch fast kugelig. Je länger und zahlreicher die Nähte, um so größer die Differenzen der Faserbreite des äquatorialen und des Nahtgebiets, um so größer die dorsoventrale Abplattung, und zwar sowohl im Verlaufe der Ontogenese, als auch der Phylogenese der Säugerlinse.

Fig. 133—139. Das Alterskernrelief.

Im Jahre 1913 gelang es uns[46][2][57][58][27], bei den meisten Personen jenseits des 40. Jahres eine Reliefbildung der vordern axialen Alterskernoberfläche nachzuweisen.

Man sieht ausgeprägte Fälle von Relief, gute seitliche Beleuchtung vorausgesetzt, schon mit Hartnackscher Lupe.

Mit Spaltlampe und Cornealmikroskop (Oc. 2, Obj. a2) betrachtet, zeigt das Relief Formen, wie sie Fig. 133—139 wiedergeben (Photographien von Plasticinmodellen, verfertigt durch Dr. U. Lüssi, Assistenzarzt der Klinik).

In andern Fällen ist die Reliefbildung mehr verwaschen. Man erkennt dann entweder nur Nahtfirsten oder auch diese fehlen, und die Nähte sind als dunkle Linien auf einer im allgemeinen glatten Fläche zu sehen.

Gewöhnlich ist das Relief der vordern Alterskernfläche schärfer ausgeprägt als das der hintern. Das hintere Relief ist naturgemäß schwieriger zu sehen als das vordere.

Das vordere Relief besteht aus Höckern, Firsten und Wällen, welche zu den Nähten und Fasern orientiert sind. Die letztern sind in Firsten verwandelt (z. B. Fig. 135). Oft ist Faserzeichnung erkennbar (Fig. 135, 136, 139). Eine vertikale Nahtfirst in der axialen Gegend ist im vordern Relief besonders typisch (z. B. Fig. 137, 139; vgl. auch Text zu Fig. 116).

Das hintere Relief (Fig. 138) zeigt etwa dasjenige Bild, welches das vordere, von hinten her betrachtet, ergeben würde: Prominenzen erscheinen als Vertiefungen und umgekehrt. Dieses läßt sich, bei Berücksichtigung der Stellung der Lichtquelle, an der Hand der Verteilung von Licht und Schatten leicht ermitteln.

Axial ist das Relief immer lebhafter gegliedert und schärfer ausgeprägt als peripher.

Pathologische Bildungen sind runde scharf umschriebene Kuppen (Fig. 133, 137). Sie sind den runden Köpfen von Schuhnägeln vergleichbar und kommen durch

Vacuolen, die sich dicht unter der Kernoberfläche bilden, zustande. Wir konnten dieselben sowohl am vordern als am hintern Relief antreffen.[58]

Im durchfallenden Licht ist vom Relief nichts zu sehen. Die Sehschärfe wird durch Reliefbildung nicht merklich beeinflußt. **Stärkst ausgeprägte Fälle können in Augen mit Visus = 1,5 vorhanden sein.**

Sichere Beziehungen zu Cataract konnten wir nicht finden. Nur in vereinzelten Fällen sahen wir Übergänge zu der lamellären Zerklüftung.

Man kann die vordere Reliefbildung besonders gut schon bei enger Pupille beobachten. Der Pupillenrand und die so häufigen physiologischen Auflagerungen der vordern Linsenkapsel (s. Fig. 141 usw., Reste der Pupillarmembran) oder zufällige Rindentrübungen werfen bei Belichtung mit Spaltlampe auf das Relief ihren Schlagschatten und geben mit seinen Einzelheiten Parallaxe.

Das Relief unterscheidet sich von Linsentrübungen ohne weiteres
1. dadurch, daß es im durchfallenden Licht unsichtbar ist;
2. durch seine charakteristische Form. Wer diese Bildung einmal gesehen hat, wird sie nicht mehr verwechseln;
3. durch die axiale Lage und durch die Lage in der Alterskernfläche, sowohl in der vordern, als in der hintern;
4. durch die Beteiligung der Nähte in der Form von Firsten;
5. durch die Kontinuität der Bildung. Die Reliefbildung breitet sich kontinuierlich (lückenlos) nach allen Richtungen gleichmäßig aus, in der Peripherie sich abflachend und allmählich verlierend.

Vereinzelt fand ich die Reliefbildung in der vordern Embryonalkernfläche (z. B. Fig. 139)[27] [58]).

Beide Relieformen, das der Alterskern- und das der Embryonalkernfläche können nebeneinander bestehen.

Über Vorkommen und Häufigkeit der verschiedenen Formen vgl. [58]).

Fig. 133. 84jähriger Mann. Rechtes Auge (S = $^{6-7}/_{200}$ Kernstar). Pupille dilat. Lichtquelle temporal. Auf der ganzen Kernvorderfläche wird jede Andeutung von Firstbildung vermißt. In den mittleren Partien sitzen auf dem ganz glatten Niveau einzelne Buckel. Sie sind rundlich bis oval, und ihre Oberfläche ist, wie die der Umgebung, matt glänzend. Nirgends konfluieren die Buckel. Gegenüber den gewöhnlichen Reliefhöckern unterscheiden sie sich nicht nur durch die Form, sondern auch durch ihre Größe.

Das linke Auge des Patienten zeigt die gleichen Verhältnisse. Die an diesem Auge vorgenommene Extraktion beförderte einen großen Kern zutage, die klare Rinde blieb zurück. Die sofort nach der Operation angestellte Untersuchung des Kerns am Hornhautmikroskop ließ nichts von den in vivo beobachteten Buckeln erkennen.

(Beidseits Cataracta nuclearis, peripher vereinzelte kleinfleckige Linsentrübungen. LS = $^{6-7}/_{200}$.)

Fig. 134. 82jähriger Mann. Linkes Auge (S = $^{3}/_{200}$ Kernstar). Pupille dilat. Lichtquelle temporal. Die ganze Kernvorderfläche ist besetzt von Buckeln und Höckern, die unvermittelt aus dem glatten und matt glänzenden Niveau hervortreten. Sie sind vielfach zu Gruppen vereinigt und scheinen da und dort zu konfluieren, im Gegensatz zu Fig. 133.

Nirgends ist eine Andeutung von Nahtfirsten zu konstatieren. Die Höckerbildung ist bis zum Pupillarrande verfolgbar. (Die feine Strichelung ist bei der Herstellung der Plastik entstanden und fand sich nicht auf der betreffenden Kernvorderfläche.)

Fig. 134—139. Tafel 15.

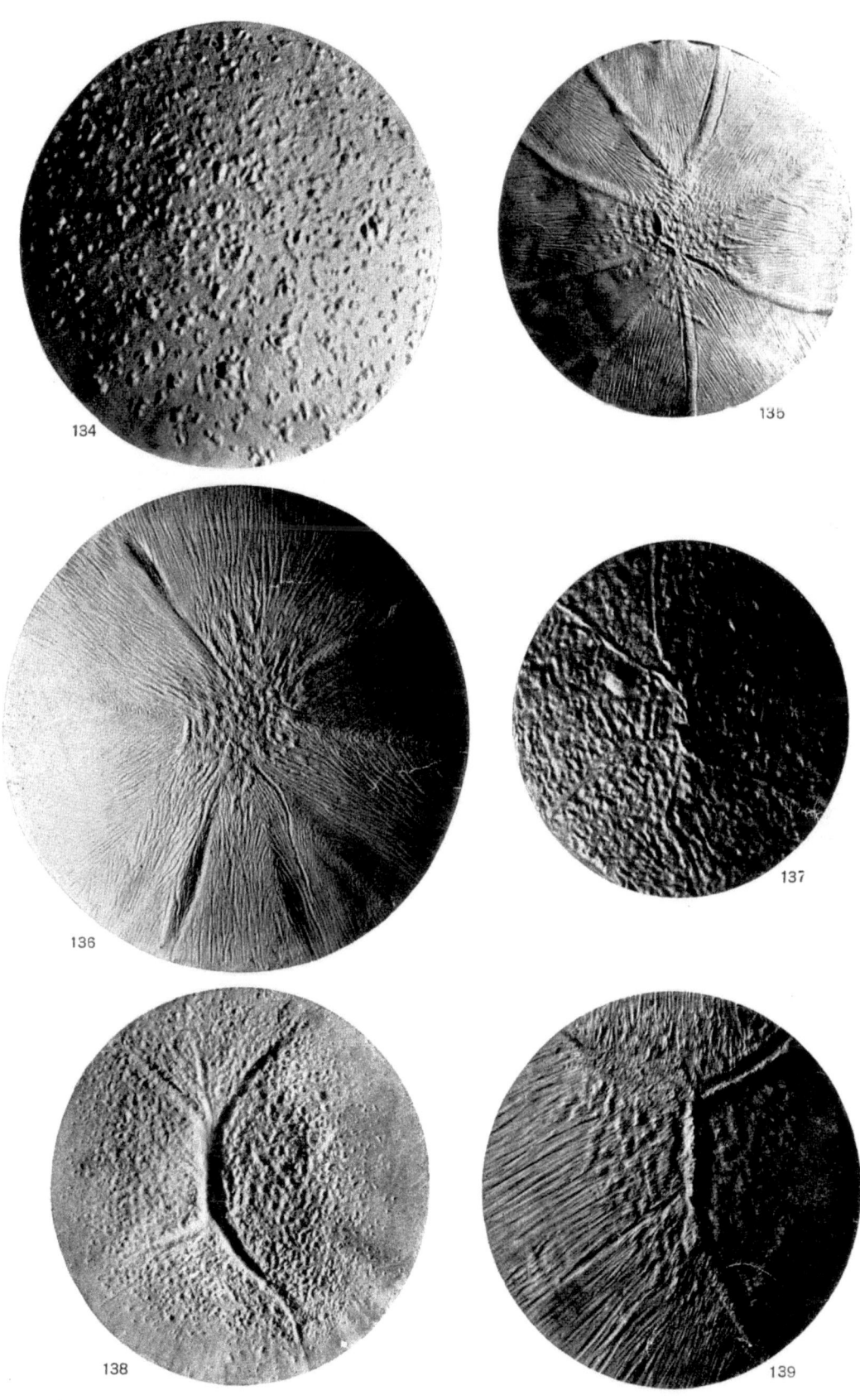

134
135
136
137
138
139

Vogt, Atlas. Verlag von Julius Springer, Berlin.

(Rechtes Auge: Aphakie, Chorioretinitis centralis, $S = 9/200$ korr. Linkes Auge: Iriskolobom nach oben, Cat. nuclearis, subkapsuläre Rindentrübungen.)

Fig. 135. 72jährige Frau. Rechtes Auge ($S = {}^{1-2}/_{200}$ Amotio retinae). Pupille dilat. Lichtquelle nasal. Typisches Relief der Kernvorderfläche, dessen Einzelheiten z. T. mit der Hartnackschen Lupe erkennbar waren (z. B. Höcker, Firsten, Linsenfasern). Vom zentralen Höckerfeld, das nichts von einer Vertikalfirst zeigt, gehen die Nahtfirsten radiär ab und sind als solche bis an den Pupillarrand verfolgbar. Eine temporal abwärts verlaufende Nahtfirst teilt sich in der bekannten Weise.

Zwischen den Nahtfirsten breiten sich die Faserfelder aus, ein feinstreifiges, gleichmäßiges Relief bildend.

Die typisch verbreiterten Faseransätze verdecken oft die Nahtfirsten (z. B. rechts oben). Manchmal sind die Furchen zwischen den Fasern streckenweise besonders tief (z. B. im rechts unten gelegenen Felde), während andererseits die Faserfirsten hier und da dicker und unregelmäßiger gestaltet sind (z. B. im rechts gelegenen Felde).

Vielfach läßt sich der Übergang der Höckerung in die Faserung erkennen.

Man beachte auch die unregelmäßige Furchung und Wulstung innerhalb des axialen Höckerfeldes, das ferner stellenweise die Faserung erkennen läßt.

Die Nahtfirsten sind oft von feinen Furchen begleitet, in welche hinein die Faserung verfolgbar sein kann.

(Beiderseits Cataracta nuclearis, Rinde klar, mit Wasserspalten durchsetzt. $LS = 4/200$.)

Fig. 136. 58jähriger Mann. Rechtes Auge ($S = 6/24$ beg. Kernstar). Pupille dilat. Lichtquelle temporal. Ganz ähnliches Relief wie Fig. 135, jedoch mit unscharf begrenzter First- und Höckerbildung. Nach unten von der Höckerzone eine unregelmäßige Furche zwischen den Fasern verlaufend.

(Rechtes Auge: Speichentrübungen der Rinde, subkapsuläre Vacuolenfläche. Linkes Auge: gleich wie rechtes Auge, dazu Kerntrübungen, $LS = 8/200$.)

Fig. 137. 72jähriger Mann. Linkes Auge ($S = 6/36$, korr. $6/6$). Pupille dilat. Lichtquelle nasal. Im ganzen Pupillarbereich gleichmäßiges Höckerfeld von ungewöhnlich großer Ausdehnung und mannigfacher Form der einzelnen Höcker. Die Oberfläche der letzteren ist glatt und matt glänzend.

Die axial gelegene Vertikalfirst ist in der Mitte stark zerklüftet, von ihrem oberen und unteren Ende gehen fächerartig je drei Nahtfirsten ab. Sie alle sind da und dort von feinen Höckerchen und Furchen bedeckt bzw. durchzogen.

Nasal oben taucht unvermittelt ein Buckel aus dem unebenen Niveau auf. Er unterscheidet sich nur durch seine Größe von denjenigen der Fig. 133 u. 134. Bei gewissem Lichteinfall zeigt dieser Buckel den oben erwähnten Vacuolenreflex.

Das hintere Relief dieses Kernes ist im Verhältnis zum vordern sehr schwach ausgebildet, dagegen bestehen auf der Hinterkernoberfläche drei Vacuolen und erzeugen daselbst die gleiche Buckelbildung, wie sie die Fig. 133 u. 134 zeigen.

(Rechtes Auge: Herpes zoster ophthalm. in Abheilung, parenchymatöse Hornhauttrübung. Linkes Auge: Relief der vordern und hintern Kernoberfläche, lamelläre Zerklüftung (Fig. 223) der tieferen Rindenpartien. Mit Lupenspiegel Linse klar. $RS = 5/200$. — Dieser Fall wurde während fast eines Jahres beobachtet. In dieser Zeit wurde keine Änderung im Relief, hingegen bedeutende Zunahme der lamellären Zerklüftung konstatiert.)

Fig. 138. 64jähriger Mann. Linkes Auge ($S = 6/64$, korr. $6/6$). Pupille dilat. Lichtquelle temporal. Bild des Reliefs der hintern Kernoberfläche. Tiefe, axial gelegene, vertikale Furche. Die der Lichtquelle nähere Wand der Furche liegt im

Schlagschatten, die von ihr entferntere ist hell beleuchtet, wie das der Fall sein muß, wenn Furchenbildung vorliegt.

Analog den Nahtfirsten des vordern Reliefs gehen vom obern und untern Ende der Vertikalfurche radiär grabenartige Vertiefungen ab. Sie weisen die gleichen Lichtverhältnisse auf wie die Vertikalfurche. Sie sind nur auf kurze Strecke verfolgbar. Am weitesten sichtbar ist die temporal abwärts verlaufende Nahtfurche. Diese wird undeutlich da, wo sie sich teilt. Die nasal abwärts abgehende Nahtfurche ist undeutlich wegen einer hinter ihr liegenden Wasserspalte der hintern Rinde.

Das ganze System der Furchen liegt inmitten eines Feldes von Grübchen verschiedener Tiefe und verschiedenen Durchmessers. Diese Grübchen entsprechen den Höckern des vordern Reliefs und zeigen das gleiche Verhältnis zum einfallenden Lichte wie die Furchen. Wie die Höcker, sind die Grübchen axial am deutlichsten und nehmen gegen die Peripherie hin an Zahl und Tiefe ab.

Das ganze Bild zeigt Parallaxe zu der lichtstarken, hintern lambdaförmigen Naht des Embryonalkernes.

(Rechtes Auge: Keratitis profunda nach Herpes zoster ophthalm., Aderhauttumor? beiderseits periphere Rindentrübungen, $RS = 6/18$ korr.)

Fig. 139. 43jähriges Fräulein. Rechtes Auge ($S = 6/6$ H 1,5). Pupille dilat. Lichtquelle temporal. Relief der vordern Embryonalkernoberfläche. Die in Y-Form angelegten Nähte sind firstartig prominent. Der vertikale Schenkel macht unweit von der Vereinigungsstelle eine Knickung nasalwärts. Die nächste Umgebung der Nahtfirsten und diese selber weisen eine wellige Höckerung auf, die sich peripheriewärts in die Faserung verliert. Innerhalb des Höckerfeldes und auf den Nahtfirsten selber ist die Faserzeichnung erkennbar, welche hier ein krausiges Aussehen gewinnt.

Fig. 140 a u. b. Die Zunahme der diffusen innern Linsenreflexion.

Die Beurteilung der Zunahme der innern Linsenreflexion gehört zu dem Schwierigsten in der Spaltlampenmikroskopie.

Relativ leicht ist die Beurteilung einer lokalen Zunahme innerhalb derselben Linse, z. B. einer Steigerung der innern Reflexion des Kerns im Vergleiche zu derjenigen der Umgebung. Hier ist ja ein simultaner Vergleich möglich.

Enorm erschwert wird dagegen die Beurteilung zweier verschiedener Linsen. Denn hier verwischt sich der Helligkeitseindruck, den die eine Linse bietet, bis die zweite eingestellt ist. Auch sind die Beleuchtungsbedingungen nicht immer genau die gleichen. Die Helligkeit eines Diskontinuitätsstreifens ist z. B. davon abhängig, ob die Beobachterrichtung in die Hauptausfallsrichtung fällt oder nicht.

Zweifellos nimmt mit dem Alter die innere Reflexion der Linse erheblich zu. Vor allem werden die verschiedenen Diskontinuitätsstreifen lichtstärker. Wir können das dadurch feststellen, daß wir Linsen sehr verschiedenen Alters vergleichen, z. B. die Linse eines 6jährigen (a) und eines 80jährigen (b) (Fig. 140). Da ist der Kontrast hinreichend groß, wenigstens bei nicht zu intensiver Lichtquelle, damit wir über ihn in keinem Zweifel uns befinden. Stellen wir dagegen Individuen gleichen oder ähnlichen Alters einander gegenüber, so werden wir sofort unsicher. Vielleicht, daß es gelingen wird, durch Herstellung guter Bilder Vergleichsskalen aufzustellen, welche — konstante Beleuchtungsbedingungen vorausgesetzt — das Urteil erleichtern werden.

Eine Zunahme der diffusen innern Reflexion soll nach Koeppe[59]) die Ursache der sog. genuinen Nachtblindheit sein. Wir hatten keine Gelegenheit, diese Beobachtungen nachzuprüfen. Sie würden aber mit der Tatsache im Widerspruch stehen, daß die innere Reflexion im Alter regelmäßig bedeutend zunimmt, ohne Hemeralopie zu machen.

Fig. 140—147. Tafel 16.

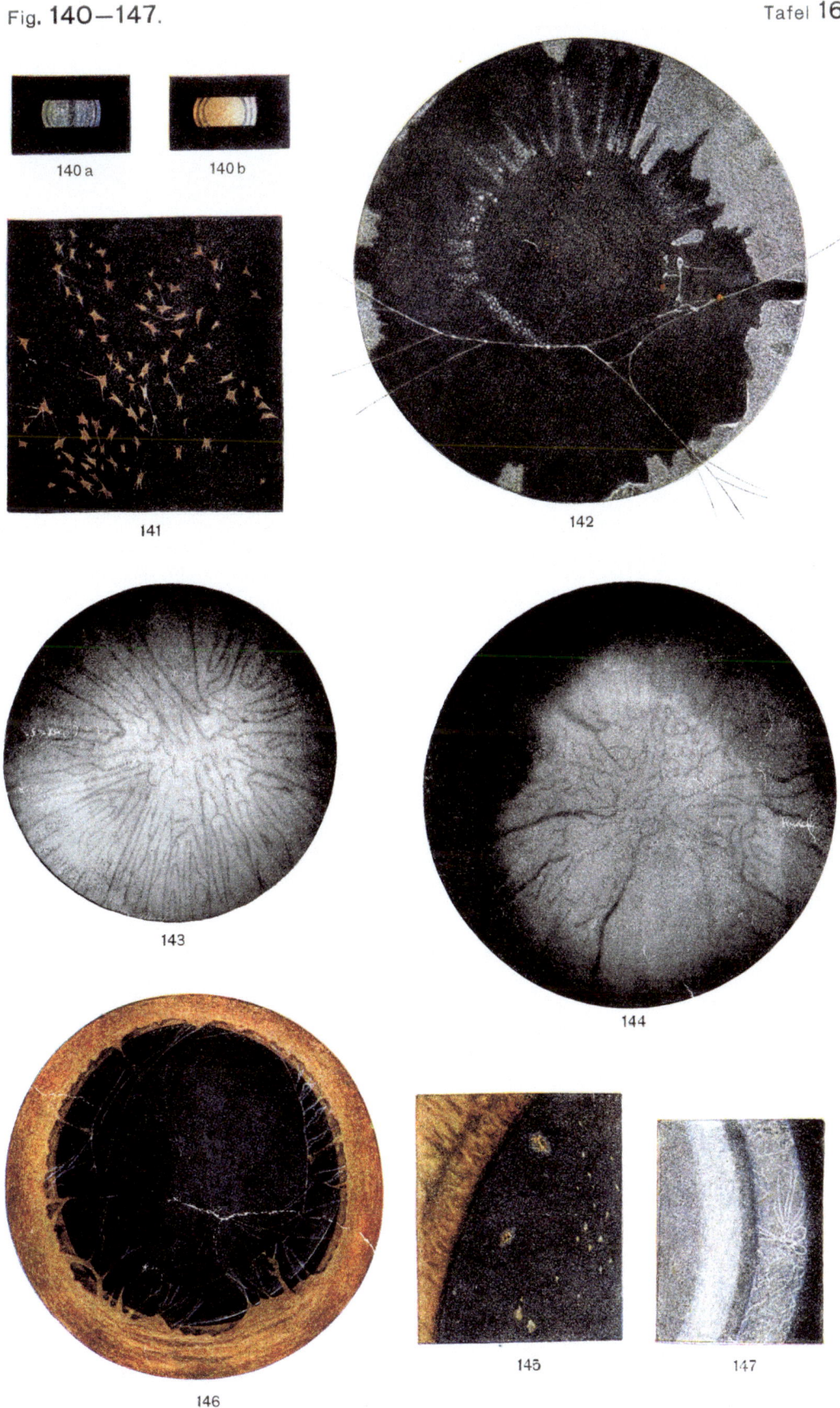

140a 140b
141 142
143 144
146 145 147

Vogt, Atlas. Verlag von Julius Springer, Berlin.

Die Zunahme der innern Linsenreflexion kann durch Cataract bedingt sein, ohne daß zirkumskripte Trübungen (z. B. Staubtrübungen) deutlich erkennbar sind. Dies ist z. B. beim Kernstar der Fall.

Fig. 140a u. b. Die Zunahme der Gelbfärbung der Linse im Alter.

Schon die Linse des Neugeborenen ist leicht gelblich (im Gegensatz z. B. zu der Linse des Kalbes), außer Ultraviolett werden also auch Violett und Blau absorbiert und erzeugen Fluoreszenz (vgl. Vogt[10]). Im höhern Alter steigert sich die Absorbtion und erstreckt sich über Blau und Grün, so daß der gelbe Ton immer wärmer wird und schließlich in Orange bis Rotgelb übergeht. Es kann dadurch Blaublindheit (Liebreich[109]), Heß[110] u. a.) und relative Gelbblindheit (Vogt[111]) eintreten. Fig. 140a zeigt die Farbe bei einem 6 Jährigen, Fig. 140b bei einem 80 Jährigen.

Die gelbe Farbe nimmt von der Rinde nach der Kernmitte zu, wohl entsprechend der steigernden Dichte der Substanz.

Fällt das Büschel der Lampe axial durch die Linse, so erscheint es in der hintern Rinde am stärksten gelb, weil die hintere Rinde durch die sämtlichen vor ihr liegenden Schichten gesehen, das Licht also durch letztere (zweifach!) filtriert wird. (Fig. 140a u. b).

Wir können daher mittelst Spaltlampe den Grad der Linsengelbfärbung direkt sehen. Durch die Gelbfärbung der Linse ist bekanntlich das Blausehen der Aphakischen bedingt.

Fig. 141—146. Die Reste der vordern Tunica vasculosa lentis (Pupillarmembran).

Diese Membran wird bekanntlich embryonal nicht nur von den Ausläufern der Art. hyaloidea gespeist, welche als parallele Stämmchen um den Äquator herum nach vorn gelangen, um hinter der Iris ein Geflecht zu bilden, sondern auch von Iris-(Ciliar-)gefäßen, welche von der Iriskrause direkt zur Pupillarmembran ziehen.

Mittelst Spaltlampe finden wir die Reste dieser Gefäße postembryonal sowohl an der Iriskrause, als auch auf der vordern Linsenkapsel. Am auffälligsten sind die letztern Reste.

Fig. 141. Sternchenförmige Reste der Pupillarmembran.

Oc. 5, Obj. a3. Sternchenförmige, braune, bis weißlichbraune, bis gelbweiße Auflagerungen, die oft zu Reihen oder Ketten angeordnet sind (vgl. auch Brückner[60]), Stähli, Kraupa[146]), Koeppe u. a.), bisweilen auch einzeln oder in Gruppen oder gar flächenhaft gehäuft vorkommen. Die einzelnen Sternchen haben gewöhnlich einen Durchmesser von 20 bis 60 Mikra.

Fig. 141 zeigt die Sternchen bei starker Vergrößerung bei der 69jährigen J. H. Man beachte die feinen Ausläufer.

Die embryonale Pupillarmembran enthält kein Pigment. Da wir aber solches in Pupillarmembranresten oft in größerer oder geringerer Menge finden, so muß angenommen werden, daß sich dieses Pigment nachträglich und selbständig in den zurückgebliebenen Resten bildet (vgl. auch Brückner[60]). Wir möchten besonders betonen, daß die Reste der hintern Membrana capsularis niemals, die der Membrana pupillaris fast stets Pigment aufweisen. Hierin drückt sich wohl die verschiedene Versorgung der beiden Gefäßgebiete aus, des hintern aus der Art centralis, des vordern aus der letztern und aus den Ciliargefäßen.

Die Sternchenfigur (Fig. 141) dieser Reste ist für die embryonale Herkunft nicht unbedingt charakteristisch. Denn nach unsern Beobachtungen nimmt sowohl Irispigment als auch Exsudat, das durch Entzündungen oder Verletzungen auf die Linsenkapsel gelangt, im Verlaufe von vielen Monaten oder von Jahren diese Sternchenform an (vgl. z. B. Fig. 189, 190). Andrerseits kann in seltenen Fällen angeborenes Pigment amorph aussehen (z. B. Fig. 145). Kleinere sternchenförmige und fadenförmige Reste der Pupillarmembran deckt uns die Spaltlampe sozusagen in jedem Auge auf.

Fig. 142. Fädige bis spinnwebige Reste der Pupillarmembran.

Diese stehen stets mit der Iriskrause in Verbindung und heften sich entweder auf der Kapsel fest, oder sie ziehen ohne Anheftung über dieselbe in einiger Distanz hinweg. Manchmal sind derart ausgespannte Fäden durch einen zweiten Faden mit der Kapsel verbunden. Seltener bilden sie ein dichtes Maschenwerk, das in einem von mir beobachteten Falle die Stärke von Membranen hatte. (Die betreffende Membran war zirkulär vorhanden und stand mit Kapsel und Iriskrause in solider Verbindung.)

Häufig haften diesen Fäden einzelne Pigmentbröckel und weiße Verdichtungen an (Fig. 142, in welchen die Fäden sich nach Art von Telegraphendrähten über das Pupillargebiet spannen.)

Über polymorphe derartige Bildungen an der Iriskrause vgl. das Kapitel Iris.

Seltener finden sich fädige Reste die am Pupillarsaum adhaerieren. Sie lassen sich vielleicht von der Membrana capsulo-pupillaris ableiten (vgl. auch Brückner[60]).

Dieselbe Figur zeigt membranöse Reste der Pupillarmembran, in der Form die embryonale Gefäßrichtung wiedergebend.

Es handelt sich um Auflagerungen auf der Vorderkapsel, welche wohl die Form der Gefäßschlingen der embryonalen Gefäßmembran wiedergeben.

Ein Vergleich mit Fig. 143*, welche diese Gefäßschlingen bei einem 5monatigen Fötus darstellt und mit Fig. 144*, die sie bei einer 4tägigen Katze zeigt, ergibt Übereinstimmung der Formen.

Dabei ist aus Fig. 142 ersichtlich, daß die grauweißen Partien durch eine membranöse, zarte, gleichmäßig dicke und durchscheinend matte Auflagerung dargestellt werden. Denn an ihren Rändern ist diese Auflagerung stellenweise abgehoben und leicht umgekrempelt (z. B. rechts in der Fig. 142).

In den mittlern Partien bräunliche Pigmentreste der Vorderkapsel.

Es handelt sich um das linke, bisher nie kranke Auge des Patienten der Fig. 137, 24fache Vergrößerung bei mangelhafter Pupillenerweiterung.

Fig. 145. Amorphes (nicht sternchenförmiges) angeborenes Pigment auf der vordern Kapsel bei der 43jährigen Frau L.

Deren beide Augen waren stets gesund. Oc. 2, Obj. a3, rechtes Auge. Außer feinen weißlichen Resten, die Andeutung von Sternchenform zeigen, sieht man zwei größere unregelmäßige Klumpen, die in ein graues Häutchen gehüllt erscheinen.

Fig. 146. Derbe Reste der Pupillarmembran.

Diese können, einem Exsudat ähnlich, eine Art occlusio pupillae herbeiführen. Charakteristisch sind jedoch ihre Verbindungen mit der Iriskrause. Fig. 146 zeigt besonders reichliche Membranreste, welche an fußförmige hintere Synechien erinnern, jedoch durch ihre Verbindung mit der Krause ihre Natur verraten. Die Linse ist in diesem Fall kongenital nach oben verlagert.

(10jährige E. E., schwache Vergrößerung, rechtes Auge.)

Damit sind nur einige wichtigere Haupttypen der Pupillarmembranreste wiedergegeben.

---

* Die Mikrophotographien stellte ich mittelst Durchleuchtung nach vorangegangener Berlinerblauinjektion her.

Fig. 147a—154. Tafel 17.

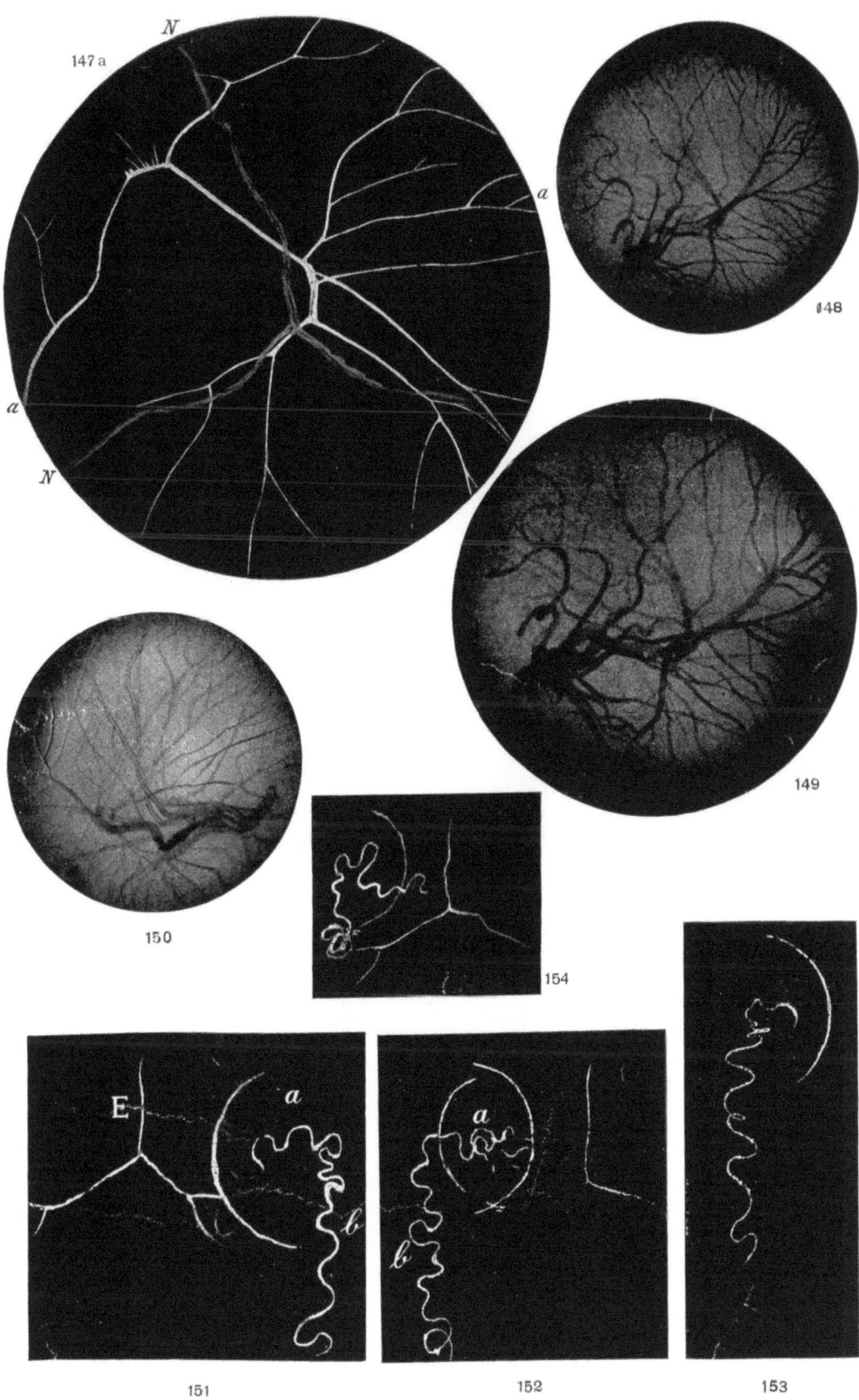

Vogt, Atlas. Verlag von Julius Springer, Berlin.

Fig. 147 u. 147a. Reste der Tunica vasculosa posterior.

Vor Einführung der Spaltlampe kannte man solche Reste nicht. Wir konnten zeigen[49], daß sie mehr oder weniger zahlreich bei allen Individuen vorkommen. Diese Beobachtungen sind auch von andrer Seite bestätigt worden (Koeppe[61]).

Die Fig. 147 stellt fädige Reste aus dem temporalen Hinterkapselabschnitt bei einem 20jährigen dar. Der Verlauf dieser Reste macht es wahrscheinlich, daß sie von Gefäßen abstammen. Es sind meist fädige Gebilde, die im allgemeinen radiären, oft aber auch bogenförmigen Verlauf haben (man vergleiche den Gefäßverlauf der embryonalen Membran, Fig. 148—150).

Viel deutlicher und reichlicher, als mittelst Nernstlampe, treten diese Reste mittelst Nitralampe und Mikrobogenspaltlampe zutage.

Bei Haustieren fand ich die Reste noch vollkommener erhalten als beim Menschen. Fig. 147a zeigt z. B. die Gefäßreste in dem aus dem hiesigen Schlachthause bezogenen Auge eines Kalbes. N = Naht, A = Gefäßzweige.

Fig. 148—165. Der physiologische Rest der Arteria hyaloidea.

Die Arteria hyaloidea inseriert nach unsern Untersuchungen[62] beim menschlichen Fötus nicht am hintern Linsenpol, sondern in einigem Abstand nasal davon. Wie wir nachträglich aus einer Angabe Seefelders ersehen[63], ist der erste anatomische Nachweis des nasalen Eintritts bei menschlichen Föten durch Seefelder geleistet worden.

Dieser mediale Eintritt steht unseres Erachtens in Übereinstimmung mit der medialen Lage des Optikuseintritts. Ein Optikuseintritt am hintern Pol wäre optisch undenkbar. Aber auch ein Hyaloideaeintritt am hintern Linsenpol wäre nachteilig, da, wie die Spaltlampe lehrt, fast regelmäßig mehr oder weniger starke Reste dieses Gefäßes dauernd zurückbleiben, wodurch bei axialem Sitz das Sehvermögen beeinträchtigt würde.

In der Tat ergaben unsere Untersuchungen, daß der Hyaloidearest postembryonal (beim Lebenden) ausnahmslos ebenfalls nasal vom hintern Linsenpol, vom letztern 1—2 mm entfernt aufzufinden ist. Zur Ermittlung des hintern Linsenpols suche man zunächst das linke Embryonalnahtzentrum auf (die Embryonalnaht ist in Fig. 151—164 stets aufgezeichnet).

Der Hyaloidearest ist bei den meisten Personen nachweisbar, variiert jedoch nach Form und Ausdehnung individuell in hohem Maße.

Insbesondere deutlich ist er, wie alle übrigen Reste der Tunica vasculosa, bei Verwendung der Mikrobogenspaltlampe.

Über Verteilung der Gefäße innerhalb der Tunica vasculosa posterior orientieren die Mikrophotographien Fig. 148—150 welche ich von lebendfrischen, mit Berlinerblau injizierten 5monatigen Föten herstellte (ich verdanke die Föten den Herren Prof. Dr. Labhardt und PD. Dr. Hüssy in Basel).

Fig. 110—111 zeigen die topographischen Beziehungen zwischen der Art. hyaloidea und dem Oberflächennahtsystem beim Föten.

Postembryonal fand ich den Rest individuell sehr verschieden stark ausgebildet.

Von eben mit der Spaltlampe nachweisbaren Resten finden sich bis zu intensiven, mit dem Augenspiegel sichtbaren Verdichtungen alle Übergänge. Derartig dichte, im durchfallenden Licht sichtbare Reste sind als „Cataracta polaris posterior spuria" bzw. als „Hyaloidea persistens" bekannt.

Aus unsern Ausführungen geht hervor und mit der Spaltlampe ist erweisbar, daß diese Cataracta spuria eben nicht am Pol, sondern nasal bzw. unten nasal im Bereiche des Hyaloidearestes sitzt.

Die Fig. 151—163 veranschaulichen verschiedene häufige Typen des postembryonalen physiologischen Hyaloidearestes. Sie sind aus etwa 100 Beobachtungen ausgewählt. Zur Orientierung ist jeweilen die hintere Embryonalnaht (E, Fig. 151) mitskizziert. Sie liegt stets temporal vom Hyaloidearest.

Ohne weiteres ist erkennbar, daß sich zwei Hauptabschnitte unterscheiden lassen:
1. Die (fixe) Ansatzstelle (a, Fig. 151, 152).
2. Die frei im Glaskörper flottierende Hyaloidea (b).

Beim selben Individuum kann die Ausprägung von Ansatzstelle und flottierendem Rest an beiden Augen eine verschiedene sein, doch zeigt sich im allgemeinen beiderseits eine gute Übereinstimmung.

Betrachten wir zunächst die Ansatzstelle.

Sie wird dadurch aufgefunden, daß wir die hintere Embryonalnaht (das umgekehrte Y, vgl. die Abbildungen) aufsuchen. Bei einiger Übung und Dunkeladaption gelingt es, diese Naht bei jedermann zu sehen. Wir folgen nun dem nasal und etwas nach unten ziehenden Nahtstrahl bis zu seiner Gabelung. Die Ansatzstelle der Hyaloidea findet man hinter dem oberen Zweige dieser Gabelung oder in der Nähe dieser Stelle.

Die Ansatzstelle ist, wie alle feineren Gebilde der Hinterkapsel, stets nur außerhalb des hintern Spiegelbezirks zu sehen. Durch den letztern wird sie verdeckt. Fällt der Spiegelbezirk zufällig auf die Gegend der Ansatzstelle, so lasse man den Untersuchten etwas mehr nasal blicken. Dadurch rückt der Spiegelbezirk nasalwärts ab.

Die Ansatzstelle ist durch grauweiße Bogenlinien ausgezeichnet, die gewöhnlich zusammen einen Knäuel bilden, so daß man von einem Ansatzknäuel sprechen kann (Fig. 158, 161). Dieses Gebilde erinnert in seiner Konfiguration, wie erwähnt, an die embryonale Ansatzstelle, mit ihren gewundenen, zum Teil sich kreuzenden und gabelnden Gefäßen. Die scheinbare Breite der Gefäßreste beträgt etwa 0,03 bis 0,06 mm.

Manchmal sieht man reine Ringformen, in andern Fällen werden wir an Haften und Schnörkel erinnert. Ähnliche Bogenbildungen kommen auf der übrigen Hinterkapsel nur ganz ausnahmsweise vor. Die betreffenden Gefäßreste pflegen dann schmäler und spärlicher zu sein, als an der Ansatzstelle.

Oft ist deutlich, daß die Bogenlinien der Ansatzzelle verschiedenen Gefäßen, eben den verschiedenen Zweigen der Arterie entsprechen.

Dadurch, daß strang- oder knopfartige Verdichtungen* auftreten (Fig. 156, 159, 163), kommt es zur Bildung der schon erwähnten, wie unsere Beobachtungen zeigen, außerordentlich häufigen Cataracta spuria. Dieselbe kann sowohl auf der Kapsel als an dem flottierendem Hyaloidearest sitzen. Im erstern Falle ist sie fix, im letztern beweglich.

Die beweglichen Formen dieser Verdichtung sitzen entweder in unmittelbarer Kapselnähe, so daß ihre Beweglichkeit nur mikroskopisch wahrnehmbar ist, oder sie sitzen an dem flottierenden Hyaloidearest in mehr oder weniger großer Entfernung von der Kapsel, bisweilen so weit weg, daß sie mit der Spaltlampe nur bei gewissen Bulbusbewegungen sichtbar werden. In diesen Fällen ist die Beweglichkeit mit dem Augenspiegel erkennbar.

Meistens sind diese Trübungen körperliche Gebilde, seltener stellen sie mehr flächenhafte Kapselauflagerungen dar. Bisweilen scheinen sie das proximale Ende des Hyaloidearestes zu bilden, so daß dieser in ein solches „Hyaloideakörperchen" (Fig. 163) auszumünden scheint.

---

* Die hier geschilderten Verdichtungen sind wohl identisch mit den zuerst von Erggelet[102]) in einigen Fällen beobachteten weißen Gebilden.

Fig. 155–166. Tafel 18.

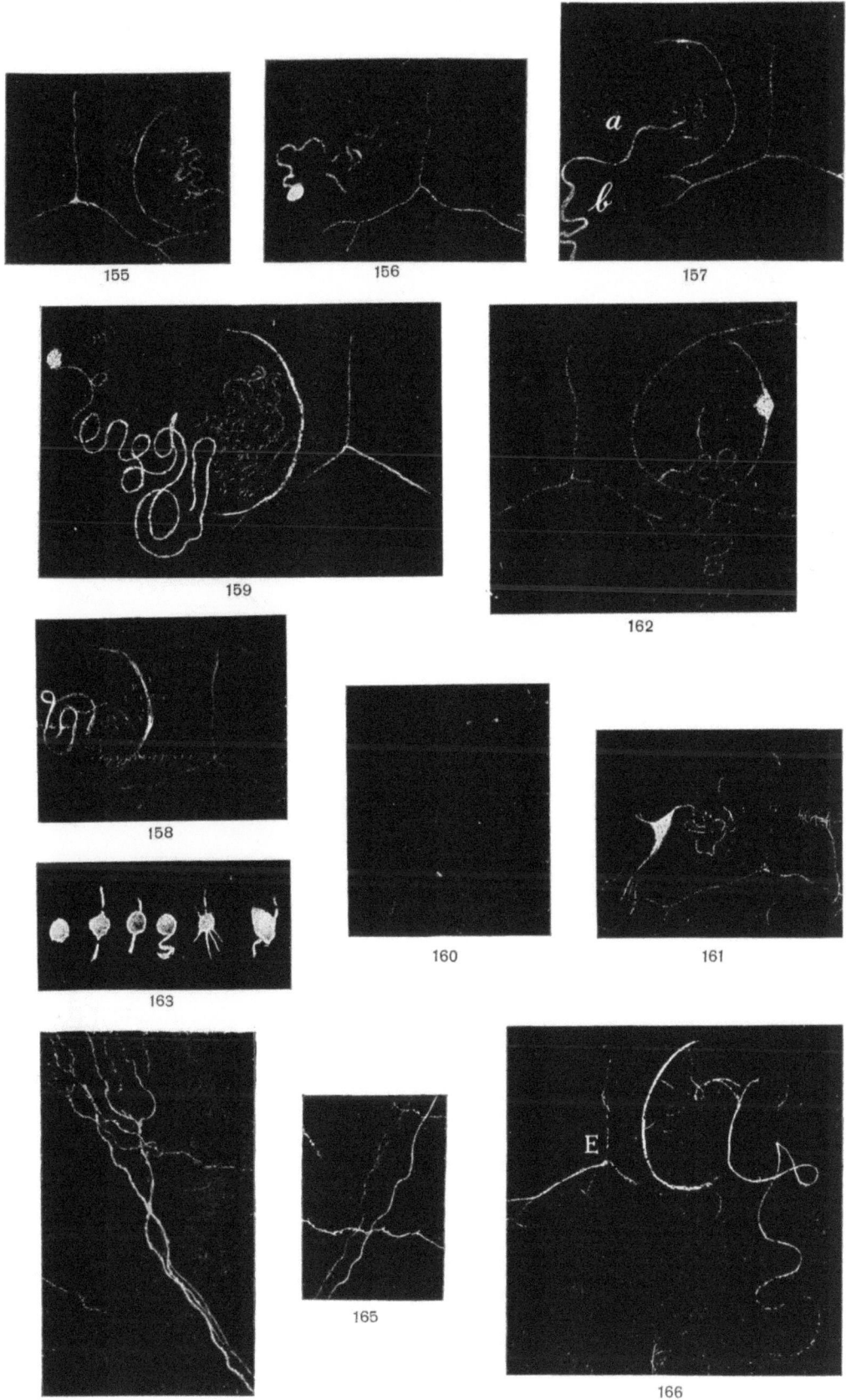

Vogt, Atlas. Verlag von Julius Springer, Berlin.

Auch die im allgemeinen gleichmäßige Größe der Körperchen ist beachtenswert.

Der zweite Teil des Ansatzes, der z. T. bereits erwähnte flottierende Abschnitt (Fig. 151 u. 152 bis b), fällt dem Beobachter gewöhnlich zuerst auf. Er hängt als weißer, spiraliggerollter Faden hinter dem nasalen Linenbezirk nsach unten, pendelt bei leichten Bulbusoszillationen und läßt sich bei lebhafteren Bewegungen des Augapfels nach hinten, ja nach oben schleudern, wobei er sich mehr oder weniger strecken und peitschenartige Schlingungen ausführen kann. Alle diese Erscheinungen beweisen, daß sein spezifisches Gewicht größer ist als das des Glaskörpers.

Wo inseriert die flottierende Hyaloidea? Verfolgen wir die oben beschriebene Ansatzstelle nasalwärts, so tritt aus dem Knäuel ein einzelnes Gefäß in nach oben und nasal konvexem Bogen heraus (Fig. 151, 152, man beachte auch Fig. 148—150 wo bereits eine ähnliche Bogenbildung zutage tritt), um in den vertikalen flottierenden Teil überzugehen. Seltener tritt das Gefäß aus dem Knäuel direkt nach unten oder es zeigt in der Weise einen abnormen Verlauf, daß es zunächst 0,5—1 mm weit horizontal-nasal (oder auch nach aufwärts oder schräg abwärts) verläuft, um dann in den freien Teil überzugehen. Die Breite des Gefäßrestes ist eine gleichmäßige und beträgt meist ca. 0,05 mm. In manchen Fällen erscheint er abgeplattet.

Die Farbe ist grau bis weiß und der flottierende Rest tritt deshalb lebhafter aus der Umgebung hervor, als der Bezirk der Ansatzstelle, weil der Glaskörper wesentlich weniger Licht reflektiert, als die hintere Kapsel. Bisweilen beobachtet man auf dem Gefäß weiße Flecken, offenbar histologisch veränderte Stellen. Seltener sind feine weiße Auflagerungen.

Die spiralige Rollung (z. B. Fig. 153), die bei Schleuderung sich oft etwas ausgleicht, hängt wohl damit zusammen, daß der Gefäßrest frei endigt. In verhältnismäßig seltenen Fällen fand ich ihn in toto fixiert. Die spiraligen Windungen fehlten dann bisweilen und es zeigten sich manchmal zickzackähnliche Biegungen. In einem Falle war das Gefäß nach oben fixiert. Fig. 159 und 160 zeigen, welche besondere Formen ein in weiter Ausdehnung fixierter Rest gelegentlich aufweisen kann.

Der flottierende Rest ist manchmal mehrere Millimeter lang und sein Ende hinter der Linienperipherie, bzw. in der Tiefe des Glaskörpers ist nicht immer zu sehen. Einmal sah ich ihn in einer größeren, mit Lupenspiegel deutlich fetzigen Gerüstflocke des Glaskörpers endigen.

Während die Ansatzstelle nach der Untersuchung bei einer großen Anzahl von Personen fast ausnahmslos bei jedermann erkennbar ist, findet sich der flottierende Abschnitt nicht in dieser Häufigkeit. Immerhin scheint er in einer großen Zahl gesunder Augen nachweisbar zu sein.

Differentialdiagnostisch kommen nicht seltene ähnliche schwebende Fadengebilde des vorderen Glaskörperabschnittes in Betracht. Diese häufig dichotomisch verzweigten im Alter deutlichern Fäden, die vielleicht Gefäßen jener frühen Embryonalepoche (vor dem 3. bis 4. Monat) entstammen, in welcher der Glaskörper reich arteriell vascularisiert ist* (peripheres Gefäßgebiet des Glaskörpers, Vasa hyaloidea propria, Arnold[56]), Keßler[65]), H. Virchow[66]), Kölliker[67]), Schultze[68]), sind von dünnem Kaliber, nicht selten unregelmäßiger Kontur und es durchkreuzen sich oft mehrere Fäden. (In Fig. 164 sind derartige Fäden, wie sie ein 60jähriger Mann, in Fig. 165 wie sie ein 17jähriges Mädchen aufwies, dargestellt.)

Fast stets zeigen die in Fig. 164 u. 165 abgebildeten Fäden unregelmäßige weiße Auflagerungen, wodurch sie oft bedeutend verdickt erscheinen. In andern Fällen sind

---

* Vgl. auch Fig. 332a und b.

sie streckenweise gespalten oder mehrfach geteilt. Bald pendeln sie frei, bald sind sie gestreckt. Manchmal erinnern sie an restierende Fäden der Pupillarmembran. Sie sind peripher reichlicher und deutlicher als axial. An Augen mit klaren Medien vermißte ich diese Fäden selten. Oft sind sie von der Linse, bzw. dem retrolentalen Raum, durch eine gleichmäßige Schicht Glaskörpergerüst getrennt.

Mit der Art. hyaloidea können diese Fadenbildungen nicht verwechselt werden, sowohl wegen des typischen konstanten Sitzes der letztern, als auch wegen ihrer besondern Form.

Eine stärkere als 24—37fache Vergrößerung (Oc. 2 und Obj. a2, bzw. a3) halten wir für die vorstehenden Beobachtungen nicht für zweckmäßig, da sonst die spontanen Bulbusbewegungen einer genaueren Orientierung sehr im Wege stehen.

Die Pupille des Untersuchten soll maximal weit sein. Der engste Teil des Beleuchtungsbüschels ist genau auf die hintere Kapsel zu regulieren, sonst wird man meist vom Hyaloideaansatz nichts sehen. Den flottierenden Rest kann man gewöhnlich schon bei enger Pupille wahrnehmen.

Fig. 166—178. Die den postembryonalen Hyaloideaansatz normalerweise umgebende weiße Bogenlinie.

Diese weiße Bogenlinie, welche von uns[69]) kürzlich zum erstenmal beschrieben wurde, ist in den meisten normalen Augen zu sehen. Sie ist temporal vom Ansatz der Arteria hyaloidea meist deutlicher ausgeprägt als nasal. Selten umgibt sie den Ansatz ziemlich kreisförmig allseitig (Fig. 171).

Die wichtigsten Formen der Bogenlinie sind in Fig. 166—178 dargestellt. Zur Orientierung ist die hintere Embryonalnaht mitgezeichnet. Deren Mittelpunkt liegt ungefähr in der optischen Längsachse der Linse.

Zur Beobachtung dieser Bogenlinie genügt 24fache Vergrößerung (Oc. 2, Obj. a2). Wir lassen bei temporalem Lichteinfall den Untersuchten leicht nasal blicken. Fällt dabei der Spiegelbezirk zufällig auf die Gegend der Bogenlinie, so blicke der Untersuchte noch etwas mehr nasal, bzw. nasal aufwärts oder abwärts, wobei der Spiegelbezirk nach der gleichen Richtung sich verschiebt.

Die Bogenlinie stellt einen regelmäßig gekrümmten Streifen dar, dessen Breite ca. 0,02—0,06 mm beträgt. Ausnahmsweise beobachtete ich eine Breite bis zu 0,15 mm. Die Horizontaldistanz zwischen Hyaloideaansatz und hinterm Pol wird durch die Bogenlinie in den meisten Fällen ungefähr halbiert. Am regelmäßigsten ist die Krümmung im Bereiche und in der Nähe dieses Schnittpunktes. Der Krümmungsradius der Bogenlinie beträgt hier gewöhnlich etwa 1 Millimeter.

Deckt der Spiegelbezirk die Bogenlinie, so sieht man diese letztere manchmal als dunklen, faserigen Streifen aus der hellen Umgebung hervortreten. Da der Spiegelbezirk hauptsächlich durch Reflexion an der Kapseloberfläche zustande kommt, so beweist genannte Beobachtung, daß die Bogenlinie wahrscheinlich an der Kapseloberfläche ihren Sitz hat.

Oft zeigt die Linie einen deutlichen Asbestglanz.

Auf gleiche Art, wie wir die Distanz des Hyaloideaansatzes vom Hinterpol ermittelten, wurde auch diejenige der Bogenlinie bestimmt. (Es handelt sich also auch hier um nicht präzise Werte.) Ihre größte Konvexität liegt durchschnittlich 0,75 bis 1 mm nasal vom Hinterpol. Seltener ist die Bogenlinie dem Hinterpol wesentlich nähergerückt oder von ihm entfernt.

Der Hyaloideaansatz schließt sich oft mit feinen Fäden an die Bogenlinie an (Fig. 166).

Fig. 167—178. Tafel 19.

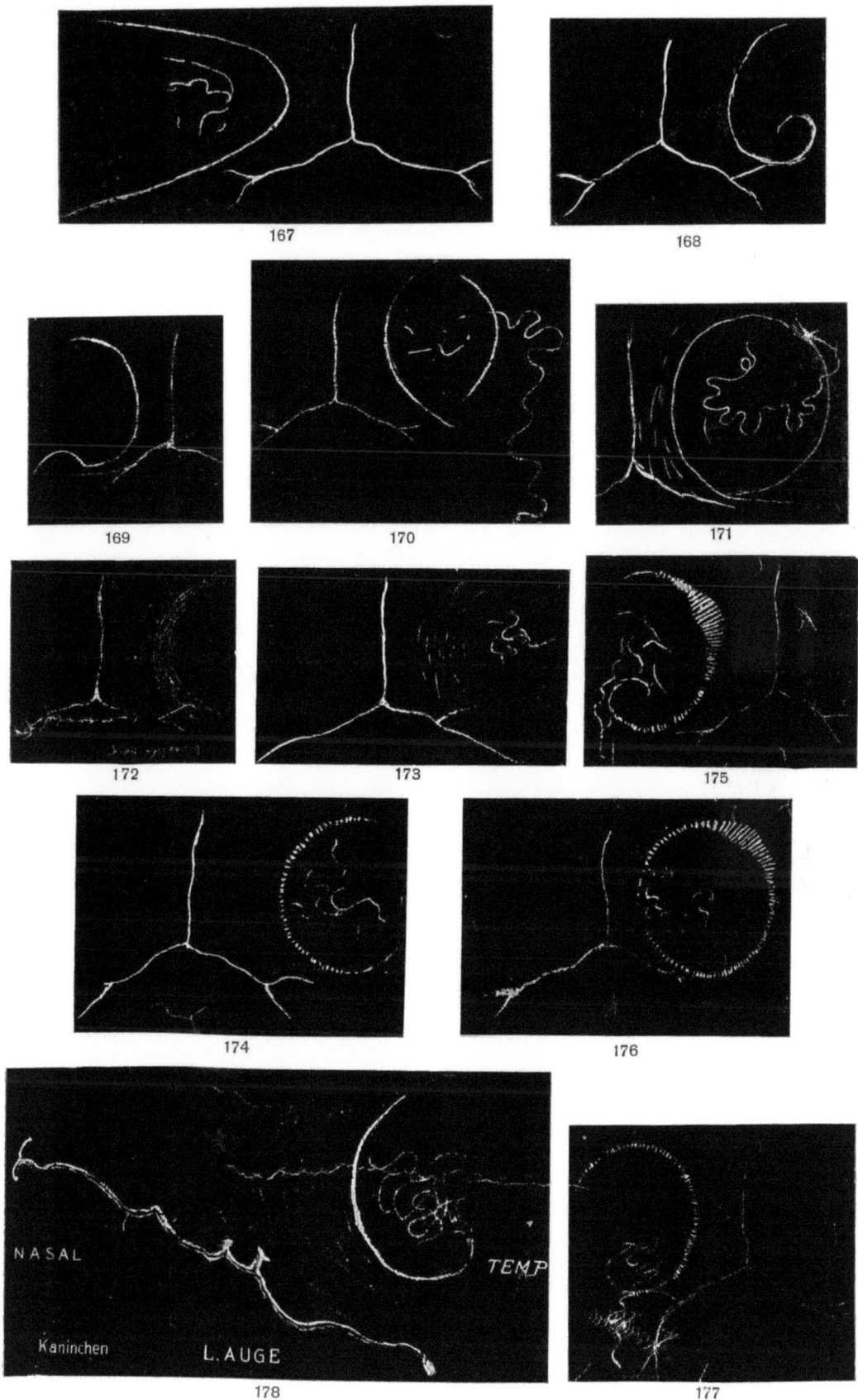

Vogt, Atlas. Verlag von Julius Springer, Berlin.

Sein mittlerer Abschnitt bildet etwa das Zentrum des Bogens (vgl. auch die Abbildungen des Abschnittes über die Arteria hyaloidea). Die Enden der Bogenlinie verhalten sich verschieden. Gewöhnlich verlieren sie sich nach oben und unten allmählich (Fig. 166, 169, 170). In solchen Fällen habe ich die vertikale Distanz beider Enden mehrfach zu 1,5—2 mm bestimmt. Manchmal sind die beiden Enden der Linie gestreckt (z. B. Fig. 167), so daß die Form einer Parabel oder Hyperbel entsteht, wobei sich die Enden allmählich verlieren. In andern Fällen ist das eine oder andere Ende (besonders oft das untere) spiralig eingebogen (Fig. 168) oder aber abgebogen (Fig. 169).

Während von der Linie nach der konkaven Seite nicht selten feinste unregelmäßige Streifen zum Hyaloideaansatz gehen, die wohl Gefäßreste darstellen (Fig. 166), ist die temporal von der Linie gelegene Partie öfters von zu ihr parallelen feinen Streifchen in breiter Zone umkränzt. Diese glänzenden faserähnlichen Streifchen, die sich oft zu größern feinsten Linien verlängern, sind in Fig. 166 u. 171 skizziert. Manchmal dehnen sie sich bis zum Polbereich und weiter aus. Sie sind nur bei guter Beleuchtung sichtbar und tragen dazu bei, **daß die den Bogen umgebende Partie etwas heller erscheint als die von ihm umschlossene.** (Diese Verhältnisse fand ich in ganz gleicher Weise auch bei ausgewachsenen Kaninchen und beim Hunde.)

Durch diese Helligkeitsdifferenz erhält man öfters den Eindruck, daß die Bogenlinie den scharfen, etwas verdickten Rand einer feinen grauen Membran darstellt, die die Hinterfläche der Linse überzieht. **Sollte die Linie die Umschlagsstelle der Wand des Canalis hyaloideus darstellen?** Die Arteria hyaloidea würde bei dieser Auffassung in dem wandfreien Teil der Hinterkapsel inserieren*.

Zu der hier beschriebenen Bogenlinie können sich noch zweierlei Bildungen ähnlichen Aussehens, aber verschiedener Lage gesellen.

Erstens findet sich bisweilen nasal von der beschriebenen eine ihr entgegengesetzte zweite Bogenlinie (Fig. 170).

Diese schließt sich, wie aus den Abbildungen ersichtlich, mit der erst beschriebenen gewöhnlich nicht zu einem Kreis, sondern trifft sie oben und unten in einen spitzen Winkel. Diese zweite Linie ist kürzer und meist lichtschwächer als die erste und umschließt gewöhnlich den Hyaloideaansatz (Fig. 170, 171).

Nur selten verläuft die zweite Bogenlinie derart, daß sie mit der ersten einen annähernden Kreis bildet (Fig. 171).

Untersuchungstechnisch ist wiederum wichtig, daß diese zweite Bogenlinie nicht von dem Spiegelbezirk verdeckt wird, der sich bei der oben angegebenen (leicht nasalen) Blickrichtung in dieser Gegend befindet. Man lasse daher den Spiegelbezirk in der eingangs geschilderten Weise etwas zur Seite treten.

Endlich gibt es gelegentlich Fälle, bei denen keine Bogenlinie, wohl aber die zu der erst geschilderten konzentrische feine Faserstreifung zu sehen ist (Fig. 172).

Wie der Hyaloidearest, so ist auch die Bogenlinienbildung bei ältern Individuen wegen der vermehrten diffusen innern Linsenreflexion schwer zu sehen. Man unterrichte sich daher zunächst an jüngern Individuen und unterlasse nie eine mäßige Dunkeladaption der eigenen Augen.

---

* Es sei erwähnt, das See feld er auf Grund seiner Untersuchungen an Föten die Existenz eines Canalis hyaloideus in Abrede stellt.

Unter mehr als 200 Fällen fand ich im ganzen bei zwei Personen ein spezielles Verhalten der Bogenlinien. Das Aussehen dieser letzteren an den vier Augen der beiden Personen ist in Fig. 174—177 dargestellt. Die Linien weisen zwar die typische Form und Lage auf, sind aber in einzelne Segmente geteilt, wobei die Segmente eine radiäre Anordnung besitzen. Die Radiärsegmente treten besonders lebhaft und distinkt hervor, wenn der Winkel zwischen Einfall- und Beobachtungsrichtung relativ klein ist. In dem einen der Fälle (Fig. 176) bildet die zweite Bogenlinie mit der ersten einen annähernd vollkommenen Kreis.

Schließlich habe ich die Bogenlinie in ähnlicher Form und Ausdehnung wie beim Menschen auch beim ausgewachsenen Kaninchen (Fig. 178) und beim Hunde gefunden. Bei der großen sagittalen Dicke der Kaninchen- und Hundelinse ist es zweckmäßig, entweder iridektomierte Tiere oder die Bulbi toter Tiere nach Abtragung von Cornea und Iris zu untersuchen. Bemerkenswerterweise liegt beim Kaninchen die Bogenlinie nicht nasal vom hinteren Pol, sondern temporal und ihre Konkavität ist temporal gerichtet. Auch hier liegt innerhalb des von der Bogenlinie umschlossenen relativ dunklen Bezirks der knäuelförmig gestaltete Hyaloidearest. Besonders oft findet man beim Kaninchen die in Fig. 168 wiedergegebene Einrollung des unteren Endes. Ebenso ist auf der der Naht zugewandten Seite die konzentrische Faserung zu sehen (Fig. 178).

Beim Hunde fand ich die Bogenlinie ebenfalls temporalwärts konkav.

Wenn wir berücksichtigen, daß die Linse des Hundes und besonders des Kaninchens innerhalb der Säugerreihe auf niedriger Stufe stehen, so gewinnen die hier mitgeteilten Befunde an entwicklungsgeschichtlicher Bedeutung.

Beim Kaninchen verläuft die hintere Naht, wie ich bei ca. 30 lebenden und toten Tieren feststellte (bei letzteren nach Abtragung der Lider, der Cornea und der Iris, wobei der Bulbus in situ im Kopfe belassen wurde!) schräg horizontal von vorn oben nasal nach hinten unten temporal*. Gewöhnlich beträgt der Winkel mit der Horizontalen 20—30 Grad. Seltener steht sie annähernd horizontal. Doch sind oft S-förmige und andere Krümmungen vorhanden.

Die Vordernaht zeigt die charakteristischen Knickungen nicht, wie sie Fig. 178 von der Hinternaht wiedergibt und verläuft im ganzen senkrecht zu der letztern.

Albinotische Tiere sind zu derartigen Untersuchungen viel weniger geeignet als normale, da zufolge diffuser Lichtreflexion aus dem Fundus des Albinos die Bildschärfe im Bereiche der Linse leidet.

Der Umstand, daß von der Bogenlinie eine Zone umschlossen wird, die dunkler ist als die Umgebung (letztere weist oft konzentrische Streifung auf), machte es mir in letzter Zeit denkbar, daß die Linie in der bereits erwähnten Weise eine Umschlagsstelle darstellt, indem sie wahrscheinlich das distale Ende des (embryonalen!) Canalis hyaloideus bildet. Besonders drängt sich diese Vorstellung auf beim Studium der entsprechenden Linie des Kaninchens, des Hundes und anderer Säuger, wo die Bogenlinie manchmal noch deutlicher als beim Menschen den Eindruck der Umschlagsfalte einer feinsten Membran hervorruft. Diese letztere überzieht die hintere Linsenoberfläche und biegt in der Umgebung der Arteria hyaloidea dorsalwärts um, worauf sie die Wand des Glaskörperkanales der Arterie bilden würde. In welcher Weise sich bei einer solchen Auffassung die geschilderte, vereinzelt beobachtete Segmentierung der Linie verstehen läßt, müssen weitere Studien lehren.

---

* In der Literatur findet man meist die gegenteilige Angabe.

2. PATHOLOGISCH VERÄNDERTE LINSE

Zunächst seien einige von mir nachgewiesene Veränderungen mitgeteilt, von denen es mir fraglich erscheint, ob sie in das Gebiet des Normalen oder bereits des Pathologischen einzureihen sind. Sofern solche Veränderungen nur geringe Grade aufweisen, dürften sie wohl noch als normal gelten, da sie bei der Mehrzahl der Individuen in solchen geringen Graden vorkommen.

Hierher gehören:
1. Spärliche (vereinzelte) Punkt- und Streifentrübungen.
2. Farbenschillern leichtester Ausprägung des vordern und hintern Spiegelbezirks (hinterer Pol).
3. Vereinzelte Kugeln des vordern Chagrins.

Fig. 179. Spärliche vereinzelte Punkt- und Streifentrübungen (mikroskopische Punkt- und Schlierentrübungen der Rinde).

T. W., 11 Jahre. Zufällige Trübung von 0,08 mm im hintern untern Abspaltungsstreifen. Weiter oben ein Pünktchen. (Schmales Büschel.)

Solche sind in keiner normalen und kranken Linse ganz zu vermissen.

Solche Punkte finden sich meist in den peripheren Linsenpartien, in der oberflächlichen Kern- oder in der tiefen Rindenschicht. Die Trübungen sind meist 20 bis 100 Mikra stark, ziemlich dicht (weiß), seltener sind sie (bei Verwendung stärkerer Vergrößerungen) unmeßbar fein, staubförmig.

Da derartige Trübungen in spärlicher Anzahl in jeder gesunden Linse vorkommen sind sie als normal zu bezeichnen. In ein, zwei oder etwas mehr Exemplaren werden sie selten vermißt (vgl. auch Fig. 147). Immerhin ist beachtenswert, daß sie im Alter regelmäßig an Zahl und Größe zunehmen.

Auch spärliche linear-streifige Trübungen sind sehr häufig. Sie verlaufen parallel den Fasern einer bestimmten Schicht und finden sich namentlich in den peripheren tiefen Rindenschichten. Dementsprechend sieht man häufig in der Nähe des Kernäquators hackenförmige (Fig. 182) solche Streifen. Oft auch setzen sich die Streifen aus einzelnen Punkten zusammen.

Fig. 180 a u. b. Leichte Ausprägung des Farbenschillerns des vordern und hintern Spiegelbezirks.

Bei Einstellung der vordern Chagrinierung der Linse beobachtet man[24])[26]) bei Personen mittlern oder höhern Alters rötliche, oft auch schwach grünliche Töne im hellsten Abschnitt des reflektierenden Bezirks (Fig. 180a). Daß es sich nicht um Farben handelt, welche zufolge chromatischer Aberration oder Diffraktion im Beleuchtungsapparat zustande kommen, erweist man dadurch, daß man an Stelle des Auges eine weiße Porzellanplatte bringt. Man sieht dann auf dieser Platte nur die durch chromatische Aberration bzw. Beugung in der Apparatur entstehenden farbigen Säume. Diese sind bei Verwendung des Nernstfadens von dem Farbenschillern des Chagrins durch ihre Lage wohl zu unterscheiden. Noch etwas lebhafter und bunter kann gelegentlich bei Personen genannten Alters das Farbenschillern des hintern Chagrins aussehen (Fig. 180b). Doch findet es sich in solchen Fällen meist nur im Bereiche des hintern Linsenpols, und der farbige Bezirk ist kleiner als vorn (entsprechend dem kleinern Krümmungsradius der hintern Linsenfläche). Es scheint mir, daß dieses physiologische Farbenschillern manchmal durch feinste Reste der embryonalen Membrana capsularis bedingt ist.

Fig. 92b links unten. Vereinzelte Chagrinkugeln im Bereiche des vordern Spiegelbezirks.

Als Chagrinkugeln sind von uns[22]) Gebilde von runder bis rundlicher Form und von ca. 20 bis 60 Mikra Durchmesser beschrieben worden, welche im vordern Chagrin sitzen und nur bei Einstellung des letztern sichtbar sind. Wir haben sie als **Chagrinkugeln** bezeichnet, womit über die Natur dieser Gebilde nichts ausgesagt ist.

Die Kugeln bevorzugen eine periphere Zone, welche bei maximaler Pupillenweite etwa an der Grenze zwischen mittlerm und äußerm Drittel des Radius der übersehbaren Linsenfläche liegt (Fig. 92b). Doch sind sie gelegentlich auch über den axialen Linsenabschnitt verstreut.

Fig. 92 zeigt ganz vereinzelte derartige Kugeln bei einem 25jährigen.

Die Chagrinkugeln sind bei Kindern selten, im Alter häufig, besonders oft findet man sie bei Cataract (vgl. auch Schürmann[23]).

Bei Einstellung der Chagrinierung erscheinen die Kugeln wie schwarze, aus dem belichteten Feld ausgestanzte Löcher. Bei indirekter seitlicher Beleuchtung beobachtet man innerhalb dieser scheinbaren Löcher einen scharfen Spiegelreflex, der die Kugelgestalt verrät.

Mit Lupenspiegel ist von den Gebilden nichts zu sehen. Wer sie auffinden will, verwende nicht ein zu kräftiges Lichtbüschel. Durch ein solches werden die feinern Einzelheiten übertönt, indem die **Kapseloberfläche** derartig reflektiert, daß die Einzelheiten des Chagrinbildes dadurch verwischt werden. Man verwende vielmehr ein **möglichst breites Büschel**. Dadurch treten die Kugelumrisse deutlicher hervor.

Im Gegensatz zu den in den vorhergehenden drei Figuren dargestellten, wegen ihres regelmäßigen Vorkommens noch in das Gebiet des Physiologischen reichenden Veränderungen, können die nachstehenden als pathologisch gelten.

Fig. 181. Reichliche senile Punkt-, Staub- und Schneeflockentrübungen der Linse, besonders der tiefen peripheren Rindenpartien, Frau J., 72jährig.

Oc. 2, Obj. a2. *K* vorderer Rindenstreifen, *M* vorderer Kernstreifen.

Derartige Trübungen finden sich bei den meisten ältern, seltener bei jugendlichen Personen[5]). Sie sind ein Symptom seniler oder praeseniler Linsenveränderung und bilden den Übergang zu Trübungen, welche das Sehvermögen beeinträchtigen. Zunächst sitzen diese Trübungen hauptsächlich peripher, in der Gegend des Kernäquators und der tiefen peripheren Rinde. Später treten sie auch oberflächlicher auf und werden axial zahlreicher, wodurch das Sehvermögen unter Umständen herabgesetzt werden kann.

Doch führen erst recht dichte und zahlreiche derartige Trübungen zu einer nachweisbaren Verminderung der zentralen Sehschärfe.

Die Punkt- und Staubtrübungen können sich mit den verschiedensten Altersstarformen kombinieren. Bei fortgeschrittener Cataract vermißt man sie selten. Besonders oft führen sie zu der **peripheren konzentrischen Schichttrübung** (siehe diese).

Frühzeitig aufgetretene derartige Punkttrübungen zeichnen sich, wenn sie nicht sehr fein (staubförmig) sind, durch eine besonders lebhafte weiße Farbe aus. Sie sind punkt- bis streifenförmig, im letztern Falle der Faserung parallel (vgl. Fig. 182) und gehören dem Kerngebiet an.

Vor Einführung der Gullstrandschen Spaltlampe war diese Trübungsform nicht oder nur schwer erkennbar.

Fig. 179—190. Tafel 20.

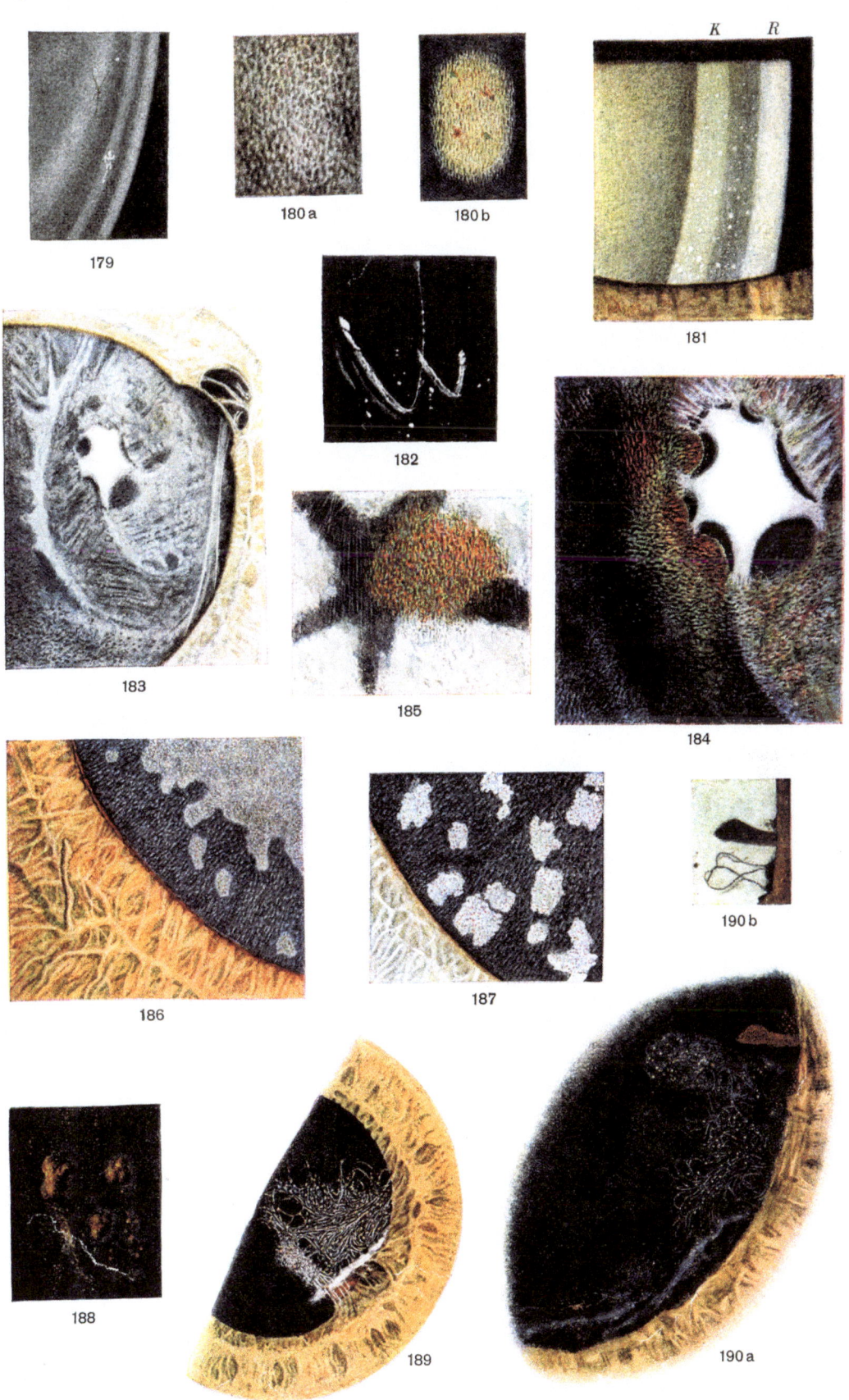

Vogt, Atlas. Verlag von Julius Springer, Berlin.

Fig. 182. Reichliche juvenile Punkt- und Hackentrübungen.

Sie sind von intensiver weißer Farbe und bevorzugen die Gegend des Kernäquators. Sie sind, im Gegensatz zu der in Fig. 181 abgebildeten Form, stationär und lassen sich das ganze Leben hindurch nachweisen.

Fig. 183—184. Starke Ausprägung von Farbenschillern im vordern Linsenspiegelbezirk (Vogt[24]).

Es findet sich bei Cataracta traumatica besonders bei vorderer Kontusionscataract, bei der es nicht zur Eröffnung der Kapsel gekommen ist, oder aber bei der eine eventuelle Kapselwunde sich wieder geschlossen hat. Ebenso ist es eine Begleiterscheinung mancher Formen von Altersstar, besonders fortgeschrittener Stadien.

In meiner ersten Publikation über das Farbenschillern des vordern Chagrins hatte ich mitgeteilt, daß nur rote und grüne Farben deutlich seien. Weitere Untersuchungen zeigten mir[26]), daß gelegentlich auch andere Töne (gelbgrüne, gelbe, blaugrüne usw.) sichtbar werden. Wahrscheinlich liegt eine Interferenzerscheinung (Farben dünner Blättchen) vor.

Das Farbenschillern des vordern Linsenbildes ist eine außerordentlich häufige Erscheinung. Stets dominieren kupferrote und grüne bis blaugrüne Töne. Das Farbenschillern ist ausnahmslos nur im Bereich des Spiegelbezirks (vorderer Chagrin) sichtbar*.

Fig. 183 und 184 zeigen das Phänomen als Symptom einer Kontusionscataract bei dem 22jährigen K. W. Verletzung durch Kontusion vor zwei Jahren. Rechts Abulbie nach Granatsplitterverletzung, links Cataracta traumatica. $LS = 6/9$. Hintere und vordere Rinde axial und peripher mit reichlichen Punkt- und Staubtrübungen. Temporal oben jetziges Iriscolobom (Fig. 183). — Übriger Augenbefund: Temporal oben anscheinend chorioretinitische Herde, jedoch temporal — oberer Glaskörper stark verschleiert. Eine Perforationsstelle ist nirgends zu sehen.

Fig. 183 orientiert bei zehnfacher Vergrößerung über die Cataract. In der Mitte des Bildes die Kapseltrübung, in deren Umgebung die gut durchleuchtbaren, z. T. zu Streifen geordneten, z. T. netzförmigen Trübungen der oberflächern Rindenpartien.

Fig. 184 zeigt bei stärkerer Vergrößerung (Oc. 2, Obj. a2) das äußerst lebhafte Farbenschillern, das bei Einstellung des vordern Spiegelbezirks sichtbar wird.

Vor der dicht weißen Kapseltrübung, welche charakteristische bogenförmige Einbuchtungen zeigt, fehlen Chagrinierung und Farbenschillern. Ein dunkler Hof umsäumt die Trübung und ist ebenfalls chagrinfrei. Diesen Hof, der an den Zipfeln der Cataract von feinen Fältchen durchsetzt ist, vermißte ich bei Kapseltrübungen niemals.

Unter den Farben überwiegen rot und grün. Links sind die Töne mehr flächenhaft gleichmäßig, rechts besteht eine feine Marmorierung.

Fig. 185. Farbenschillern des vordern Linsenspiegelbezirks bei fortgeschrittener seniler Cataract[24]). 73jähriger Patient W. B. mit linksseitiger Cataracta intumescens.

Das Bild zeigt breite Nahtwasserspalten, deren Enden axial zusammentreffen. Weiße feine Linien überbrücken die Spalten (vgl. das Bild lamellärer Zerklüftung in Fig. 207). Das Farbenschillern ist über einer derartigen Spalte, die bis an die Rindenoberfläche reicht, besonders deutlich. Oc. 2, Obj. a3. — Es besteht außerdem Kernstar (am andern Auge wurde B. vor zwei Jahren staroperiert).

---

* Purtscher[25]) u. a. haben darauf aufmerksam gemacht, daß dieses Farbenschillern besonders lebhaft ist bei Anwesenheit von Kupfer im Auge.

Fig. 186. Landkartenartige Unterbrechung des vordern Chagrins durch feinste herdförmige Exsudatauflagerungen auf der vordern Linsenkapsel.

Solche fand ich[11]) sowohl nach Traumen mit Vorderkammerblutungen, als auch nach Entzündungen verschiedener Art. Bei passendem Lichteinfall erscheint der Chagrin im Bereiche des Exsudates abgeschwächt oder ausgelöscht.

Oft sind die Auflagerungen der Vorderkapsel derart fein, daß sie nur durch Einstellung der Chagrinierung zur Wahrnehmung gebracht werden können.

Im vorliegenden und in andern Fällen ist Farbenschillern des Häutchens zu beobachten (Farben dünner Blättchen).

Fig. 186 zeigt das linke Auge des Knaben R. S., 7 Jahre alt, Keratoglobus links nach abgelaufener parenchymatöser Keratitis. Oc. 2, Obj. a2.

Fig. 187. Farbenschillernde Exsudatreste auf der Vorderkapsel (vgl. Text zu Fig. 186).

Oft bilden sich derartige Exsudatflecke während Iridocyclitis hinter der Iris (in der Hinterkammer) und kommen dann erst bei maximaler Pupillenerweiterung zum Vorschein. So auch im Falle der Fig. 187, welche die Linsenoberfläche des 25jährigen Fräulein S. darstellt, von der Irisknötchen in Fig. 316 wiedergegeben sind.

In der Umgebung der Exsudatflecke ist der vordere Chagrin mehr skizzenhaft dargestellt. Oc. 2, Obj. a3.

Die Exsudatflecke können gelegentlich sehr ausgedehnt sein und weisen meist landkartenartige Formen auf. Sie sind oft mehrere Jahre nach Ablauf der sie verursachenden Affektion noch zu finden.

Fig. 188. Frisches scholliges Pigment der vordern Linsenkapsel nach Iritis. Herr E. 43jährig.

Oc. 2, Obj. a2. Die Pigmentklumpen zeigen bei stärkerer Vergrößerung eine feine Körnelung der Oberfläche. Unten etwas graues Exsudat, durch das die Pigmentklümpchen festgeklebt werden.

Fig. 189. Fädig und sternchenförmig umgewandeltes Exsudat und Pigment.

12 Jahre nach Eisensplitterperforation der Iris und Linse (doppelte Bulbusperforation) bei dem jetzt 42jährigen H. S. Schwache Vergrößerung.

Breite hintere Synechie an der Perforationsstelle mit querem dichtweißen Narbenstreifen. Das Exsudat auf der Kapsel hat sich zu zierlich gewundenen Fäden geordnet, in welchen Pigmentsternchen sitzen. (Außerdem besteht hintere Corticalcataract vom Typus der complicata und es ist der Weg, den der Splitter genommen, als lineare Trübung in der klaren Linsenpartie sichtbar.)

Fig. 190. Zu Fäden und Sternchenfiguren Anlaß gebendes Exsudat und Pigment bei seit Jahren bestehender schleichender Iridocyclitis. 29jähriges Fräulein G.

Oc. 2, Obj. a2. In Fig. a rechts oben ein Pigmentstreifen und darunter ein frischerer, noch wenig verwandelter Exsudatabschnitt. Bei Durchleuchtung erkennt man (Fig. b) in diesem Exsudat zwei blutführende Gefäßschlingen, die von der Iris ausgehen.

Unten die typischen, z. T. zu Wirbeln geordneten Sternchenfiguren und Fäden.

Fig. 191—200. Tafel 21.

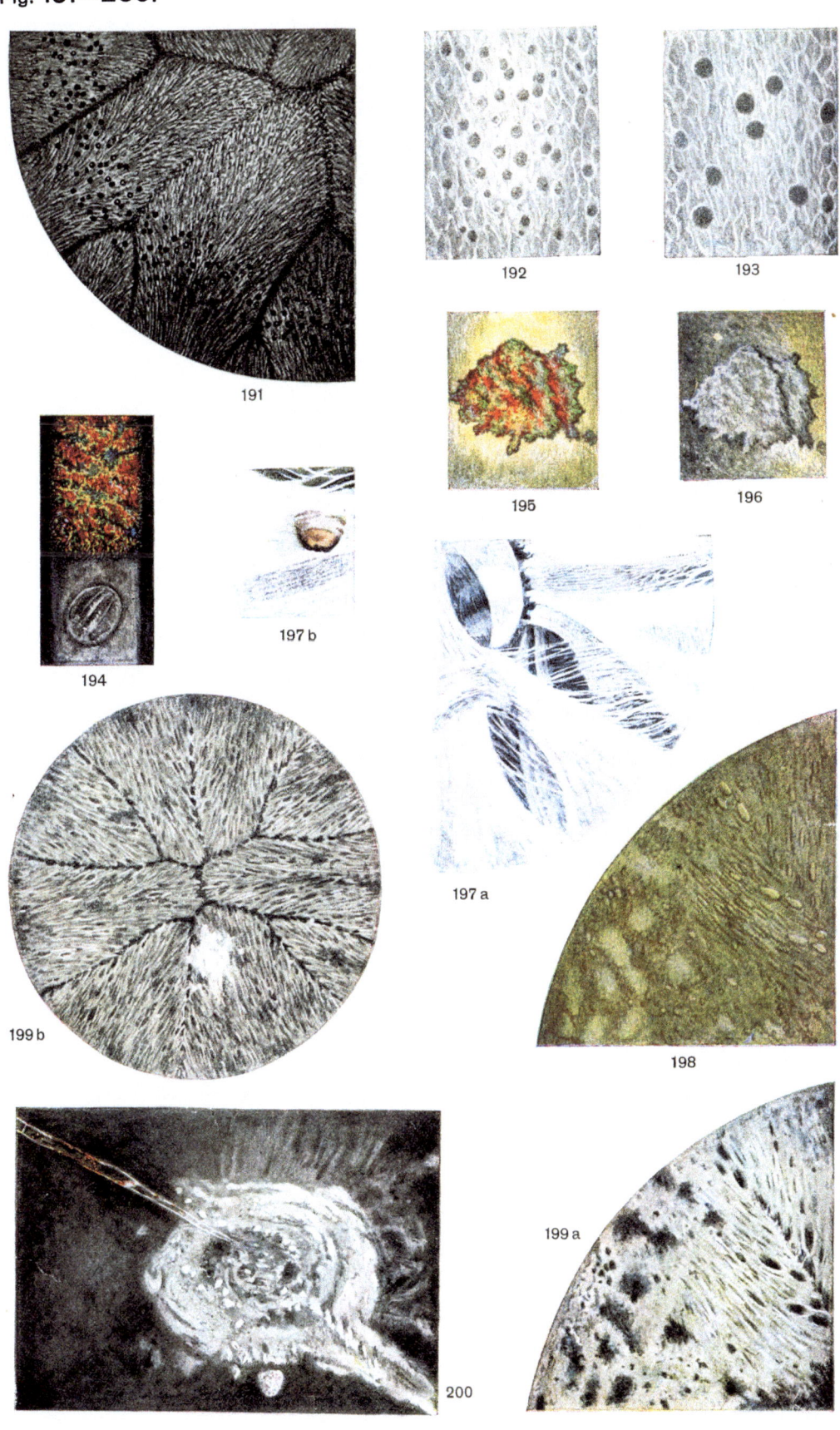

Vogt, Atlas. Verlag von Julius Springer, Berlin.

Fig. 191. Reichliche Chagrinkugeln im vordern Spiegelbezirk (Text vgl. S. 80).

Sie nehmen eine charakteristische intermediäre Zone zwischen mittlerem und äußerem Drittel des Radius der Linse ein[22])[23]). Die einen Kugeln sind seitlich belichtet, die andern erscheinen als schwarze ausgestanzte Löcher.

Fig. 192 u. 193. Chagrinkugeln bei stärkerer Vergrößerung.

Oc. 4, Obj. a3. In Fig. 192 sind die Kugeln relativ klein und ungleich. In Fig. 193 sind sie verhältnismäßig groß und rund.

Fig. 192 stellt die Kugeln bei dem 65jährigen Fräulein C. H. dar mit Coronarcataract, Farbenschillern der vordern Chagrinierung und beg. Speichen. Visus $^5/_6$.
Fig. 193 bei der 60jährigen M. S. mit Coronarcataract, Wasserspalten und Speichen. Visus $^1/_2$.

Fig. 194—196. Lebhaftes Farbenschillern des hintern Spiegelbezirks.

Dieses Symptom, das ebenfalls nur innerhalb des Spiegelbezirks sichtbar ist, leitet die Cataracta complicata ein, kommt aber gelegentlich auch bei andern Starformen vor. (Vgl. Vogt[26])[72]).

Es findet sich fast ausschließlich nur im Bereiche des hintern Linsenscheitels. Die buntfarbigen (gelben, grünen, blauen, roten usw.) Felder sind ungleich groß, von wechselnder Ausdehnung und landkartenartig dicht aneinanderstoßend.

Im gewöhnlichen fokalen (diffusen) Licht sieht man meist an der Stelle des stärksten Schillerns eine feine wolkige Trübung (Fig. 196) der subkapsulären Rindenpartien. Der farbige Bezirk hat oft unregelmäßige Formen und zeigt bisweilen Ausläufer.

In fortgeschrittenen Fällen von Cataracta complicata fand ich solches Farbenschillern häufig nicht nur axial, sondern auch in peripheren Linsenpartien[72]).

Fig. 194. Farbenschillernder axialer hinterer Spiegelbezirk bei Cataracta complicata incipiens.

Oc. 2, Obj. a3. Das linke emmetrope Auge des 42jährigen M. A. erblindete vor 16 Monaten an posttraumaticaler Amotio retinae. Vorderer und hinterer Spiegelbezirk mit Farbenschillern, hinterer nur axial (Fig. 194). Vordere und hintere Rinde axial in den oberflächlichen Partien (stellenweise auch in den tiefern) mit feinen wolkigen Trübungen durchsetzt, hinten eine große platte subkapsuläre Vacuole (in der Figur unten). Die Trübungen sind mit Lupenspiegel im gewöhnlichen Lichte nicht zu sehen.

Die Linse unterscheidet sich im übrigen nicht von derjenigen der andern Seite, doch sind Kernrelief und embryonale Nähte etwas deutlicher ausgeprägt als rechts.

Fig. 195 u. 196. Landkartenförmige farbenschillernde Zone im axialen hintern Spiegelbezirk bei Cataracta complicata.

Die an Arteriosklerose leidende Frau M. B. wird seit einem halben Jahre wegen rechtsseitiger Retinalhämorrhagien beobachtet (RS = $^1/_3$, 3 Monate nach Aufnahme der Abbildung trat Apoplexia cerebri auf).

Der rechte hintere Linsenpol zeigt bei 24facher Vergrößerung die feinwolkige landkartenartige subkapsuläre Trübung der Fig. 196. Bei Einstellung des Spiegelbezirks tritt im Trübungsbereich das lebhafte Farbenschillern der Fig. 195 auf.

Außerhalb dieser Trübung vereinzelte, feinste, wolkige, an der Grenze der Sichtbarkeit stehende, hintere Rindentrübungen.

Fig. 197—205. Cataracta traumatica.

(Über Farbenschillern bei Cataracta traumatica vgl. Fig. 183—184.)

Fig. 197a u. b. Cataracta traumatica intumescens.

Eisensplitterperforation links bei dem 40jährigen Eisenbahnarbeiter E. G., vor 4 Wochen. Oc. 2, Obj. a2.

Der große scheibenförmige Splitter steckt vis-à-vis der Hornhautnarbe in der Vorderkapsel (Fig. b) und oberflächlichen Rinde. Er ragt etwas in die Vorderkammer vor. Linse bläulichweiß trüb, Vorderkammer leicht abgeflacht. Die oberflächlichen Faserbündel der Linse zeigen Asbestglanz.

Die Wasserspalten zwischen Fasern und im Bereiche der Nähte klaffen stark. Die Faserbündel erscheinen durch diese Spalten auseinandergerissen, wobei Faserbrücken die Kluft schräg überqueren, Holzfasern zwischen auseinandergerissenen Scheitern vergleichbar. Man bekommt durch solche Bilder (ich sah sie auch bei Cataracta intumescens senilis) den Eindruck, daß die Wasseraufnahme der Linse mit einer gewissen Kraft vor sich geht.

Fig. 198. Cataracta traumatica im durchfallenden Licht.

Bei einem 31jährigen Z. T. mit Perforation der Linse durch einen Eisensplitter (Verletzung vor 14 Tagen und Discission vor 5 Tagen) ist der obere, äußere Rindenabschnitt im durchfallenden Lichte dargestellt. Man beachte im obern Teil des Bildes die auf und zwischen den Fasern liegenden, dem Faserverlauf entsprechenden, schlauchähnlich gestreckten Vacuolen, welche, wie die Fasern, einer Naht zustreben. Es entsteht dadurch eine Art Fiederung.

Im untern Teil der Figur sieht man dagegen subkapsuläre, unregelmäßige, amorphe weiße Herde mit dazwischenliegenden, vollkommen runden Vacuolen. Die amorphen Herde kommen wahrscheinlich durch Konfluenz von Vacuolen zustande und sind klare Flüssigkeitsansammlungen. Daher erscheinen sie im durchfallenden Lichte hell.

Die runden Vacuolen erinnern durchaus an die Myelinkugeln bei Cataracta senilis.

Fig. 199a u. b. Cataracta traumatica im fokalen Licht.

Fig. 199a zeigt den Fall der Fig. 198 im auffallenden (fokalen) Licht. Die Helligkeitsverteilung ist ziemlich genau die umgekehrte wie in Fig. 198. Die amorphen Herde im untern Teil der Figur erscheinen jetzt, wie die Vacuolen, dunkel mit hellen Rändchen, also umgekehrt wie in Fig. 198.

In Fig. 199b ist die Gesamtlinsenvorderfläche bei schwacher Vergrößerung (8fach) 9 Tage nach der Discission, unmittelbar vor der Linearextraktion, zu sehen. Fokale Belichtung. Der weiße, dreieckige, verwaschene Fleck stellt die Perforationsstelle durch den Splitter dar. Die Discissionswunden der Kapsel sind nicht mehr deutlich, die ganze Linse hat sich leicht getrübt und Nähte und Faserzeichnung treten aufs deutlichste hervor.

Fig. 200. Alte stationäre Cataracta traumatica circumscripta

in der hintern temporalen Rinde eines 29jährigen Mannes K., der vor 11 Jahren eine offenbar doppelt perforierende Eisensplitterverletzung erlitt. Sichtbar sind die normal gelegene Hornhaut — die Iris — und Linsenvorderkapselnarbe und von letzterer aus eine durch zwei parallele Linien bezeichnete schnurgerade Linsentrübung (s. Fig. 200), die schräg nach hinten das Linsenzentrum durchsetzt und zu der in Fig. 200 dargestellten runden dichten Trübung hinführt. Oc. 2, Obj. a2.

Diese Trübung des hintern Cortex reicht bis unter die Kapsel, ist dicht, weiß, von poröser Struktur und erinnert in dieser Hinsicht an die Cataracta complicata. Sie durchsetzt die ganze Rinde und reicht auch noch in den Kern hinein. Gegen die gesunde Substanz bestehen mehr wolkige Abgrenzungen.

Die links sichtbare Doppellinie, die den Weg des Splitters darstellt, weist bräunlichrote Pigmentkrümel auf, von denen es fraglich ist, ob sie vom Fremdkörper, von Blut oder vom Irispigment herrühren. Die Pünktchen sind z. T. glänzend. Farbenschillern des hintern Spiegelbezirks fehlt.

Eine hintere Bulbusperforationsnarbe ist nicht zu sehen. Keine Siderosis. Visus = $^1/_3$.

Fig. 201. Vossius'sche Ringtrübung (besser Ringauflagerung).

Hesse[73]) und kurze Zeit darauf der Verfasser[11]) haben gezeigt, daß diese sog. Ringtrübung keine Trübung der Linsensubstanz oder Kapsel, sondern eine dünnste Auflagerung auf letzterer darstellt. Ob diese Auflagerung nur aus Blut besteht, wie Hesse annimmt, oder ob sie sich hauptsächlich aus Fuscinkörnchen des Pupillarpigmentepithels zusammensetzt, wie Verfasser vermutet, kann wohl nur durch die anatomische Untersuchung sicher festgestellt werden.

Die Auflagerung fand ich in zwei Fällen so dicht, daß sie die vordere Chagrinierung streckenweise verschleierte, so daß diese durch einen dunklen Ring unterbrochen schien. (Ähnliche, aber landkartenartig unregelmäßige Unterbrechungen erzeugen z. B. feinste Exsudathäutchen der Vorderkapsel [Fig. 186, 187]).

Fig. 202a u. b. Die traumatische rosettenförmige hintere Subkapsulärcataract und ihre Resorbtion (vgl. auch Vogt[72])).

Ein 16jähriges Mädchen stach sich am Abend des 14. Januar mit einer Nähnadel in die rechte Hornhaut, Iris und Linse. Die Nadel drang in sagittaler Richtung 2 mm vom temporalen Limbus ein und erreichte den Glaskörper. Bei der ersten Untersuchung, 1½ Tage nach der Verletzung, war außer einer leicht infiltrierten Hornhautwunde eine typische hintere Rosettencataract zu sehen. $RS = ^6/_{18}$ Glbn., $LS = ^6/_6$.

Wie aus der Fig. 202a ersichtlich, die am 19. Januar aufgenommen wurde, steht die Trübung mit der temporal sitzenden hintern Kapselwunde, an die sich eine ganz unregelmäßige hintere Perforationscataract (in der Zeichnung links) anschließt, durch einen horizontalen, Faserzeichnung zeigenden, ca. 1 mm hohen Trübungsstreifen in Verbindung. Im Bereich der hintern Wunde selber ist eine flächenhafte Vacuole, von ca. 1 mm Durchmesser, besonders bei der Durchleuchtung deutlich. (Diese Vacuole verschwand in den nächsten Tagen.)

Die Cataract selber hat rundliche, rosettenförmige Begrenzung und (Fig. 202a) einen vertikalen Durchmesser von 4,5 mm (16.—20. Januar). Mit Spaltlampe und Cornealmikroskop ergibt sich Naht- und Faserzeichnung. An den Rändern, im Bereich der Fransen, ist die Trübung am wenigsten dicht, und man erkennt hier eine Zusammensetzung aus allerfeinsten glänzenden Pünktchen, welche die Linsenfasern zu umhüllen scheinen, sicher aber die Grenzen derselben kennzeichnen. — Die ganze Trübung ist (was auch die Durchleuchtung zeigt) von geringer, überall gleichmäßiger Dicke. In ihrem lebhaften Oberflächenglanz erinnert sie an eine Schicht von Glimmer oder von Borschüppchen.

Der „Spiegelbezirk", auf die Grenze der Cataract gebracht, schneidet mit letzterer scharf ab, weil eben die Kapsel verdeckt ist. Auf der Trübung ist er durch einen hellen, aber matten und verbreiterten Reflex ersetzt, der sich ganz diffus in der Umgebung verliert.

Farbenschillern ist nicht zu sehen, weder innerhalb noch am Rande der Trübung.

Hier, an der Grenze der Cataract, ist die getrennte Lage der cataractösen Tröpfchen und der embryonalen Hinterkapselauflagerungen deutlich. Die Kapsel trennt die beiden Arten von Gebilden als klare Schicht gleichmäßiger Dicke.

An diesen Stellen ist auch die äußerst geringe Schichtdicke der Cataract erkennbar.

Die vordere Linsenwunde ist durch einen festklebenden Iriszipfel verdeckt. Der Weg der Nadel läßt sich an einer feinen sagittalen Trübungslinie erkennen.

Die vordere Faser- und Nahtzeichnung ist auffallend viel deutlicher als auf der gesunden (linken) Seite. Farbenschillern besteht auch vorn nicht.

Diese Cataract haben wir vom 16. Januar bis 12. Februar (also 26 Tage lang) täglich mittelst Spaltlampe und Cornealmikroskop, meist auch mittelst Lupenspiegel, untersucht.

Es wurde dabei der Beweis geliefert, daß die hintere traumatische Rosettencataract der vollständigen Rückbildung fähig ist. (Vgl. auch die entsprechenden Untersuchungen von E. Fuchs[73]), der die Resorbierbarkeit derartiger Stare wohl als erster nachwies.)

Schon am 21. Januar begann sich an der Trübungsperipherie überall eine Aufhellung geltend zu machen.

In den folgenden Tagen konnte die Resorbtion der Rosettencataract Schritt für Schritt verfolgt werden.

Sie hat sich in diesem Falle innerhalb 31 Tagen bis auf einen kleinen Rest spontan resorbiert. (6 Wochen später war auch dieser Rest bis auf vereinzelte feinste Pünktchen verschwunden, RS = $^6/_6$.) Sie besaß ursprünglich einen Durchmesser von 4,5 mm, nach 10 Tagen einen solchen von 2 mm, nach weiteren 10 Tagen von 1 mm und wieder 10 Tage später von ca. 0,75 mm, wobei die noch vorhandenen geringen Trübungsreste sich aus einzelnen Pünktchen zusammensetzten, die mit Lupenspiegel an der Grenze der Erkennbarkeit waren. Der Visus stieg von $^6/_{18}$ auf $^6/_8$.

Die hintere Kapselnarbe und die anschließende zirkumskripte Cataract stellen wohl bleibende Veränderungen dar.

Die Aufhellung der Rosettencataract fand von der Peripherie her statt. Fig. 202b zeigt die Trübung 10 Tage nach der ersten Beobachtung.

Wir stellten fest, daß sich die Trübung aus feinsten Tröpfchen zusammensetzte, welche subkapsulär und wohl auch zwischen den Fasern lagen.

Letzteres wird dadurch wahrscheinlich, daß die Tröpfchen die Faser- und Nahtzeichnung in ähnlicher Weise hervortreten ließen, wie etwa Argentum nitricum die Nähte und Fasern der Leichenlinse, indem es die Kittsubstanz zwischen den Fasern schwärzt.

Die Differentialdiagnose gegenüber der Cataracta complicata (im engern Sinne) und der senilen schalenförmigen hintern Cataract ist gegeben durch die Dünnheit der traumatischen Trübungsschicht und durch die Feinheit und Zartheit, mit welcher Faser- und Nahtzeichnung der Rindenoberfläche hervortreten.

Ihre Lage ist der Linsenscheitel und Umgebung, auch dann, wenn die Verletzung an anderer Stelle, z. B. äquatorial oder gar vorn stattfand.

Fig. 203. Traumatische hintere Rosettencataract bei Eisensplitterverletzung.

Fall der Fig. 198 u. 199. Beobachtung einen Tag nach der Verletzung der vordern Rinde durch den Eisensplitter. Schwache Vergrößerung.

Über diese Starform vgl. Text zu Fig. 202.

Fig. 201–205. Tafel 22.

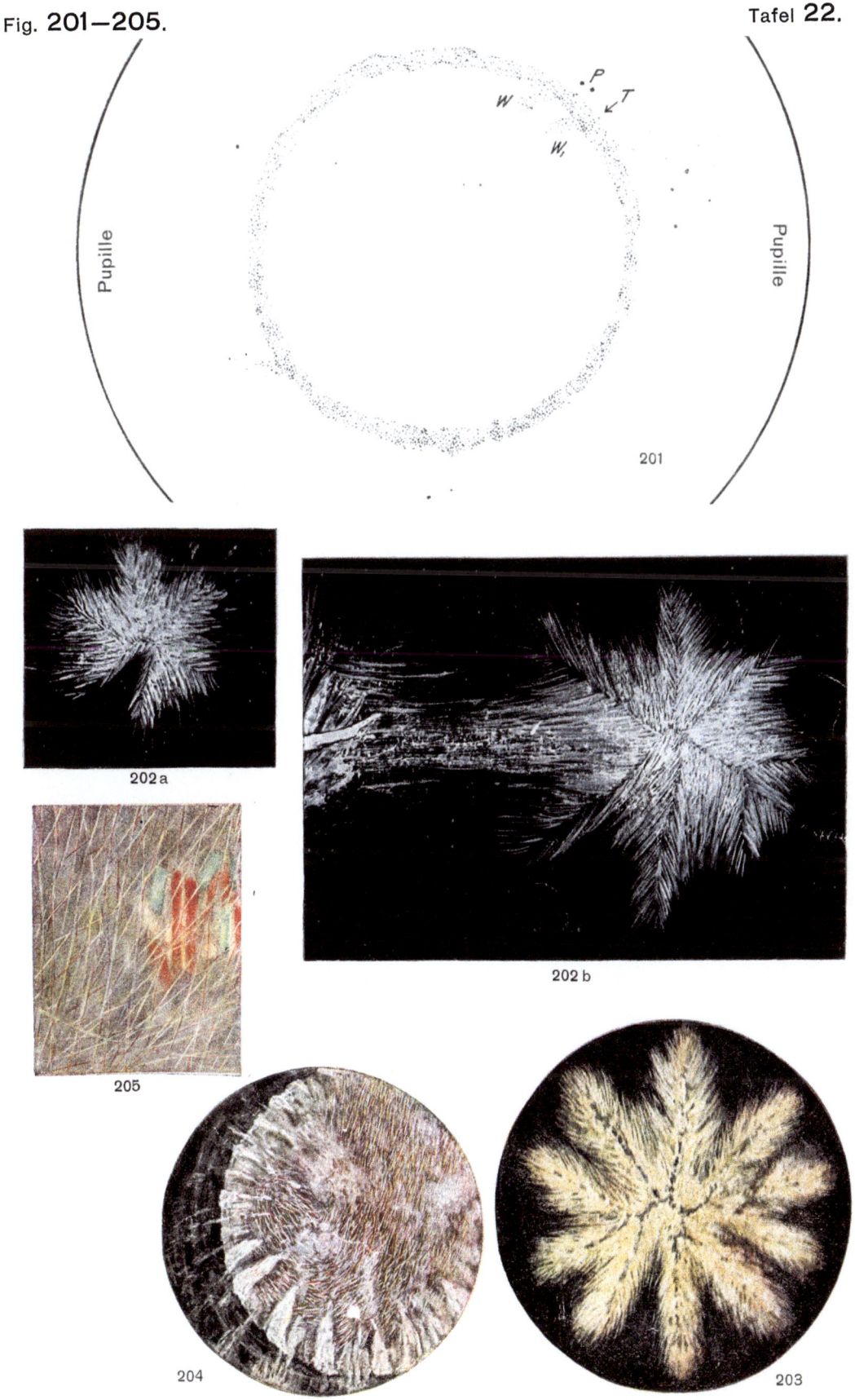

Vogt, Atlas. Verlag von Julius Springer, Berlin.

Im vorliegenden Falle wurde mit Rücksicht auf die schwere Verletzung der Vorderkapsel einige Tage nach Aufnahme der Abbildung die Discission ausgeführt und die Extraktion angeschlossen.

Fig. 204. Cholesteringlänzende (buntschillernde) Fasern im Linsenkern des rechten Auges des 9jährigen F. Sch.

4 $\frac{1}{2}$ Jahre nach einer Schrotschußverletzung. Schwache Vergrößerung.

Nasale feine Limbusnarbe. Es bestand hier nach der Verletzung angeblich ein Irisprolaps. Ausgedehnte Kontusionscataract, wobei der Kern innerhalb der Linsensubstanz nach innen oben verschoben erscheint. (Subluxation der Linse nicht nachweisbar.)

Die äußere und untere Rinde ist leicht konzentrisch und radiär getrübt. Den Kernäquator umziehen in dorsoventraler Richtung weiße Trübungsstreifen, die axial spitz zulaufen. In der Kernsubstanz in bunten Farben schillernde Fäden, langen dünnen Nadeln vergleichbar, die teils sich durchkreuzen, teils zu Büscheln und Streifen parallel geordnet sind. Man hat den Eindruck, daß es sich um veränderte Linsenfasern handle.

Fünf Monate nach Aufnahme der Abbildung sind die Nadeln noch in gleicher Weise vorhanden, doch haben die oberflächlichen Kerntrübungen etwas zugenommen, jene stellenweise verdeckend. Außerdem sind nun im obern Teil des Kerns zwei rhombische, stark schillernde Cholesterintafeln zu sehen (Fig. 205).

RS = Fingerzählen in 1 m. Tensionspur herabgesetzt, Vorderkammer und soweit sichtbar auch Hintergrund ohne Besonderheit. Ein halbes Jahr später Totalcataract.

Fig. 205. Cholesterintafeln und buntschillernde fadenähnliche Nadeln des Falles der Fig. 204 bei stärkerer Vergrößerung.

Oc. 4, Obj. a3. Man beachte die rhombischen, in lebhaften Interferenzfarben schillernden Tafeln und die in verschiedenen Tiefen liegenden, teils sich kreuzenden, teils parallelen, farbig glänzenden langen Nadeln, die vielleicht Fasern entsprechen. Die Cholesterintafeln sind durch trübe Substanz leicht verschleiert.

Fig. 206—212. Die Wasserspaltenbildung bei Cataracta senilis. Die Cataracta senilis intumescens.

Die Wasserspaltenbildung gehört zu den häufigsten senilen Linsenveränderungen. Sie betrifft fast ausschließlich das Rindengebiet. In den mittlern, tiefen oder oberflächlichen Rindenpartien, oft in verschiedenen Schichten zugleich, am häufigsten in der Nähe des Alterskernstreifens, treten im auffallenden Licht dunkle Radiärspalten auf, die meist im Bereiche von Nähten liegen. Nicht selten läßt sich erkennen, daß eine Naht sich der Länge nach spaltet, so daß ihre beiden Ränder in ähnlicher Weise auseinandertreten, wie wir[46)75)] dies bei der Linsenmazeration experimentell studieren können. Wie bei der letztern die Spalten gelegentlich auch zwischen Fasern auftreten, parallele Faserbündel auseinanderdrängend, so auch an der lebenden senilen Linse (derartige Wasserspaltenbildungen sahen wir auch bei Cataracta traumatica, vgl. Fig. 197).

Wieder in ähnlicher Weise wie bei der Mazeration treten auch bei der senilen Wasserspaltenbildung Myelintröpfchen in die Spalte aus. Fig. 207 zeigt derartige Tröpfchen im auffallenden Licht, wo sie weiß, trüb erscheinen, Fig. 208 im durchfallenden Licht, wo ihre Tröpfchennatur erkannt werden kann.

Die Tröpfchen bedingen durch Änderung des Brechungsindex eine gewisse Medientrübung. Sie stellen die Einleitung zur Speichenbildung dar[46) 5)].

Die Speichentrübung, eine der häufigsten Trübungsformen, geht also aus Wasserspalten hervor.

Wie die lamelläre Zerklüftung, betrifft auch die Wasserspaltenbildung in erster Linie die Rinde. In sklerotischen Linsen kommt sie daher nicht vor. Intensive Wasserspaltenbildung und lamelläre Zerklüftung können Vorläufer der Cataracta intumescens sein und sind im Verlaufe dieser letztern stets nachweisbar. Die Flüssigkeit, die vorher nur Nähte und Lamellen auseinanderdrängte, gelangt schließlich zwischen die einzelnen Fasern unter Ausscheidung von Myelintropfen aus der Faserung und erzeugt dadurch das Bild der Cataracta intumescens.

In dem auf die Cataracta intumescens folgenden Stadium maturum treten die Wasserspalten wieder mehr zurück, das Volumen der Linse nimmt, wohl durch Wasserabgabe, ab. Aus diesen und aus andern Vorgängen (z. B. Cataract nach Massage, vgl. Fig. 210) glaube ich den Schluß ziehen zu müssen, daß die Wasseraufnahme in die Linse die Folge innerer Ursachen, von Veränderungen innerhalb der Linsensubstanz ist. (Denn z. B. bei der Massage findet keine Verletzung der Kapsel oder anderer Teile, sondern nur eine Verletzung zirkumskripter innerer Linsenpartien, der lebenden Fasern und des lebenden Epithels, statt, die aber zu Wasseraufnahme und allgemeiner Cataracta intumescens führt.)

Fällt diese innere Ursache weg — durch Zerfall der die Quellung verursachenden absterbenden Fasersubstanz — so gewinnt die Linse wieder ihr altes Volumen, der aufgeblähte Kapselsack erreicht seine ursprüngliche Spannung. Das Stadium maturum ist erreicht.

Über die im Gegensatz zur Cataracta senilis durch exogene Noxen bedingte, klinisch ganz anders verlaufende Cataracta complicata vgl. Fig. 268—280.

Die Wasserspaltenbildung ist der lamellären Zerklüftung in bezug auf die Genese an die Seite zu setzen, und wir finden die beiden Veränderungen oft nebeneinander. Bei der erstern findet Auseinanderdrängen der Nähte, bisweilen auch Rablscher Faserlamellen statt, bei der lamellären Zerklüftung dagegen Auseinanderdrängen, Aufblättern der konzentrischen Lamellen, der Schichten gleichen Alters. In beiden Fällen ist die Ursache dieselbe, nämlich Wasseraufnahme der Linse.

Hier wie dort Erscheinungen, wie sie ähnlich bei der künstlichen Mazeration der Linse auftreten, so daß wir diese letztere bis zu einem gewissen Grade mit der Cataracta intumescens vergleichen können.

Wir bekommen den Eindruck, daß die im Verlaufe des Altersstarprozesses sinkende Vitalität der Linse schließlich einen solchen Grad erreicht, daß sie der toten, der Mazerationsflüssigkeit zum Opfer fallenden Linse vergleichbar wird.

Aber dieser Prozeß kann sehr lange dauern, jahrzehntelang. Ich habe Wasserspalten der Linse viele Jahre verfolgt, unter genauer zeichnerischer Kontrolle. In einzelnen Fällen ließ sich ein Fortschreiten des Prozesses innerhalb Monaten feststellen, in andern Fällen war noch nach Jahren der Status nur wenig verändert.

Warum in dem einen Falle das Stadium rascher Progredienz früher auftritt, die Vitalität der Linse also rascher abnimmt als in dem andern, wissen wir ebenso wenig, als wir wissen, warum bei dem einen der Pupillarsaum früher seine senile Depigmentation erreicht als bei dem andern, warum bei dem einen das Gerontoxon corneae früher sich zeigt, die Haare früher ergrauen usw., warum überhaupt alle die tausend und abertausend senilen Erscheinungen der einzelnen Organe und ihrer Teile bei dem einen früher, bei dem andern später in Erscheinung treten.

Beachten wir aber das eine: nicht um exogene Noxen handelt es sich bei dem senilen Prozeß, sondern um Lebensvorgänge. Durch exogene Noxen bedingte Krankheiten lassen sich vermeiden und heilen. Sie dürfen niemals mit den prinzipiell verschiedenen Veränderungen verwechselt werden, welche das Senium darstellt. Gegen das Senium gibt es weder Prophylaxe noch Therapie, und die meisten sind heute darüber im klaren, daß es weder ein Lebenselixier noch einen ewigen Jungbrunnen geben wird.

Die Möglichkeit derartiger Mittel müßte man aber zugeben, wenn man die typischen Erscheinungen des Alters durch äußere Noxen erklären wollte.

Wie die Zeit des Alterns und damit des natürlichen Todes für jede Art charakteristisch ist und innerhalb derselben durch Vererbung festgehalten wird, so gilt das auch für das Senium der Einzelindividuen und ihrer Organe.

Wir konnten nachweisen, daß mehr als 90 % aller über 60 Jahre alten Personen senile Linsentrübungen aufweisen, die individuell verschiedene Grade zeigen, gerade so wie die senilen Veränderungen aller übrigen Organe. Die Frage, warum nicht alle Linsen im Alter vollkommen sich trüben, wird dieselbe Antwort erhalten müssen, wie die analoge Frage, warum nicht alle Individuen vollkommen ergrauen, warum nicht bei jedermann ein totales Gerontoxon corneae sich einstellt usw.

Was wir über die Genese aller senilen Erscheinungen sicher wissen, ist die Tatsache ihrer Vererbbarkeit. Auch beim Altersstar läßt sich diese in einer großen Zahl von Fällen feststellen (vgl. Vogt[5]).

Fig. 206. Praesenile Wasserspaltenbildung der vordern Rinde (Text s. o.).

Wir sehen hier einen besonders charakteristischen Fall von Wasserspaltenbildung, hauptsächlich im Nahtbereich. Rechtes Auge, fokales Licht, schwache Vergrößerung bei dilatierter Pupille. (Frau H., 42 Jahre, Visus R = $^6/_{60}$.)

Die Nahtränder sind am weitesten in ihrem mittlern Verlaufe auseinandergedrängt, so daß bauchige bis lanzettliche Gebilde entstehen. In den mittlern Partien der Nähte grauweiße radiäre Trübungsstreifen, die hauptsächlich aus Vacuolen bestehen: beginnende Speichen. Nach unten innen eine durch Auseinanderweichen von Fasern bedingte Spalte. Im übrigen ist der Verlauf der Spalten für die Nähte typisch.

Die Untersuchung der Spaltränder zeigt, daß die Spalten bald mehr oberflächlich, bald mehr in den mittlern und tiefen Rindenpartien liegen (verschmälertes Büschel der Nitralampe). Hauptsächlich die mittlern und tiefern Partien sind bevorzugt. Teilweise durchsetzen die Spalten die ganze Rinde.

Gleichzeitig bestehen periphere Coronartrübungen und in der Rinde vor den Spalten ausgedehnte lamelläre Zerklüftung (weiße Parallellinien).

Hintere Rinde mit ähnlichen Spaltungen wie vordere.

Die vordere Kammer ist von gewöhnlicher Tiefe.

Am andern Auge ähnliche Veränderungen, jedoch weniger weit fortgeschritten. Visus L = $^6/_{36}$.

Die Patientin ist gesund, speziell ist der Urin ohne Besonderheit.

Fig. 207 u. 208. Senile Wasserspaltenbildung im auffallenden und durchfallenden Licht (Text s. o.).

Oc. 2, Obj. a3. Frau B. B. 68 Jahre, rechtes Auge. Kernstar, subkapsulär vereinzelte Vacuolen, vorderer Chagrin mit Farbenschillern, anscheinend hintere schalenförmige Cataract. Vordere Kernoberfläche zeigt beginnende lamelläre Zerklüftung, ebenso die Rinde. In dieser reichliche Wasserspalten, die mit Flüssigkeitskugeln gefüllt sind.

Letztere erscheinen im auffallenden Licht meist als unregelmäßig rundliche weißliche Flecken, im durchfallenden als kugelige Vacuolen (vgl. Fig. 207, auffallendes, und Fig. 208 durchfallendes Licht). Visus rechts = Fingerzählen in einigen Fuß.

Fig. 209. Flache senile Wasserspalten, durch Klaffen vorderer Rindennähte.

In einigem Abstand von der rechten vordern Linsenkapsel, mit im durchfallenden Licht sichtbaren quergestellten Vacuolenschläuchen. Oc. 2, Obj. a2.

Frau M. B. 66 Jahre. R Visus = Fingerzählen in 1 m. L Aphakie nach Extraktion.

Die Ursache der eigentümlichen Vacuolenform liegt vielleicht in lamellärer (konzentrischer) Zerklüftung, indem Wasserspalten und Speichen nicht selten quere Zerklüftung zeigen (s. u.). Es besteht gleichzeitig Kernstar und Coronarcataract. Leztere ist peripher sichtbar, sie erscheint im durchfallenden Licht braun.

Fig. 210. Cataracta intumescens senilis bei dem 64jährigen Fräulein K. Sch.

Vor 6 Wochen bestand neben beiderseitigen hintern Rindentrübungen beginnender Kernstar. Bald nach präparatorischer, mit Tritur verbundener Iridektomie trat Cataracta intumescens des operierten Auges auf.

Man erkennt zwischen Nähten und Fasern gelegene, mächtige Wasserspalten. Die Fasern sind trübe, ihre Bündel zeigen farbigen Asbestglanz. Die Richtung der Fasern zu den Spalten zeigt uns an, ob letztere klaffenden Nähten oder auseinandergewichenen Faserbündeln entsprechen.

Da und dort sieht man Faserbündel schräg durch die Spalten ziehen, so daß der Eindruck entsteht, daß durch Wasseraufnahme die Bündel gewaltsam auseinandergedrängt wurden.

Vorderkammer etwas abgeflacht.

Offenbar stellt die Massage eine schwere Schädigung der durch das Senium widerstandslos gewordenen Linse, insbesondere der Fasern derselben dar. Sie werden in dem massierten Abschnitte zertrümmert, wodurch die Möglichkeit geschaffen ist, daß Kammerwasser in die absterbenden Partien ähnlich wie im Mazerationsversuch eindringt. Der einmal in größerer Menge eingedrungenen Flüssigkeit fällt dann auch die übrige Linsensubstanz zum Opfer.

Fig. 211. Auseinanderweichen der Fasern der vordern Rinde (atypische Wasserspaltenbildung) bei fortgeschrittener Cataract. Subkapsuläre Vacuolenfläche.

69jährige Frau Tr. vor der Starextraktion. Von jung auf hochgradig myop, stammt aus Myopen- und Starfamilie, RS = $^1/_{200}$, LS = $^5/_{200}$. Vordere und hintere Rindencataract, hintere rosettenförmig. Oc. 2, Obj. a2. Rechts direktes Licht, links durchfallendes (aus der Linsentiefe reflektiertes), z. T. indirekt seitliches Licht. Rechts sieht man Faserbündel auseinandergedrängt, ähnlich wie dies z. B. von der traumatischen Cataract in Fig. 197 dargestellt wurde. Die Fasern treten durch partielle Trübung scharf hervor. Oberflächlich zahlreiche weiße runde Flecken von 40 bis 80 Mikra Durchmesser, daneben sehr dichte Herde viel kleinerer Flecken. Diese Flecken liegen im Bereiche oder in unmittelbarer Nähe des Epithels. Im indirekten Licht erkennt man, daß alle diese Flecken Tropfenbildungen entsprechen: „Subkapsuläre Vacuolenfläche" (vgl. auch Fig. 207 und 208). Peripher durchsetzen Staub- und Punkttrübungen die ganze Rinde.

Fig. 206—214. Tafel 23.

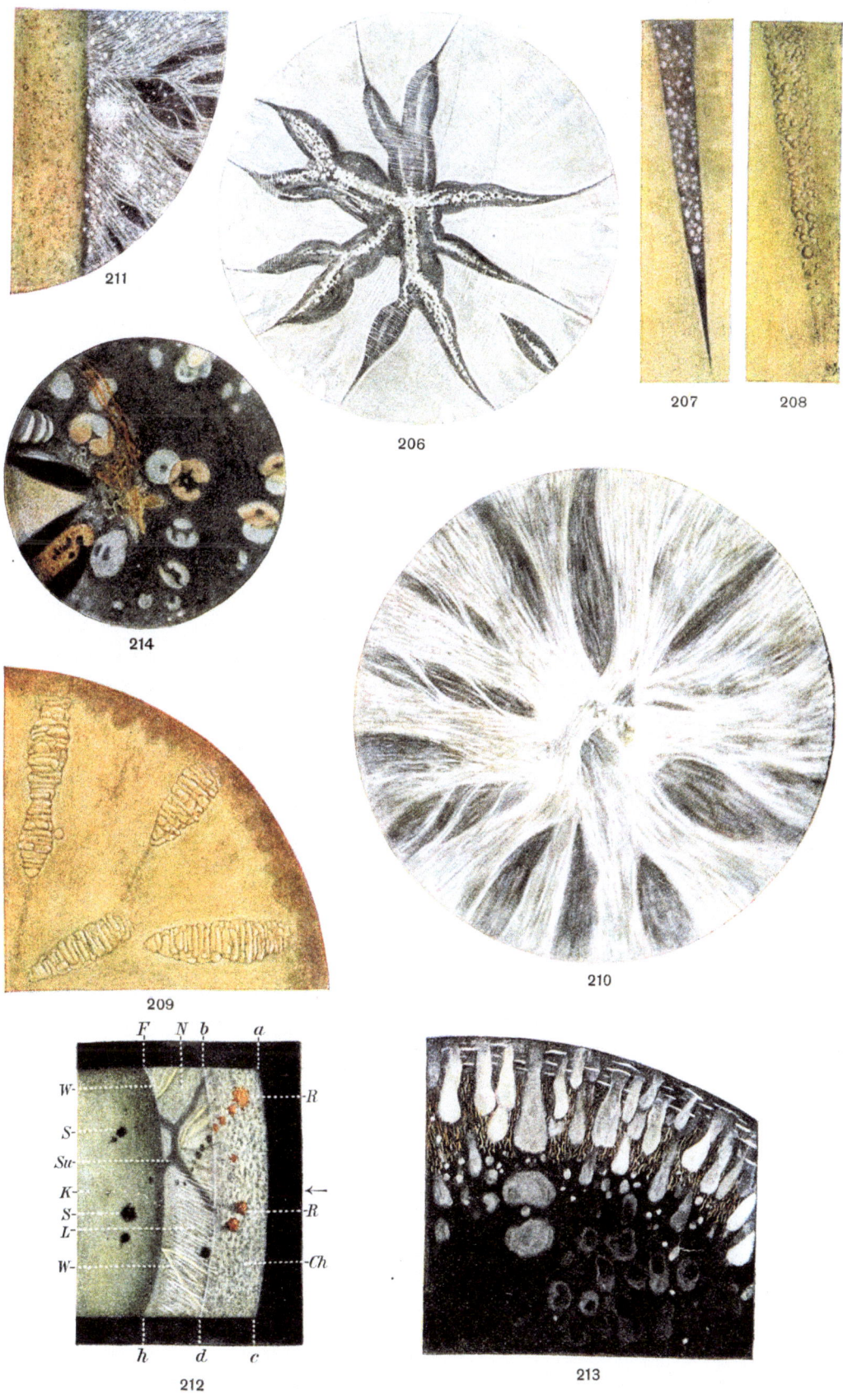

Vogt, Atlas. Verlag von Julius Springer, Berlin.

TIEFENLOKALISATION VON WASSERSPALTEN UND SPEICHEN DER VORDERN RINDE

(Über die Tiefenlokalisation in der Linse vgl. Einleitung zum Kapitel Linse, vgl. ferner Text zu Fig. 277 a u. b.)

Fig. 212. E. F., 63 Jahre, linkes Auge vorderes Kernrelief ziemlich gut ausgeprägt, graue Speichen und Wasserspalten besonders nach unten. Pigmentbröckel auf der vordern (und hintern) Linsenkapsel nach Contusio bulbi vor 3 Wochen.

(Cataract rechts ähnlich wie links, also ohne Zusammenhang mit der Verletzung.)

Durch Büschelregulierung stellen wir den vordern Chagrinstreifen *Ch (abcd)* in voller Schärfe ein. Bei 24facher Vergrößerung erkennen wir gleichzeitig den Reliefstreifen der Kernoberfläche *N*.

Die Belichtung geschieht von der temporalen Seite (s. Pfeil).

Bei leichten Bewegungen des Büschels (dessen fokaler Abschnitt auf die Vorderkapsel eingestellt ist) in horizontaler Richtung sehen wir im vorliegenden Falle die Enden und Ränder von Wasserspalten *(W)* stets im Bereiche der Kante *fh* auftauchen bzw. verschwinden, so daß wir schließen können, daß die Spalten entweder im Bereiche der Kernrindengrenze *(N)* oder in dichter Nähe derselben liegen. *(Su =* Nähte der Kernoberfläche, die hier dunkel erscheinen, *K* Linsenkern. Realiter wenden wir ein bedeutend schmäleres, nur ca. 0,05 mm breites fokales Büschel an.)

Kapselpigment und Rindentrübungen verhalten sich verschieden, je nachdem sie innerhalb des Büschels oder links von demselben liegen. Im letztern Falle werden sie von hinten belichtet und daher im durchfallenden Lichte gesehen.

Hellrotbraun erscheint das Pigment nur bei direkter Belichtung *(r)*, also im Bereich der Eintrittsfläche *abcd*, links dieser Fläche erscheint es dagegen schwarz *(S)*, indem es durch das Büschel von hinten belichtet wird (s. Fig.).

Desgleichen erscheinen subkapsuläre Trübungen solange **weiß**, als sie im Bereich von *abcd* liegen, dagegen **dunkel auf hellem Grunde**, wenn sie sich links vom Büschel befinden und dessen Licht von hintenher empfangen. Sie sind dadurch ebenfalls lokalisierbar.

Nicht subkapsuläre Rindentrübungen werden links von der Schnittfläche *bdfh* (also außerhalb des Büschels) ebenfalls dunkel auf hellem Grunde erscheinen (vorausgesetzt, daß die Belichtung von hinten eine genügende ist), dagegen weiß, sobald sie in das Büschel eintauchen, wodurch sie ebenfalls lokalisiert sind.

Durch die Linien *L* ist die in der tiefen Rinde sichtbare Zone lamellärer Zerklüftung dargestellt.

Fig. 213—215. Die kranzförmige Cataract (Coronarcataract, früher z. T. als Cataracta coerulea oder viridis, z. T. als Cataracta punctata bezeichnet) [77][78][79][5][80].

Diese von den bisherigen Autoren für selten gehaltene Starform ist nach unsern statistischen Untersuchungen[77-80] außerordentlich häufig. Sie kommt bei mindestens 25 Prozent aller jenseits des Pubertätsalters stehenden Personen vor. Vor der Pubertät fanden wir sie jedoch höchst selten (vgl. auch Gjessing[141]).

Die Cataract beginnt in der Peripherie in einer kranzförmigen Zone, welche etwa an der Grenze des mittlern und äußern Drittels des Linsenradius liegt. Sie gehört der tiefsten Rindenschicht und der Kernoberfläche an (Gegend des Kernäquators, etwas vor und etwas hinter diesem).

Die Trübungen stellen eine dünnste Schicht dar, deren Fläche konzentrisch der Kernoberfläche liegt. Mit andern Worten, die Trübungen breiten sich in der

Zwiebelschalenrichtung aus. Also in der Fläche jener konzentrisch geschichteten Lamellen, die bei der Linsenmazeration so deutlich zutage treten (und welche mit Rablschen Radiärlamellen nichts zu tun haben).

Diese Dünnheit der Trübungsschicht ist die Ursache der bläulichen bis grünlichbläulichen Farbe (vgl. die Farbe einer trüben Schicht, die sich bei auffallendem Licht vor dunklem Grunde befindet, z. B. die blaue Farbe der Iris). Der oft deutlich grünliche Beiklang rührt von der normalen Lackfarbe der Linse her (vgl. Isakowitz, Z. f. A. **19**. 401, A. Vogt[9]). Eine derartige bläuliche Farbe zeigen z. B. die Trübungen der Fig. 214. Bräunlich, also komplementär, erscheint dagegen die Trübung da, wo durchfallendes Licht zur Geltung kommt (vgl. z. B. Fig. 214). Werden die Trübungen sehr dicht, so sind sie im auffallenden Licht weiß, d. h. die Reflexion wird eine so starke, daß das Dominieren der kurzwelligen Strahlen im zerstreuten Lichte verwischt wird.

Der Typus der Coronarcataract ist somit die dünne, flächenhafte konzentrische Trübung, und es erscheint verständlich, daß eine derartige Trübung, wenn sie im Kernäquator liegt, von vorn her betrachtet linear erscheinen muß. Derartige (konzentrische) Lineartrübungen sind z. B. in Fig. 213 oben dargestellt. Man kann die Flächenform dieser Trübungslinien dann erkennen, wenn man statt von vorn von der Seite her darauf sieht.

Doch gibt es auch, besonders im Alter wirklich lineare konzentrische Trübungsstreifen, die häufig in großer Zahl in der tiefen Rinde liegen, den Kernäquator umgrenzend (Fig. 215). Post mortem sah ich diese spaltenartigen Trübungen an Zahl und Ausdehnung zunehmen.

Was nun die Form der Flächentrübungen der Coronarcataract anbetrifft, so finden wir in den ersten Anfängen hauptsächlich Keulenformen (Fig. 213). Oft erinnert die Form an gewisse Pilze (Clavaria). Die Basis der Keule biegt äquatorialwärts um oder verliert sich unscharf, während das runde axiale Ende der Keule äußerst scharf begrenzt ist. Oft konfluieren derartige verschieden gestaltete Keulen miteinander (Fig. 213). Ihre Reihe bietet manchmal das Aussehen einer Reihe von Schneidezähnen.

Im Laufe von Jahren und Jahrzehnten vermehren sich diese oft zunächst vereinzelten Coronartrübungen nur sehr allmählich, schließen sich endlich zu einem kontinuierlichen Kranz (doch kommt es nicht immer dazu!) und es reihen sich axialwärts neue Trübungen an. Diese liegen etwa in derselben Zone (tiefe Rinde), haben aber nicht mehr die Keulenform, sondern sind rundlich, länglich rundlich oder ringförmig (Fig. 213). Auch diese Trübungen sind zunächst dünn, durchscheinend, im auffallenden Licht bläulich und werden später dichter, weißer. Erst wenn sie das axiale Gebiet befallen, verursachen sie Sehstörungen. Doch bedingt die Dünnheit der Trübungen, daß das Sehvermögen recht lange unbeeinflußt bleibt, sind doch die Coronartrübungen so dünn, daß sie im durchfallenden Licht oft nicht oder nur schwer zu sehen sind.* Z. B. besaß das Auge der Fig. 214 noch eine Sehschärfe von 0,5, trotzdem nicht nur im vordern, sondern auch im hintern Linsenabschnitt axiale Trübungen in großer Zahl vorhanden waren, die in der Figur nicht zu sehen sind. Schließlich leidet die Sehschärfe aber dadurch, daß die Trübungen dichter und dadurch in der Aufsicht weiß werden.

Die größern der runden Trübungen haben durchschnittlich einen Flächendurchmesser von etwa $1/3 - 1/2$ mm.

---

* Für derartige und andere ähnliche Trübungen, die zufolge ihrer Dünnheit nur im auffallenden Licht sichtbar sind, wurde neulich irrtümlicherweise der Ausdruck „Scheintrübungen" gewählt.

Zu der Coronarcataract gesellen sich häufig andere Startypen. Regelmäßig findet man die oben geschilderten Punkttrübungen (Fig. 181), die oft in enormer Zahl und Dichte auftreten. Häufig ist ferner im höhern Alter die konzentrische Schichttrübung mit der Coronarcataract kompliziert (Fig. 215 zeigt eine solche Kombination). Endlich tritt in fortgeschrittenen Fällen fast regelmäßig Wasserspaltenbildung hinzu (Fig. 214), die zur gewöhnlichen Speichenbildung führt (die Speichen der Fig. 214 sind braun, weil im durchfallenden Licht gesehen*). Auch lamelläre Zerklüftung ist nicht selten (siehe diese).

Die Coronarcataract als solche allein führt nur vereinzelt zu voller Trübung der Linse und meist erst im höhern Alter. Beginnende Stadien von Coronarcataract fand ich oft nicht nur bei Jugendlichen, sondern auch bei ältern Personen.

An einer größern Reihe von Familien konnte ich die außerordentliche Vererbbarkeit der kranzförmigen Cataract nachweisen[77)][79)][5)]. In derselben Familie ist sie selten vereinzelt zu finden. Das Vorkommen der leichtern Grade kann ohne maximale Pupillenerweiterung nicht festgestellt werden.

Da diese Trübung in der Jugend peripher, hinter der Iris liegt und daher das Sehvermögen nicht im geringsten stört, kommt ihr biologisch kein Eliminationswert zu und es erklärt sich daraus ihre Häufigkeit. Würden die Trübungen umgekehrt axial beginnen, statt peripher, so würden sie das Sehvermögen schon in jungen Jahren derartig hochgradig beeinträchtigen, daß sie wohl längst im Laufe der Entwicklung zur Ausmerzung der Träger durch Naturzüchtung hätten führen müssen und sicher nicht in der enormen Häufigkeit von mehr als 20 Prozent vorhanden wären.

Fig. 213. Coronarcataract bei der 55jährigen E. K.

Oc. 2, Obj. a2. Dilatierte Pupille. Oberer temporaler Pupillenabschnitt, vordere Trübungen. Man beachte die peripheren flächenhaften Keulentrübungen, deren Basis dorsalwärts umbiegt, und die darüberliegenden konzentrischen Streifentrübungen der tiefen äquatorialen Rinde, zwischen den Keulen Büschel von bräunlich erscheinenden, fädigen, gekrümmten Trübungen, axialwärts rundliche, z. T. ringförmige Fleckentrübungen.

Fig. 214. Axialwärts fortgeschrittene, mit Wasserspalten- und Speichenbildung kombinierte Coronarcataract, bei der 54jährigen Frau E. F.

Oc. 2, Obj. a2. Rechtes Auge, Pupille unerweitert, ca. 3 mm weit. Die mittlere blaue Trübung hat einen Durchmesser von 0,36 mm.

In der tiefen, mittlern und oberflächlichen Rinde Wasserspalten, innerhalb derselben bräunlich erscheinende Trübungen (bräunlich, weil im durchfallenden Lichte gesehen). RS = $\frac{1}{2}$ konkav 1,25. Links ähnliche Verhältnisse.

Fig. 215. Coronarcataract kombiniert mit konzentrischer Schichttrübung bei der 61jährigen Frau G.

Rechtes Auge, Oc. 2, Obj. a2. Maximal·dilatierte Pupille. Peripher die Keulen und weißen konzentrischen Linien der Coronartrübung, axialwärts schließen sich die gelblichen Zonen der konzentrischen Schichttrübung an, welche im Bereiche der äquatorialen Kernrindengrenze liegen.

---

* Die Behauptung, daß das Zusammentreffen von Coronartrübung mit Wasserspalten oder Totalcataract stets auf Zufall beruhe, ist nach unserer Erfahrung unrichtig. Dagegen spricht schon die nicht seltene Kombination dieser Coronartrübungen mit Wasserspalten bei Jugendlichen (vgl. z. B. Fig. 244). Ja die sehr fortgeschrittene Coronarcataract der Jugendlichen fand ich sozusagen stets mit Wasserspalten und Speichen kombiniert.

Auf der Vorderkapsel sieht man feine radiäre Pigmentlinien, deren Ursprung nicht ganz klar ist. Die Patientin machte vor einem Jahre eine ganz leichte schleichende Cyclitis durch, so daß die Pigmentreste vielleicht von dieser herrühren.

Es besteht aber im Bereiche dieser Pigmentlinien gleichzeitig ein leichtes Ektropium uveae (vgl. Fig. 319), so daß vielleicht eine angeborene Pigmentauflagerung der Vorderkapsel vorliegt.

In der Literatur fanden wir bisher einen einzigen derartigen Fall von Pigmentablagerung niedergelegt, nämlich bei Brückner[60]). Die Reste sind bei diesem Autor dieselben wie in unserm Fall, doch fehlt das Ektropium. Brückner führt dieselben wohl mit Recht auf die Membrana capsulopupillaris zurück.

Fig. 216 u. 217. Die flächenhaft keilförmige periphere Trübung.

Diese von mir[5]) häufig gefundene Trübungsform (Fig. 216, 217), breitet sich in ähnlicher Weise aus, wie die Kranzcataract: in konzentrischer Flächenschicht, die der tiefen oder mittlern peripheren Rinde angehört und die den Aufbau der Linse aus zwiebelschalenförmig geordneten Schichten in ähnlicher Art zum Ausdruck bringt, wie die Kranzcataract oder die Mazeration.

Die Trübungsflächen enden axialwärts meist ziemlich scharf, bald in mehr rundlichen Formen, bald in spitzen Keilen. Nicht selten setzen sie sich in Speichen fort.

Die Trübungsform kommt sowohl in der vordern als in der hintern Rinde vor. Häufig stehen vordere und hintere Trübung äquatorial in kontinuierlicher Verbindung. Es kommt aber auch vor, daß die vordere oder hintere Trübung äquatorial in regelmäßiger konzentrischer Linie endet.

Im Gegensatz zur Coronarcataract gehört diese Trübungsform fast ausschließlich dem höhern Alter an. Die Trübungen sind etwas dicker und dichter als bei der erstern und erscheinen daher im auffallenden Licht weiß bis gelbweiß (letzteres besonders bei tiefer Lage, im hintern Linsenabschnitt, da dann die gelbe Linsenfarbe zur Wirkung kommt).

Oft bildet die zackige Flächentrübung einen vollkommenen, mehr oder weniger regelmäßigen Trübungskranz, vorn und hinten vom Kernäquator. Die verhältnismäßige Dünne der Trübungsschicht ist sowohl am Rande als im Bereiche der Fläche im direkten und indirekten Licht unschwer zu ermitteln.

Die Trübung zeigt Neigung zu axialem Fortschreiten, besonders im hintern Linsenabschnitt. Bisweilen fand ich sie mit Wasserspalten- und Speichenbildung kombiniert, noch häufiger, ja fast regelmäßig mit lamellärer Zerklüftung (siehe diese).

Auch mit Coronarcataract kann diese Trübung assoziiert sein.

Die flächenhafte Keiltrübung findet sich am häufigsten nach unten innen (was z. B. für die Coronarcataract nicht gilt[78]).

Fig. 216. Flächenhaft keilförmige, scharfbegrenzte, vordere periphere Rindentrübung.

Mittlere bis tiefe Rindenschicht (Oc. 2, Obj. a2), in dem Falle der „Cataract bei Myopie" der Fig. 226. Diese Trübungsform steht mit jener Form von Cataracta complicata, welche bei degenerativer Myopie auftritt, in keiner Beziehung, sondern kommt als selbständige senile Starform häufig vor.

Man beachte die im untern Teil der Trübung mehr eckige, im obern mehr rundliche, wolkige Gestalt und im mittlern Teil die Andeutung von weißer Speichenbildung. Unterhalb dieser Speiche zwei (lucidere) dunkle Streifen, die an Risse erinnern und wohl durch das Auseinanderweichen von getrübten Fasern zustande kommen.

Fig. 215—220. Tafel 24.

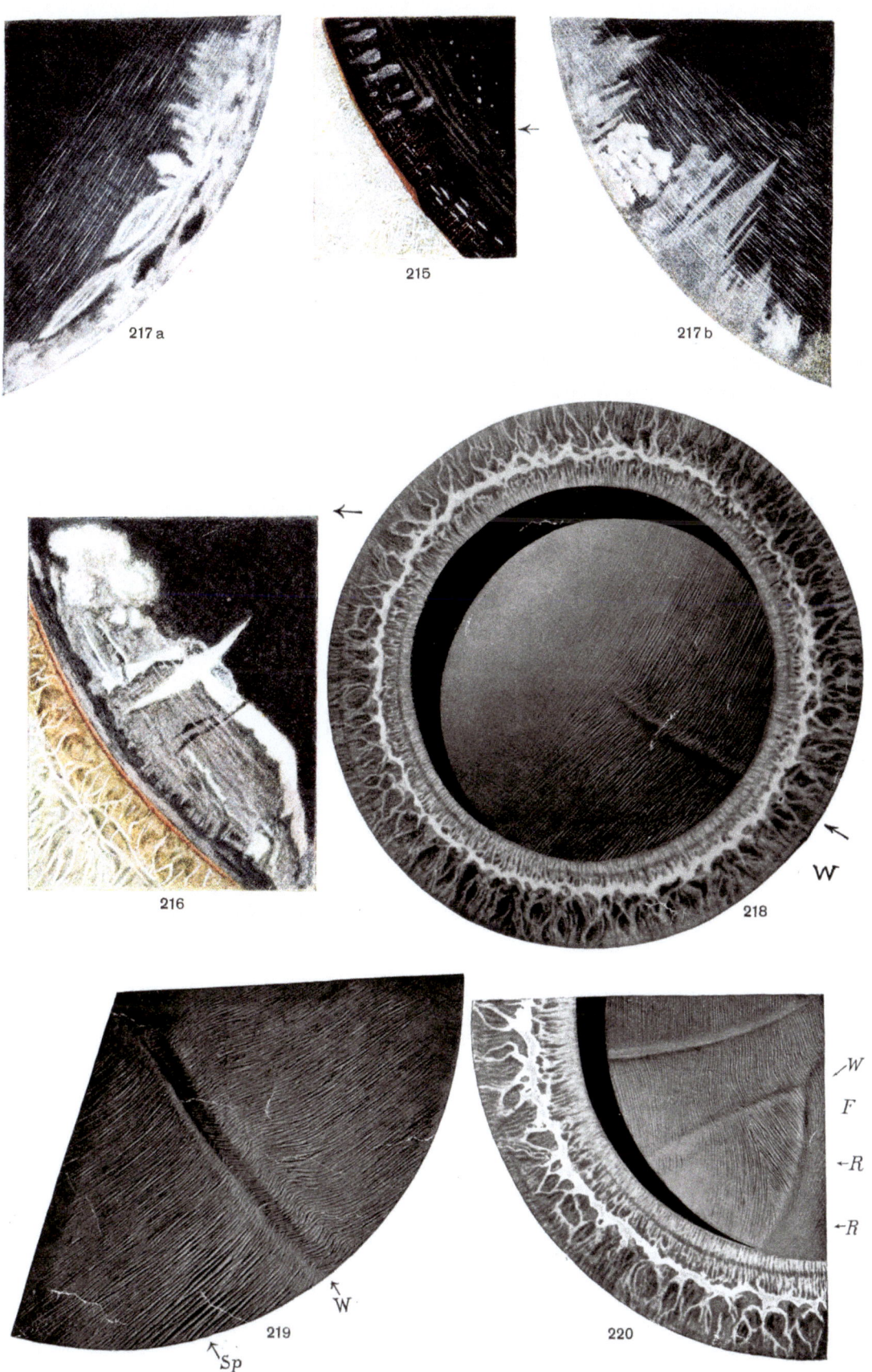

Vogt, Atlas. Verlag von Julius Springer, Berlin.

Axialwärts ist die untere Trübung durch eine dichtweiße Zone scharf abgeschlossen. Peripheriewärts geht sie in eine etwas dickere Trübung von mehr konzentrischem Bau über, welche sich um den Äquator herum in die hintere Trübung fortsetzt.

(Gleichzeitig vorhandene lamelläre Zerklüftung ist in der Figur nicht wiedergegeben.)

Fig. 217 a u. b. Flächenhafte, rundlich und keilförmig begrenzte periphere Rindentrübung bei dem 65jährigen W.

Die Trübung ist, wie meist bei dieser Form, nasal unten am stärksten entwickelt (*a* und *b* stellen die nasal-untern Linsenpartien dar). Es besteht lamelläre Zerklüftung in typischer Richtung von unten temporal nach oben nasal.

Axial grenzt sich die Trübung teils in Keilform, teils in mehr rundlicher Form ab. Man beachte in Fig. *b* die konzentrisch nach unten sich fortsetzende Streifenform der Trübung.

Die Lage der Cataract ist die mittlere und tiefere Rinde. Die sehr reichlichen Linien lamellärer Zerklüftung liegen z. T. vor den Trübungen.

In der hintern Rinde ähnliche Cataractform. Visus beiderseits = 1 ohne Glas.

Fig. 218—224. Die konzentrische, lamelläre Zerklüftung (i. e. Spaltenbildung zwischen Lamellen).

Diese Veränderung gehört zu den häufigsten des Alters. Sie stellt eine Teilerscheinung des Alterstars dar. Ich fand sie das erstemal noch unter Benutzung des Gullstrandschen Beleuchtungsbogens im Jahre 1912 bei verschiedenen Formen von Alterscataract[46)5)]. Wegen des faltenähnlichen Aussehens hielt ich die Erscheinung zunächst für eine feine Faltenbildung, für welche ein Substrat allerdings schwer denkbar wäre. Auch heute ist die anatomische Natur der Erscheinung nicht völlig klargestellt.

Um ein möglichst getreues Bild des tatsächlichen Verhaltens zu geben, insbesondere der Wirkung von Licht und Schatten, habe ich Plastizinmodelle hergestellt, welche das Gesehene möglichst genau wiedergeben. Photographien solcher Modelle stellen Fig. 218—222 dar*. Man erkennt parallele faltenähnliche Linien („Zerklüftungslinien"), welche meistens im nasalen untern Linsenabschnitt mehr oder weniger steil von unten temporal, nach oben nasal ziehen.

Damit steht wohl in Zusammenhang, daß in fast allen Fällen, in denen diese Verlaufsrichtung vorhanden ist, nasal unten stärkere, flächenhaft keilförmige Trübungen vorhanden sind (vgl. Fig. 216, 217).

Weitere Untersuchungen lehrten, daß gelegentlich auch ganz andere Verlaufsrichtungen vorkommen (Fig. 206, 220). So kann z. B. die Zerklüftung in die Faserrichtung abbiegen (Fig. 220, 221), so daß wir nicht mehr von konzentrischer Kluftbildung, sondern von solcher der Rablschen Radiärlamellen sprechen müssen. Ja in sehr vielen Fällen fand ich eine Art Kreuzspinnennetzform, welche dadurch zustande kam, daß sich die Zerklüftungslinien zwischen den (radiären) Nähten in ähnlicher Weise gestreckt und gerade ausspannen, wie die Querfäden des Kreuzspinnennetzes zwischen den Radiärfäden (vgl. Fig. 206, 222)**.

Daß es sich bei der vorliegenden Erscheinung um lamelläre Zerklüftung handelt, konnte ich durch Mazeration nachweisen. Durch Flüssigkeitsaufnahme werden

---

* Fig. 223 u. 224 sind dagegen die naturgetreuen Wiedergaben durch direkte Zeichnung.

** Gelegentlich sah ich die vordere Kernoberfläche zerklüftet, wobei die Spalten die Anordnung eines derartigen Kreuzspinnennetzes zeigten (Fig. 222).

die Lamellen auseinandergedrängt. Die auseinandergedrängten Lamellen sehen wir sodann mit Hilfe des Spaltlampenbüschels gewissermaßen im optischen Schnitt, ähnlich, wie wir in einem solchen Schnitt die Wasserspalten i. e. die mit Flüssigkeit gefüllten Spalten im Bereiche der Nähte oder zwischen den Fasern sehen. So kommt es, daß je nach der Beleuchtungsrichtung das System der Zerklüftungslinien bald etwas oberflächlicher, bald etwas tiefer zu liegen scheint.

Im einzelnen ergibt sich noch folgendes: Die Nähte sind oft ebenfalls zerklüftet, d. h. die Nahtränder sind durch Flüssigkeit in ähnlicher Weise auseinandergedrängt (die Nähte klaffen), wie die Lamellen (Fig. 206, 221, 222). Oft ist die Trennung der letztern keine vollständige, so daß schräge und quere Verbindungen einzelner Lamellen bestehen, etwa jenen Fasern vergleichbar, welche in Fig. 197 die Spalten einer traumatischen Cataract schräg überqueren (Fig. 224).

Meist liegt das System der Zerklüftung in der Rinde, und zwar ist es am häufigsten in den mittlern und tiefen Rindenpartien zu sehen. Wo das System von einer Naht durchschnitten wird, scheinen sich die Linien zu ihr hin zu senken und sich an ihr festzuheften (Fig. 220—222).

In fortgeschritteneren Fällen von Cataract fand ich auch die Kernoberfläche lamellär zerklüftet.

Nicht selten sah ich quere Zerklüftungen innerhalb Wasserspalten und Speichen (vgl. auch die Bemerkungen zu Fig. 209).

Fast stets ist Cataract nachweisbar, meist die flächenhaft keilförmige der Peripherie. Oft liegen Trübungen vor oder hinter den Zerklüftungslinien, oder diese finden sich selber im Trübungsbereich.

Auch bei sehr fortgeschrittener, ja bei reifer Cataract konnte ich oft lamelläre Zerklüftung finden.

Schwer verständlich sind jene (nicht seltenen) Fälle, in denen die Zerklüftungslinien parallel und dicht gedrängt in noch wenig getrübter Linse in gerader Richtung von einem Pupillarrande zum andern durchziehen. Irgend eine Unterbrechung oder Richtungsänderung etwa im Bereich der Nähte ist nicht wahrzunehmen (Fig. 218, 223). Solche Fälle lassen sich schwer durch die bloße Annahme einer Zerklüftung der Lamellen erklären.

Fig. 218. Konzentrische lamelläre Zerklüftung der vordern Rinde (Plastindarstellung), Prisca, 68 Jahre.

Rechtes Auge. Gleichmäßig von unten außen nach innen oben über eine radiäre Kernnahtfirst in sanfter Wellung *(W)* hinwegziehende Zerklüftung innerhalb der Rinde. Vereinzelte zirkumskripte Rindentrübungen (hier nicht sichtbar). Die Zerklüftungsrichtung ist oberhalb der Radiärfirst etwas steiler als unterhalb. Temporalwärts verliert sich jenseits der Linsenmitte die Zerklüftung, allmählich feiner werdend. Stärkste Rindentrübungen auch in diesem Falle nasal unten. Kleine umschriebene Trübungen vor und hinter der Zerklüftungsfläche in der Rinde. Hinter dem Zerklüftungssystem in deutlicher Sagittaldistanz das Relief der Kernoberfläche. — Im Bereiche der Nahtfirst war in diesem Falle besonders gut durch Wechsel des Lichteinfallwinkels eine Verschiebung der scheinbaren Lage der Linien erzielbar. (Dies gilt auch für die entsprechenden Stellen in Fig. 219 u. 220.) Am linken Auge etwas kompliziertere Verlaufsrichtung (vgl. Fig. 220).

Fig. 219. Konzentrische lamelläre Zerklüftung der vordern Rinde (Plastindarstellung), B. 71 Jahre.

Rechtes Auge. Die feinen Spaltlinien ziehen in ausgesprochener Wellung über Ränder und Vertiefung einer radiären Wasserspalte *(W)* der nasalen untern Rinde hinweg, wieder von unten außen nach innen oben gerichtet. Sie reichen temporalwärts etwa bis zur Linsenachse, dort allmählich feiner werdend. Nach unten außen verlieren sie sich. Stärkere Zerklüftung zeigt sich im untern Abschnitt (bei *sp*). An der Kernoberfläche ein zweites, schwächer entwickeltes Zerklüftungssystem (nicht dargestellt). Die stärksten Rindentrübungen im nasal untern Rindenabschnitt. Am linken Auge ebenfalls ausgedehnte Zerklüftung (vgl. Fig. 221).

Fig. 220. Konzentrische lamelläre Zerklüftung der vordern Rinde (Plastindarstellung), Prisca, 68 Jahre.

Linkes Auge. Ziemlich grobe Rindenspalten von komplizierterem Verlauf. Bei *W* ziehen sie in sanftem Bogen über das in deutlicher Sagittaldistanz dahinterliegende Nahtfirstensystem der Kernoberfläche hinweg. Bei *R* und *R'* eine (auch in andern Fällen nicht selten zu beobachtende) typische Scheidungsstelle. Die eine Spaltengruppe (Klüfte) schlägt eine mehr radiäre Richtung ein, welche dem Faserverlaufe der Rinde (nicht des Kerns!) an dieser Stelle entspricht, die andere Gruppe zieht annähernd konzentrisch weiter. Auch bei *F* nimmt der Verlauf radiäre Richtung an.

Fig. 221. Konzentrische lamelläre Zerklüftung der vordern Rinde (Plastindarstellung), B. 71 Jahre.

Linkes Auge. Es besteht ein zwei-, stellenweise sogar dreifaches Zerklüftungssystem. Kern und Rinde zeigen ausgedehnte Zerfallserscheinungen, insbesondere Zerklüftung der Nähte. In Fig. 221 ist das Zerklüftungssystem der Kernoberfläche dargestellt, ein ähnlich verlaufendes, feineres der Rinde ist weggelassen. Die Spalten sind ziemlich grob. Nasal waren sie durch dichtere Trübungen verdeckt *(T)*. — Während im obern Abschnitt die Zerklüftung zwischen zwei zerklüfteten Nähten sich ausspannt, schlägt sie im untern Teil etwa die Richtung der Faserung ein. Das (weggelassene) oberflächliche Spaltensystem verlief etwas weniger steil und schnitt bei *N* an einer Rindennaht, die mäßig erweitert war, scharf ab. Die Kernoberfläche besaß an dieser Stelle keine Naht und ihre Zerspaltung zog unter der Rindennaht kontinuierlich weiter.

Fig. 222. Konzentrische lamelläre Zerklüftung der vordern Rinde (Plastindarstellung), B. 68 Jahre.

Rechtes Auge. (Die Zerklüftung ist an beiden Augen in ausgedehntem Maße, am rechten in zweifacher Schicht zu sehen.) Fig. 222 zeigt den axialen Kernabschnitt bei stärkerer (45facher) Vergrößerung. Es lassen sich auseinandergedrängte Lamellen erkennen, welche sich zwischen den zerklüfteten Nähten ausspannen. Die Klüfte zwischen den Lamellen münden in die Nahtspalten ein. Infolge mangelhafter Trennung bestehen zwischen den Lamellen oft schräge Querverbindungen.

Dadurch, daß die Klüfte die Nähte *N* verbinden, entsteht das Bild des Kreuzspinnennetzes.

Im vorliegenden Falle, wie in mehreren ähnlichen, konnte ich Beziehungen zwischen der Höckerung der Kernoberfläche und der lamellären Zerklüftung beobachten.

Fig. 223. Konzentrische lamelläre Zerklüftung der vordern Rinde, bei starker Ausprägung des vordern Kernreliefs.

(Fall der Fig. 142, 73jähriger Mann, linkes Auge). Oc. 2, Obj. a2, Pupillenweite 4—5 mm. Beleuchtung temporal. Die lamelläre Zerklüftung L ist schräg horizontal von unten außen nach innen oben gerichtet. Im Bereich der Nahtfirsten der Kernoberfläche N werden die Lamellen feiner und scheinen sich in die Tiefe zur Naht S zu senken.

Man beachte die durchaus naturgetreu dargestellten Konturen dieser Pseudofalten und die Art, wie sie stellenweise ineinanderüberzugehen scheinen, bzw. aufgesplittert sind. Die Gebilde liegen in diesem Falle in den mittlern Rindenschichten, wenigstens werden sie dort sichtbar, wenn der Winkel des einfallenden Lichtes mit der Achse des untersuchten Auges ca. 40 Grad beträgt.

Kernrelief und Lamellenzerklüftung sind in diesem Falle in übereinstimmender Weise auch in der hintern Rinde zu sehen.

Ganz peripher liegen (hier nicht sichtbare) wenig dichte, flächenhaft zackige cataractöse Trübungen vom Typus der in Fig. 216 dargestellten.

Fig. 224. Konzentrische lamelläre Zerklüftung der vordern Rinde bei stärkerer Vergrößerung.

Oc. 4, Obj. a3. Man sieht einen Teil der in Fig. 223 wiedergegebenen Scheinfaltung (Zerklüftung) bei 68facher Linearvergrößerung.

Man beachte, wie einzelne Lamellen sich spalten, bzw. schräg verbinden.

Fig. 225. Schalenförmige hintere Cataract bei Frau M. G., 60jährig.

Oc. 2, Obj. a3. Rechtes Auge. $RS = {}^{10}/_{200}$ (links Aphakie nach Extraktion). Man erkennt in dem Bilde zwei ineinander übergehende verschiedene Typen dieser Starform. a die gelbliche dichte flächenhafte Trübung mit auf- oder eingelagerten Vacuolen geringer Größe. Sie sind meist zu Reihen, seltener zu Gruppen angeordnet. Da sie auf gleichmäßig gelbtrübem Grunde liegen, erscheinen sie bei fokaler Belichtung im durchfallenden Licht (d. i., in dem von dem trüben Grunde reflektierten Licht). Daher ihre dunkle Kontur, bei hellem mittleren Teil.

In dem Abschnitte b zeigen die Kugeln ein anderes optisches Verhalten. Hier ist die Trübung noch nicht so weit gediehen, wie in a. (Diese Partie ist mit dem Spiegel noch verhältnismäßig klar durchleuchtbar.) Die Kugeln sind hier, im fokalen Lichte betrachtet, umgekehrt wie in a, in ihrem mittlern Teil dunkel und zeigen bei der gewöhnlichen Einfallsrichtung einen hellen Rand. Sie sind meist größer und erzeugen mit der Umgebung das Bild eines Siebes. Dieses Bild ist für die hintere Schalencataract charakteristisch. Im mittlern Teil dieser siebartigen Partie werden die trüben Interstitien zwischen den Kugeln dichter und es kommt dadurch eine Art Übergangsform zu der in a gezeichneten dichttrüben Partie zustande.

Im übrigen bestehen massenhafte Punkt- und Staubtrübungen, besonders der tiefen peripheren Rinde, sowie Coronartrübungen.

Wo schalenförmige hintere Alterscataract vorhanden ist, pflegen im äquatorialen tiefen Rindengebiete dichte alte Trübungen zu bestehen, die anscheinend geringere Progredienz zeigen als die Schalentrübung. Letztere ist bisweilen gleichzeitig im vordern Rindengebiete angedeutet. Auch der Kern ist fast stets mehr oder weniger beteiligt (s. u. Kernstar), und es können gleichzeitig alle andern Formen des Altersstars bestehen.

Fig. 221—228. Tafel 25.

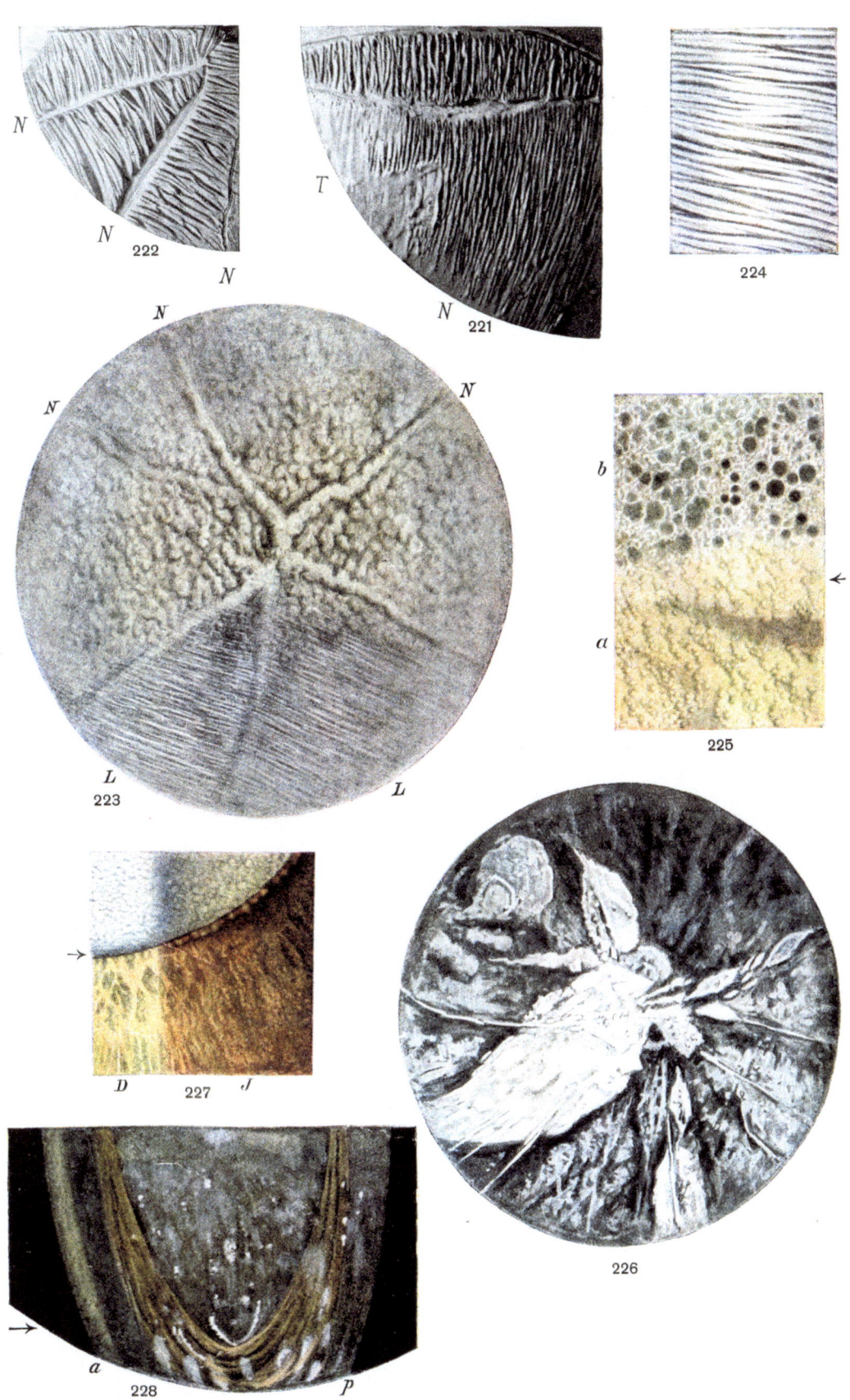

Vogt, Atlas. Verlag von Julius Springer, Berlin.

Die hintere Schalencataract, welche wohl meist subkapsulären Sitz aufweist, führt wegen der beträchtlichen Sehstörung, die sie verursacht, bisweilen schon zu einer Zeit zur Extraktion, in welcher das vordere axiale Rinden- und Kerngebiet noch verhältnismäßig klar ist, so daß die Pupille schwarz erscheint.

Differentialdiagnostisch kommen die hintere Cataracta complicata und die traumatische hintere Rosettencataract in Betracht (vgl. Fig. 202, 268—280).

Gelegentlich können bei schalenförmiger hinterer Cataract Naht- und Faserzeichnung deutlich zutage treten.

Über die Cataractform vgl. Vogt[72]).

Fig. 226. Senile Cataract bei Myopie.

Frau N. Elisabeth, 67 Jahre, von Jugend auf myop, RS = $^1/_6$ M. 10,0, LS = Handbewegungen. Rechtes Auge.

Rechts Cataract besonders der peripheren und hintern Partien. Links Cataracta matura. Proj. gut. Harn o. B. Links gleichmäßige subkapsuläre Vacuolenfläche und siebartiges weißes subcapsuläres Trübungsnetz, erstere bei indirekter, letzteres bei direkter Beleuchtung sichtbar.

Links deutliches, rechts undeutliches Farbenschillern des vordern Chagrins. Beiderseits lichtstarker vorderer Alterskernstreifen. Links sind in der Trübung hier und da weiße Radiärstreifen und vereinzelt typische lamelläre Zerklüftungen sichtbar. Diese linke Linse wurde mittelst Lappenschnitt extrahiert. Es restierte beinahe Emmetropie. Leichter Astigmatismus hypermetropicus inversus, LS = $^1/_3$ + cyl. 2,0 Achse horizontal. Feine Kapselreste, ophth. starker myopischer Bügel. Ein solcher ist auch rechts erkennbar.

Das rechte Auge zeigt zwar kräftige flächenhafte periphere Trübungen, sowohl vorn wie hinten. Aber hinten breiten sie sich, im Gegensatz zu vorn, axialwärts stark aus und führen zu einer Art hinterer Rosettentrübung (Fig. 226). Die Speichen dieser Rosette zeigen zackige unregelmäßige Formen. Sie sind weiß, die Interstitien sind wenig getrübt, erscheinen mehr grau und lassen rotes Licht durch. Axial ist die Rosette besonders dicht und hier auch ganz leicht in sagittaler Richtung verdickt. Bemerkenswerterweise sind aber die Trübungen überall scharf gegen die gesunde Rinde abgegrenzt. Auch ist sowohl vorn wie hinten ausgesprochene lamelläre Zerklüftung vorhanden, eine Zerfallserscheinung, die nach unsern Untersuchungen sowohl bei Cataracta senilis, als auch bei artefizieller Mazeration auftritt und die bei Cataracta complicata jedenfalls selten ist.

Es handelt sich um jene flächenhafte Trübungsform, welche in Fig. 216 dargestellt ist.

Daß dagegen bei degenerativer Myopie eine charakteristische Cataracta complicata vorkommt, ist aus dem Texte zu Fig. 268—280 ersichtlich. Auch Kombinationen von myopischer Cataract und Cataracta senilis sind nicht selten.

Fig. 227 vgl. auch Fig. 279. Die vordere subkapsuläre Vacuolenfläche.

Sie stellt fast stets ein Spätstadium der senilen Cataract vor. Sie kommt sowohl bei Rindenstar (intumescens und matura) als auch bei Kernstar vor (vgl. Vogt[21]).

Die Beobachtung geschieht im durchfallenden und besonders im indirekt seitlichen Licht: also z. B. bei auffallendem oder durchfallendem Licht im Halbschatten, am Rande des Büschels. Man sieht dann die dunklen scharfen Konturen von Tröpfchen, kleine Kreislinsen, die oft dicht stehen, ohne sich wesentlich abzuplatten. Diese Myelintröpfchen sitzen, wie mir die anatomische Untersuchung zeigte, oft im

Epithel, letzteres siebartig durchsetzend, z. T. aber auch unter dem Epithel, zwischen diesem und der Faseroberfläche und zwischen den Fasern selber. (Ähnliche Kugeln sah ich als postmortale Erscheinung im Epithel auftreten.)

Der Durchmesser der Kugeln beträgt gewöhnlich 20—80 Mikra, doch sieht man auch größere und kleinere Formen (vgl. z. B. Fig. 279). Häufig ist die tiefe Rinde (ev. inklusive Kern) dicht weiß getrübt, während die oberflächliche Rinde noch völlig klar ist, mit Ausnahme des subkapsulären Gebietes, welches die Vacuolenfläche aufweist. Die äußere Rinde ist also in diesen Fällen trübungsfrei. Trotzdem kann der Star als reif zur Operation bezeichnet werden.

Im auffallenden Licht sind die Vacuolen, wenn wir von den Randpartien des Lichtbüschels absehen, gewöhnlich nicht zu beobachten. Doch erscheinen sie in ältern Fällen bisweilen als weiße Fleckchen (vgl. z. B. Fig. 211, vgl. auch die Wasserspaltenvacuolen der Fig. 207 u. 208). Dagegen sieht man im auffallenden Licht ein feines grauweißes subkapsuläres Trübungsnetz, eine dünnste Schichttrübung, die anscheinend in keinem direkten Zusammenhang steht mit den trüben Partien der Tiefe und die vielleicht der hintern Schalencataract vergleichbar ist.

Bei Einstellung der vordern Chagrinierung (vorderer Spiegelbezirk) sind die Vacuolen, wenn wir von den Randpartien absehen, nicht zu erkennen. Farbenschillern der vordern Chagrinierung ist meist (aber nicht immer) vorhanden.

Fig. 227. Subkapsuläre Vacuolenfläche bei Cataracta senilis matura.

Frau B., 66 Jahre, rechtes Auge. Oc. 2, Obj. a2. (Über die im indirekten Licht sichtbare Atrophie des retinalen Pigmentsaums dieses Falles, vgl. Kapitel Iris, Fig. 302—307.)

Links direkte (D), rechts indirekte Belichtung (J). Die Vacuolen sind als solche nur im indirekten Licht zu sehen. Im direkten beobachtet man dagegen eine weißfleckige Marmorierung (vgl. auch Fig. 208 u. 211).

Wie die anatomische Untersuchung der frisch extrahierten Linse lehrt, ist die ganze trübe Rinde dicht von derartigen Flüssigkeitskugeln durchsetzt, welche spezifisch schwerer sind als Wasser und sich mikrochemisch als Myelintröpfchen erweisen.

Fig. 228. Die periphere konzentrische Schichttrübung der senilen Linse (Vogt[5]).

Fräulein M. K., 55 Jahre. Oc. 2, Obj. a2. Die konzentrische Schichttrübung ist eine der häufigsten Altersstarformen. Sie ist meist nur bei stark erweiterter Pupille feststellbar.

Man sieht dann in den tiefen peripheren Rindenpartien und im Bereiche des Kernäquators konzentrische mächtige gelbgraue Trübungsschalen, die aus Staubtrübungen zusammengesetzt sind und den Kernäquator gleichmäßig einhüllen. Nur scharfe Büscheleinstellung läßt die einzelnen, zwiebelschalenartig sich überlagernden Schichten klar hervortreten.

Meist sind außer den Staubtrübungen auch gröbere Punkttrübungen vorhanden. Im Falle der Fig. 228, welche einen optischen Meridionalschrägschnitt durch die Linse darstellt (a Vorderkapsel, b Hinterkapsel), bestehen außerdem Coronartrübungen, sowie weiße Haken- und Punkttrübungen der Kernperipherie.

Die Trübung gibt sich in ihren ersten Anfängen dadurch zu erkennen, daß der Alterskernstreifen äquatorial verbreitert und lichtstärker wird.

Die konzentrische Schichttrübung verursacht erst dann Sehstörung, wenn sie die axialen Rindenpartien ergreift. Sie kann für sich allein auftreten oder in Kombination mit andern Starformen.

Fig. 229. Der Kernstar. (Schematischer Meridionalschnitt.)

Erst der Spaltlampe verdanken wir Aufschluß über die Häufigkeit des Kernstars. Neuere Autoren noch hatten behauptet, daß der Kern bei der Rindenstarbildung meist nicht beteiligt sei. Das Gegenteil ist, wie die Spaltlampe lehrt, der Fall.

Die Spaltlampe zeigt uns zum erstenmal die Zunahme der innern Reflexion einer bestimmten Zone. Auch noch durch ziemlich beträchtliche Trübungen der vordern Rinde hindurch ist die innere Kernreflexion bei Spaltlampenbelichtung erkennbar.

Die Zunahme der innern Kernreflexion, welche stets die Kerntrübung einleitet, tritt zuerst in jenen Schalen auf, welche das zentrale Intervall vorn und hinten begrenzen, also im innersten Teil des Embryonalkerns.

Dabei bleibt das zentrale Intervall vorläufig noch als dunkle Partie erkennbar (Fig. 229). Vor und hinter ihm sieht man die embryonalen Nähte, das vordere aufrechte und das hintere umgekehrte Y, welche weiß auf weniger hellem Grunde erscheinen (Fig. 229).

In zweiter Linie wird dann die angrenzende äußere Embryonalzone betroffen, also die den zentralen Kern umhüllende Schalenzone.

Es besteht jetzt ein Bild, wie es Fig. 229 wiedergibt: eine zentrale Zone gesteigerter innerer Reflexion bzw. Trübung, welche gegen den Alterskernstreifen N durch ein lucides Intervall J nach allen Richtungen geschieden ist. Dieses sehr charakteristische Bild kann wochen- oder monatelang konstant bleiben. Die Reflexion des Alterskernstreifens selber hat ebenfalls zugenommen. Ganz allmählich verfällt dann auch das klare Intervall J der Trübung: diese verschmilzt mit dem Alterskernstreifen N und es ist nun der trübe Kern von dem Rindenstreifen K noch durch das Intervall R geschieden.

Seltener sah ich die Kernstarbildung auftreten, ohne daß das geschilderte Intervall J scharf zum Ausdruck kam. Es wurde in diesen Fällen gleich zu Anfang mit in die Trübung einbezogen.

Daß der Kern nicht, wie die Rinde, in einen trüben Brei zerfällt, hängt offenbar mit seiner festen Konsistenz zusammen.

Es ist von besonderem Interesse, daß der Kernstar stets gleichmäßig in den vordern und hintern homologen Partien auftritt. Es scheint beispielsweise nicht vorzukommen, daß die vordere Kernhälfte sich trübt, die hintere klar bleibt, oder umgekehrt.

Bei trüber Rinde kann der Kern manchmal auffallend lange klar bleiben. Schließlich beteiligt er sich jedoch wohl stets ebenfalls an der Trübung. Dabei kann es vorkommen, daß in der Gegend des zentralen Intervalls eine Spaltung der Kernsubstanz in eine vordere und hintere Kernhälfte auftritt, wie wir das bei Mazerationsversuchen experimentell feststellten (vgl. Diss. E. Meier[75]). Dadurch erklären sich u. E. die seltenen Befunde von „doppelter Linse" bei der Starextraktion.

Die Trübung des Kerns kann soweit vorgeschritten sein, daß sie die zentrale Sehschärfe hochgradig beeinträchtigt, bis auf 0,1 und mehr herabsetzt, und doch gestattet die Spaltlampe immer noch die Durchleuchtung und direkte Betrachtung bzw. Abtastung der Kernstarform. Oft sind auch in diesem Stadium die embryonalen Nähte als weiße Linien noch erkennbar.

Der Kernstar tritt nicht nur als senile Veränderung auf, sondern kommt auch bei Cataracta complicata vor, besonders bei den rascher fortschreitenden Formen (zufolge Amotio retinae, Iridocyclitis usw.).

Mittelst unserer bisherigen Hilfsmittel waren nur sehr fortgeschrittene Fälle von Kerntrübung zu diagnostizieren und zwar nur bei im übrigen klarer Linse.

Erst die Gullstrandsche Spaltlampe lehrte uns die Pathologie des Kernes näher kennen und den cataractösen Kern von dem gewöhnlichen sklerotischen Alterskern unterscheiden.

Daß der Kernzerfall kein so ausgiebiger ist, wie der Zerfall der Rinde, und daß es bei dem erstern nicht so leicht zu einer flüssigen Emulsion kommt wie beim Rindenstar, erklärt sich aus der verschiedenen Konsistenz der beiden Substanzen. Die Verschiedenheit des Aggregatzustandes bedingt die Verschiedenheit der Trübungsformen. Der Zerfall der Kernsubstanz geschieht in staubförmige, der der Rinde in grobe tropfige Elemente.

Wir werden in Zukunft mittelst Spaltlampe zwischen klarem Kern und trübem Kern, zwischen gesundem Kern und krankem Kern scharf unterscheiden können. Die viel verbreitete Auffassung, daß schon eine klare aber sklerotische Kernsubstanz der vitalen Eigenschaften entbehre und als eine Art toter Fremdkörper innerhalb der lebenden Linse zu betrachten sei, ist damit als irrig erwiesen.

Diese Sklerose möchte ich als eine Art konservierenden Prozeß auffassen. Sie bewahrt vor Zerfall! Trübungen sklerotischer Substanz erreichen selten jene Dichte, wie solche der Rinde.

Fig. 230. Vorderer Pyramidal-Kapselstar unbekannter Ursache.

Oc. 2, Obj. a2, Pupille 2,5 mm, linkes Auge. Das 56jährige Fräulein B. R. machte angeblich etwa im 5. Jahre Keratitis durch. Man findet noch beiderseits vereinzelte leichte alte Hornhauttrübungen, aber keine sicheren Zeichen überstandener Perforation.

Die Trübung sitzt mit breiter Basis im axialen Kapselgebiet und ragt mit abgestumpftem, dichtweißem, z. T. pigmentbedecktem Kegel weit in die Vorderkammer vor. Man beachte die Andeutung von radiärer und von konzentrischer Streifung (Schichtung?).

Auf der umgebenden Kapsel sitzt zerstreutes Pigment.

Der vordere Chagrin ist z. T. farbenschillernd und (wie ich das bei sogenannten Kapseltrübungen stets fand*) durch einen dunklen (lichtschwachen) Saum gegen die Trübung abgesetzt. Links unten eine zweite (kleine) Trübung. Visus = $1/6$.

Nicht dargestellt in der Figur ist eine zweite, intensive, weiße Trübung, die im Bereiche und etwas hinter dem vordern Alterskernstreifen sitzt, jedoch mit der Kapseltrübung durch eine eingeschnürte Partie in Verbindung steht, so daß die Gesamttrübung Sanduhrglasform gewinnt. Es unterliegt wohl keinem Zweifel, daß diese Einschnürung im Laufe des Linsenwachstums durch Andrängen klarer Substanz zustande kam. Diese Einschnürung kann in andern Fällen zu voller Abschnürung führen. (Ich verfüge über mehrere solche Fälle.)

Das Spaltlampenbild dieses Falles lehrt wohl, daß die Cataract zu einer Zeit entstand, als die Fasern der heutigen Alterskernvorderfläche noch dem Epithel dicht anlagen.

Auf dem andern Auge ähnliche aber kleinere Kapselcataracte, die nur im Kapselbereich sitzen.

---

* Ich halte dieses Symptom als für die sog. Kapselcataract charakteristisch, vgl. auch Text zu Fig. 184.

Fig. 231 a u. b. Myotonische Dystrophie begleitende Cataract* (J. G. Greenfield, J. Hoffmann, Fleischer[142])), bei dem 60jährigen Dr. F. B.*, rechtes Auge.

Oc. 2, Obj. a2. Der Typus der Trübung ist derjenige der Coronarcataract. Doch besteht insofern eine wesentliche Abweichung, als die eigentlichen Coronartrübungen im vorliegenden Falle nur peripher sitzen, während die mehr axial gelegenen Rindenpartien von enorm dichten staub-, punkt- und strichförmigen Trübungen durchsetzt sind. Auffallend ist stellenweise ein lebhafter farbiger grüner und roter Cholesteringlanz der Trübungspunkte. Die Staubtrübungen sind derart fein und dicht, daß die ganze vordere und hintere Rinde verschleiert erscheinen, wodurch ein ungewöhnliches Krankheitsbild entsteht.

Die Alterskernstreifen sind zwar lichtstark, aber unscharf. Besonders lebhaft reflektiert ferner auch der hintere Embryonalstreifen.

Das Alterskernrelief ist gut ausgeprägt.

Sowohl in der vordern wie in der hintern Rinde bevorzugen die Trübungen die tiefen Partien. Auch ist bemerkenswert, daß die Trübungen hier größer sind.

Wieder ist die tiefe äquatoriale Rinde am stärksten betroffen worden. Hier messen die gröbern Trübungspunkte bis zu 0,1 mm. Hier sitzen ferner gröbere Coronartrübungen. Nasal unten sind verwaschene und graue lanzettliche Streifen zu sehen (Fig. b). Hinten unten nasal besteht eine starke (in der Fig. b links sichtbare) Speichentrübung. $\left. \begin{array}{l} RS = 0,5 \\ LS = 0,5 \end{array} \right\}$ konkav 1,5.

Fig. a stellt ein Flächenübersichtsbild des innern untern Quadranten der rechten vordern Rinde dar, 24fache Linearvergrößerung.

Fig. b gibt dagegen einen optischen Schnitt aus derselben nasalen untern Linsenpartie wieder. Der weiße Streifen rechts *(K)* stellt den vordern Kapselstreifen dar. Man sieht in seinem medialen Teil einige Puncttrübungen durchschimmern. Links von diesem Streifen sieht man den optischen Sagittalschnitt *Co* durch die Rinde, mit seinen Punkt- und Staubtrübungen und den grauen flächenhaften Streifentrübungen. Dieser Rindenstreifen schneidet äußerst scharf mit der Kerngrenze ab. (Das Kernrelief ist hier, so weit in der Peripherie, nicht mehr sichtbar.) Der Kern *N* ist trübungsfrei. Hinter ihm, in der hintern Rinde, sieht man die genannte Speiche vorragen.

Trotz der hier geschilderten Besonderheiten möchte ich diese Cataractform noch nicht als für myotonische Dystrophie sicher pathognomonisch bezeichnen.

Bei der Schwester des Patienten, die ich untersuchen konnte, bestehen ähnliche Trübungen und Muskelstörungen; mehr die Form der gewöhnlichen Coronartrübung fand ich dagegen bei einer größern Anzahl von weitern Mitgliedern dieser Familie.

An myotonischer Dystrophie litten angeblich auch der Vater, wahrscheinlich auch ein älterer Bruder und eine jüngere Schwester des Patienten.

Inzwischen beobachtete ich einen weitern Fall dieses Cataracttypus bei der 52jährigen Frau R. aus ausgedehnter Starfamilie, deren Mitglieder vereinzelt an „Muskelatrophie" litten (zwei Brüder und eine Schwester der Mutter), z. T. gleichzeitig an psychischen Störungen. An Star wurden operiert: Urgroßvater, Großmutter, Großonkel, Mutter, Onkel, Tante (alle mütterlicherseits), z. T. schon im 5. Jahrzehnt operiert.

Die Linsen der Frau R. zeigen folgendes Bild: Kernrelief deutlich. Rinde von Staubtrübungen in ungeheurer Zahl vollkommen erfüllt, Punkte z. T. farbig glitzernd.

---

* Über den Stammbaum der betreffenden Starfamilie vgl. Verf. Zeitschrift f. Aughk. 40. Bd., Heft 3, S. 133. Der Hausarzt von Dr. F. B., Herr Prof. Dr. F. Egger, Direktor d. Allgem. Poliklinik Basel, bestätigte unsere Diagnose „Myotonia atrophica".

Periphere konzentrische Schichttrübung, vereinzelte Coronartrübungen. Hinten unten peripher einige Speichen. Hinten axial ca. $1/2$ mm messende poröse Trübung (ähnlich wie bei Cataracta complicata) mit Farbenschillern des hintern axialen Spiegelbezirks, Glaskörper normal.

$$RS = 0{,}25 \ M\ 5{,}0$$
$$LS = 0{,}8 \ \ \ M\ 2{,}0.$$

In diesem Falle wurde ich durch das mit Fig. 231 übereinstimmende Bild der Cataract veranlaßt, nach Muskeldystrophie zu forschen.

Fig. 232 u. 233. In früher Jugend aufgetretene seltene Cataractform. Bänderartige juvenile Cataract. J. J. 22jährig.

$RS = {}^6/_6$, $LS = {}^6/_{24}$. Beiderseits sieht man auf den Bereich der hintern Alterskernoberfläche beschränkte (Fig. 233) scharf begrenzte graue Streifen von eigentümlicher, scheinbar regelloser Anordnung (manchmal scheinen sie der Faserrichtung zu entsprechen). Innerhalb dieser Streifen, die von großer sagittaler Dünne sind, und die an den Enden eigentümliche konkave Einbiegungen aufweisen, sind reichliche weiße Punkt- und Fleckentrübungen vorhanden. Solche finden sich vereinzelt auch außerhalb der Streifen.

Diese dünnen Bändertrübungen liegen an beiden Augen in der gleichen einen Schicht und sind nach hinten von klarer Rinde umhüllt. Offenbar entspringen sie einer Störung im selben umschriebenen Zeitabschnitt.

Patient kommt zufällig wegen Contusio bulbi rechts (vgl. die Punkteinlagerungen im Glaskörper, Fig. 233). Ein Unerfahrener hätte die Trübungen der rechten Linse von der Kontusion herleiten können, wenn sie nicht am linken Auge in genau übereinstimmender Weise vorhanden wären.

Fig. 233 zeigt die Trübungen im optischen Sagittal- (Schräg-) Schnitt, um die Lokalisation zu veranschaulichen, Fig. 232 gibt dagegen die Trübungen in der Flächenausbreitung wieder.

Fig. 234. Hinterer Kapselstar, offenbar angeborene Form, bei der 25jährigen Frau Dr. K.-R., rechtes Auge.

Das sehschwache rechte Auge wurde im 9. Jahre wegen seit früher Jugend bestehendem Strabismus conv. concom. operiert. Schon damals wurde eine Trübung des hintern Linsenpols festgestellt.

Die schneeweiße zapfenförmige Trübung sitzt mit ihrer breiten Basis auf der Innenfläche der polaren Hinterkapsel auf, in die hintere Rinde hinein bis in die Gegend des embryonalen Kerns pyramidenförmig vorspringend. Die hintere Embryonalnaht ist nicht sichtbar. Die Basis des Kegels mißt 1 mm, die sagittale Länge beträgt schätzungsweise $1^1/_2$ mm, nach vorn verjüngt sich der Zapfen, wobei er eckige Flanken aufweist, so daß das Bild einer Pyramide entsteht.

Die Basis des Kegels ist von einem Trübungshofe umgeben (s. Fig. 234), den ich auch in andern, ganz ähnlichen Fällen sah. Diese durchscheinende sehr dünne Trübungspartie liegt im Bereiche der Hinterkapsel, ist peripher scharf begrenzt.

Visus $R = {}^1/_4$, $L = 1$, andres Auge ohne Besonderheit. In diesem und in andern derartigen Fällen läßt die Spaltlampe einen geschichteten Bau aus zur hintern Linsenfläche parallelen Zonen erkennen. Manchmal sah ich die Cataract nach vorn in einem spitzen Ausläufer endigen, der bis zur Linsenmitte reichte und dem Star Spindelform verlieh. Durch diesen Ausläufer erscheint der Beginn in früher embryonaler Zeit dokumentiert.

Fig. 229—235.   Tafel 26.

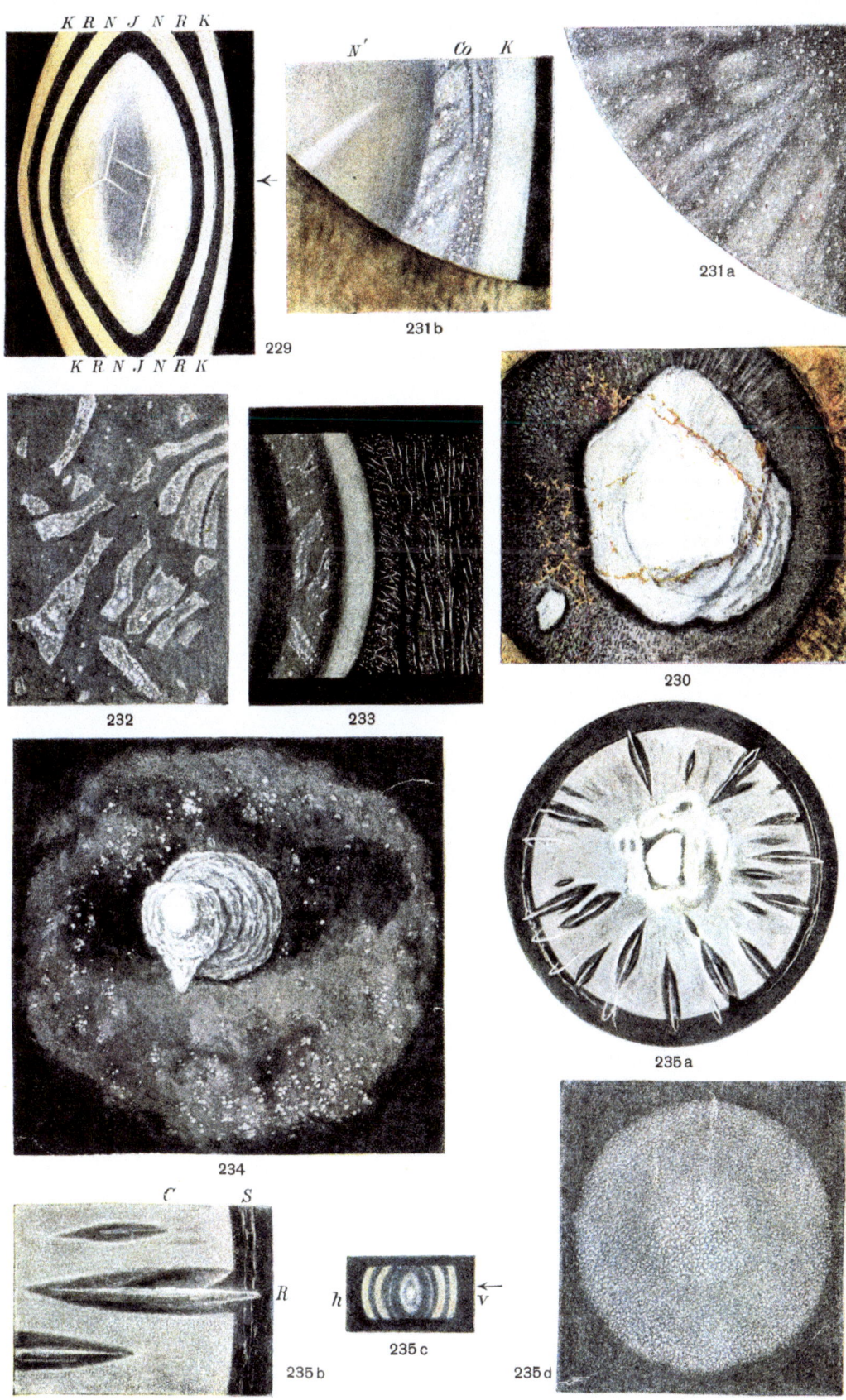

229

231b

231a

232

233

230

234

235a

235b

235c

235d

Vogt, Atlas.   Verlag von Julius Springer, Berlin.

Fig. 235 a. u. b. Cataracta zonularis s. perinuclearis mit zirkumskripter Trübung der Vorderkapsel, bei dem 5jährigen Mädchen S. K., das zwar schwachsichtig, aber nie augenleidend war.

Außer der typischen beiderseitigen Schichtstartrübung besteht vordere Kapselcataract*. Eine solche stellt nämlich der weiße Fleck in der Mitte des Bildes dar, der bei Einstellung der Chagrinierung von einem dunklen Hofe umsäumt erscheint (vgl. Text zu Fig. 184 u. 230). In der Umgebung dieser Trübung deutliches Farbenschillern der Chagrinierung.

Die Schichtstartrübung geht axial unmittelbar in diese Kapseltrübung über. Sie reicht also vorn axial bis unter die Kapsel. Dasselbe gilt für die Hinterkapsel. Es ist trotz der Trübung deutlich erkennbar, daß eine klare Zone zwischen Cataract und Hinterkapsel axial ebenfalls nicht besteht. Peripher von der vordern Kapseltrübung und im äquatorialen Abschnitt ist dagegen der Schichtstar von der Kapsel durch völlig klare Substanz geschieden.

Der Schichtstar zeigt in diesem wie andern Fällen eine dünne Schale dichter Trübung, welche einen nahezu klaren Kern umschließt.

Um diese scharf begrenzte, aus unmeßbar feinen Tröpfchen zusammengesetzte Trübungsschale ist ein lockerer, unregelmäßiger Schleier gelagert, der die sog. Reiterchen enthält.

Dieses sind äquatorial aufsitzende Trübungshacken, die endwärts spitz zulaufen. Es sei betont, daß ein solcher Hacken im vorliegenden Falle stets über einer klaren Spalte sitzt, die durch Auseinanderweichen von trüben Fasern zustande kommt, siehe Fig. *a* u. *b*. Solche Spalten finden sich am Trübungsäquator in der genannten Trübungsschale in gleichmäßigen Abständen verteilt**. (Nähte sind nicht zu sehen.) Aber auch an andern Stellen als äquatorial sieht man solche Spalten. Auch hier sind sie immer überlagert von einem zu ihnen parallelen Trübungsstreifen i. e. Reiterchen (Fig. 235b).

Wie erklärt sich dieses Verhalten von Wasserspalten und Reiterchen? Ich fasse die Reiterchen als (nach Eintritt der Spaltenbildung) durch klare neugebildete Fasern vom trüben Kern abgedrängte trübe Substanz auf. In Bezug auf Abdrängung trüber durch klare Substanz vgl. den Text zu Fig. 277. (Nicht in allen Fällen bestehen unter den Reiterchen solche Spalten.)

Im vorliegenden Falle erscheint die Linse in sagittaler Richtung verdünnt. Ich fand das öfters bei dieser Starform. Dies stimmt mit der bekannten Erfahrung überein, daß die Linse bei Schichtstar in der Entwicklung zurückbleibt.

Fig. 235 c u. d. Cataracta centralis pulverulenta, wahrscheinlich angeborener stationärer Natur, bei dem 18jährigen Lehrling H. B.

Beiderseitig gleicher Linsenbefund. *c* zeigt den optischen Sagittalschnitt durch die Linsenmitte bei schwacher Vergrößerung, *v* vorn, *h* hinten, *d* zeigt die Linsentrübung von der vordern Fläche her. Äquatorialer Durchmesser der Gesamttrübung 2,2 mm, der zentralen dichtern Trübung 0,8 mm. Übrige Linse beiderseitig klar. Embryonale Nähte nicht sichtbar.

Die gesamte Trübung setzt sich aus Staubtrübungen und feinen Punkten zusammen. Wie aus Fig. *c* ersichtlich, besitzt der zentrale dichtere Trübungskern in

---

* Bekanntlich sitzt beim sog. Kapselstar die Trübung subkapsulär, meist in dem veränderten gewucherten Epithel. Die Kapsel selber bleibt stets klar.

** Derartige Spalten hat anatomisch besonders Peters gefunden.

sagittaler Richtung mehr rundliche Form, als die etwas weniger dichte periphere Schale. Von einer Schale kann man insofern sprechen, als nach der Peripherie i. e. der klaren Rinde hin eine Verdichtung eintritt (Fig. c). In Fig. d sieht der Äquator deshalb trüber aus, weil hier die Umbiegestelle liegt.

Innerhalb eines Jahres hat sich diese Cataract nicht im geringsten verändert. Visus bei Mydriasis = 0,8, ohne solche = 0,5. Mit Lupenspiegel ist die Trübung als leichter Schatten wahrnehmbar.

Nimmt man einen subkapsulären Beginn der Trübung an, so fällt ihre Entstehung in die ersten Embryonalmonate.

Der Patient ist im übrigen ohne Besonderheit.

Fig. 236—259. Die vordere axiale Embryonalcataract.

Diese von mir[52]) beschriebene Starform kommt bei ca. 25% aller gesunden Personen vor. Über ihre Lage vor dem zentralen Intervall orientiert Fig. 236 (schwache Vergrößerung).

Zufolge der axialen Lage dieser Starform ist zur Beobachtung Pupillenerweiterung nicht nötig.

Eine größere Untersuchungsreihe hat mir ergeben, daß diese Cataract die zentrale Sehschärfe nicht beeinträchtigt.

Ihre Entstehung dürfte vielleicht in die erste Zeit nach Abschnürung des Linsenbläschens fallen.

Wie die Bilder zeigen, welche bei 24facher Linearvergrößerung (Oc. 2, Obj. a2)* naturgetreu wiedergegeben sind, besteht die vordere Embryonalcataract aus zerstreuten schneeweißen Herden, die sich zu einer Gruppe anordnen, welche im Bereiche der vordern Grenze des zentralen Intervalls, oder aber innerhalb der dieses Intervall nach vorn abschließenden Diskontinuitätszone, also im Gebiete der aufrechten Y-Naht sich befindet. Seltener liegen die Trübungen innerhalb des zentralen Intervalls (z. B. im Falle der Fig. 254 u. 255).

Die intensiv weiße Farbe zeichnet diese Trübung besonders aus und ich fand ein solches Weiß, wenn wir von Verkalkungen und Kapseltrübungen absehen, in ähnlicher Art nur bei den (früh auftretenden) Punkt- und Hackentrübungen des äquatorialen Rinden- und Kernabschnittes. Bei ältern Personen kann die weiße Farbe durch das stärkere Gelb der davorliegenden Linse in entsprechend gelblichem Ton erscheinen.

Die einzelnen Herde können voneinander völlig isoliert sein (z. B. in Fig. 239—244, 252—255), oder aber sie berühren sich stellenweise oder sind durch wenige dichte, schleierartige Trübungen bukettartig miteinander verbunden (z. B. Fig. 237, 238, 249, 256—259).

Häufig, aber durchaus nicht immer finden sich die Herde in ungefähr einer und derselben konzentrischen Fläche (in einer Embryonalkernfläche), oder aber es sitzen einzelne, gewöhnlich kleinere Herde weiter vorn oder weiter rückwärts. Der sagittale Abstand der Herde untereinander pflegt ein geringer zu sein. Niemals erreichen sie die Gegend der hintern Embryonalnaht. Vereinzelt sind die Herde zu einem Knäuel geordnet, der dann axial dicht vor dem zentralen Intervall oder noch innerhalb des letztern sitzt (z. B. Fig. 238, 246).

Die Einzelherde selber bestehen aus intensiv weißen Pünktchen und Fleckchen, die wiederum durch eine mehr schleierige Trübung zusammen-

---

* Fig. 236 ist eine mehr schematische Skizze, sagittaler Linsendurchschnitt bei 10facher Vergrößerung. Fig. 256—259 stellen die Cataract bei 37facher Vergrößerung dar.

Fig. 236—261. Tafel 27.

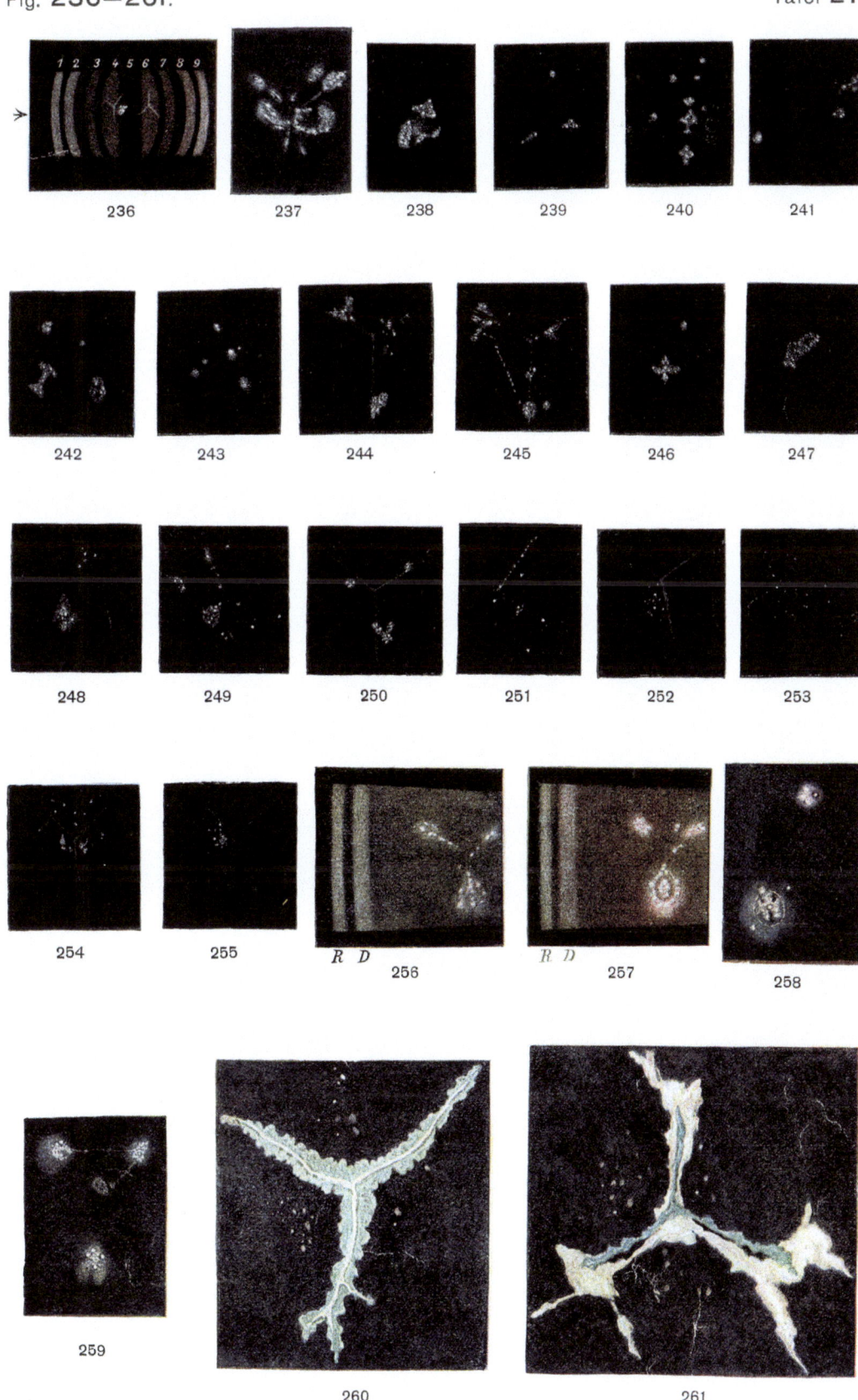

Vogt, Atlas. Verlag von Julius Springer, Berlin.

gehalten werden*. Oft zeigen die Pünktchen ein farbloses Glitzern, seltener sah ich jene farbglänzenden Kriställchen, welche als Cholesterin angesprochen werden. In andern Fällen erinnern einzelne Pünktchen an Tröpfchen. Sie sind manchmal zu dichten Gruppen geordnet, manchmal lockerer.

Sehr bezeichnend ist ein weißer Hof, der nach Art eines Glorienscheines die weißen Herde einhüllt und sich in der Umgebung allmählich verliert (z. B. Fig. 237—250, 256—259). Er ist aber nicht immer gleich deutlich und manchmal nur bei intensiver Beleuchtung sichtbar.

Die Anordnung der Einzelherde in der Richtung der vordern Y-Naht ist oft unschwer sichtbar (Fig. 237, 244, 245, 250), ja es kann vorkommen, daß die ganze Y-Figur als Trübung zum Ausdruck kommt (Fig. 237, 256). Auch die von der Naht ausgehenden Fasern können durch Trübungen hervorgehoben sein (Fig. 256). Infolgedessen sind die Trübungen oft von handförmigem oder gefiedertem Aussehen, jedenfalls häufig verzweigt (vgl. z. B. Fig. 245, 247, 256).

In einzelnen Fällen sieht man die Enden des Y durch gerade Punktlinien verbunden (Fig. 245). Derartige Fälle sind für die Erklärung der Cataractform offenbar von besonderem Interesse.

Die vordere Embryonalcataract konnte ich schon bei Kindern des jüngsten Alters feststellen, in welchem überhaupt eine Spaltlampenuntersuchung möglich ist. Sie zeigte dort in keiner Weise einen andern Charakter als bei Personen von 70 und mehr Jahren. Es handelt sich nach meinen bisherigen Beobachtungen um eine durchaus stationäre Cataractform.

Durch die Güte von Herrn Prof. Hedinger, Vorsteher des pathologisch-anatomischen Instituts, gelangte ich in den Besitz zweier Bulbi eines 2monatigen Mädchens, welche die Embryonalcataract bereits in reiner, wohlausgeprägter Form zeigten. Ich gebe die Abbildungen, die an den frischen Bulbis nach Abtragung der Cornea aufgenommen wurden, wieder (Fig. 256, 257, aufgenommen bei 37facher Vergrößerung).

In einem gewissen Abstande von den Oberflächenstreifen war an diesen Linsen bereits ein lichtstarker Diskontinuitätsstreifen vorhanden (Fig. 256, 257 bei D.), der auch schon vor Eröffnung der Vorderkammer zu sehen war. Offenbar entspricht er dem von mir beschriebenen Abspaltungsstreifen.

Die Embryonalcataract lag anscheinend der vordern Kapsel wesentlich näher, als bei ältern Personen, was ja bei der Art des Linsenwachstums verständlich erscheint. Es weist die Cataract bei diesem Kinde nicht nur dieselbe Lage, sondern auch denselben Typus auf, wie in den spätern Lebensabschnitten.

Das Vorkommen bei einem 2monatigen Kinde macht es in besonders hohem Maße wahrscheinlich, daß die Embryonalcataract eine angeborene Linsenveränderung darstellt.

Die hier abgebildeten Embryonalcataracte sind nach den Augen beliebiger Personen wiedergegeben, z. T. unsres Anstaltspersonals, z. T. unsrer klinischen und poliklinischen Patienten.

Bei ihrer großen Häufigkeit hat es keine Schwierigkeit, diese Starform in beliebiger Menge zu finden.

Ich verzichte daher darauf, auf die einzelnen Abbildungen einzutreten und verweise in dieser Hinsicht und in Bezug auf die mutmaßliche Genese auf die ausführliche Mitteilung Zeitschrift f. Aughk. 41. Bd., S. 125, 1919.

---

* Herddurchmesser meist zwischen 0,05 und 0,5 mm.

Fig. 260—266. Die Cataract der vordern und der hintern Embryonalnaht.

M. von der Scheer[83]) hat festgestellt, daß die für mongoloide Idiotie typische, von Pearce), Rankine und Ormond[84]), sowie B. Leeper[86]) beschriebene Cataract dem embryonalen Nahtsystem, wie es von mir nachgewiesen wurde, angehört.

Daß diese Starform auch bei geistig und körperlich völlig Gesunden vorkommt, zeigen die nachstehenden Abbildungen. Bald ist die vordere, bald die hintere Embryonalnaht, bald sind beide zugleich betroffen.

Die sagittale Distanz der Trübungen vom zentralen Intervall ist eine größere als bei der in Fig. 236—259 geschilderten Form vorderer axialer Embryonalcataract und das Ausbreitungsgebiet der Trübungsäste ist ein wesentlich größeres. Die einzelnen Trübungsstrahlen messen gelegentlich bis zu 1 mm und mehr.

Daraus ergibt sich mit Wahrscheinlichkeit, daß die Genese dieser Cataract in ein wesentlich späteres Entwicklungsstadium fällt, als die der zarten erstgenannten Trübung.

Nimmt man an, daß sich die Nahtcataract subkapsulär entwickelt, so fällt ihre Entstehung in dem Falle der Fig. 260—263 etwa in das Ende des Embryonallebens oder in die erste Zeit nach der Geburt.

Ein weiteres Unterscheidungsmerkmal liegt darin, daß sich die vordere axiale Embryonalcataract nur im Bereich der vordern Embryonalnaht, innerhalb der letztern oder im vordern Teil des zentralen Intervalls findet, während die Nahtcataract vorn und hinten in gleicher Stärke auftreten kann.

Daß ferner das klinische Bild der vordern axialen Embryonaltrübung ein vollkommen andres ist, als das der hier zu schildernden Nahtcataract, ergibt ein Vergleich der Abbildungen, und es ist eine Verwechslung auch aus diesem Grunde nicht möglich.

Weitere Untersuchungen müssen lehren, ob gelegentlich Übergangstypen zwischen beiden Starformen vorkommen.

Fig. 260—263. Beiderseitige vordere und hintere embryonale Nahtcataract F. E. 25 Jahre.

Oc. 2, Obj. a2. (Die Trübungsarme der Fig. 260 sind ca. 1 mm lang.) Es sind beidseits die vordern und hintern embryonalen Nähte durch Trübungsstreifen ersetzt (260 rechts vorn, 261 rechts hinten, 262 links vorn, 263 links hinten). Die Trübungen erreichen eine gewisse Breite und Dicke und lassen eine vordere und hintere Schicht erkennen, die sich durch verschiedene Dichte und Farbe unterscheiden: Die dem zentralen Intervall zugewendete Trübung ist nämlich durchscheinender, daher in der Aufsicht blau bis blaugrün. Die abgewendete ist dagegen wesentlich dicker und dichter, daher in der Aufsicht weiß bis weißgelb und es sind ihre Arme — entsprechend ihrer mehr exzentrischen Lage — länger und stärker verzweigt. Mit andern Worten, die bläuliche, durchscheinende Trübung entspricht einem jugendlichen Linsenabschnitt, einem Stadium geringerer Nahtlänge als die weiße dichte Trübung. All dies veranschaulichen Fig. 260—263: Im vordern Embryonalabschnitt liegt die weiße Trübung vor der blauen, im hintern umgekehrt. (Diese Lage der gleichartigen Trübungen in homologen vordern und hintern Zonen spricht für eine zeitlich getrennte Entstehung der beiden [verschieden gefärbten] Trübungstypen.)

Man beachte ferner die Einschnürungen, welche der Cataract der Vordernaht eine Art Segmentierung verleihen. In der Umgebung der Nähte sieht man Trübungsflecken, die zum Teil in der Faserrichtung angeordnet sind. Die Augen des F. sind sonst gesund und der Patient ist geistig und körperlich ohne Besonderheit.

---

* In der Literatur figuriert diese Cataract gelegentlich als Cat. stellata (z. B. bei Greeff).

Fig. 264. Vordere embryonale Nahtcataract am linken Auge des 49jährigen R. S.

Oc. 2, Obj. a2. Die vordere Embryonalnaht ist ersetzt durch eine dünne blaugrüne, an einzelnen Stellen etwas dichtere Trübung, die endwärts in moosähnlich fein verzweigte Figuren übergeht. In der Nähe vereinzelte isolierte blassere Trübungswölkchen, vom gleichen Typus wie die Endzweige.

Die hintere Embryonalnaht, auf der Figur ebenfalls sichtbar, ist intakt.

Von der Starform der Fig. 260—263 unterscheidet sich die hier geschilderte u. a. durch den feinen, moosähnlichen Trübungstypus.

Patient ist sonst ohne Besonderheit.

Fig. 265 u. 266. Hintere embryonale Nahtcataract.

Oc. 2, Obj. a2. Fräulein H. von A., 16 Jahre. Dicht hinter dem zentralen Intervall liegt (Fig. 266, linkes Auge) eine weiße moosartig bis gitterig verzweigte Trübung, welche in der Form den axialen Teil der hintern Embryonalnaht wiedergibt. Fig. 265 zeigt die Trübung am rechten Auge. Sie ist hier gewissermaßen in rudimentärer Weise ebenfalls vorhanden. Es bestehen zwei Trübungsflecken außerhalb der hintern Embryonalnaht, die aber vom gleichen Typus sind wie in Fig. 266.

Im Zentrum der hintern Embryonalnaht vereinzelte Trübungspunkte.

Fig. 267. Fleckige Cataract der vordern Embryonalkernzone bei dem 65jährigen F. K.

Oc. 2, Obj. a3. In einem gewissen Abstande hinter dem vordern Alterskernstreifen, in der Nähe der vordern embryonalen Naht liegen in einer und derselben nach vorn konvexen Fläche in der Aufsicht blaugrüne, äußerst dünne Trübungsflecken von unregelmäßiger Form.

Hinterer Linsenabschnitt völlig klar. Peripher vereinzelte Coronartrübungen der tiefen Rinde und des Kerns.

Es liegt hier wahrscheinlich eine frühzeitig aufgetretene Cataractform des embryonalen Kerns vor.

Mit diesen Bildern ist nur ein verhältnismäßig kleiner Teil der vielgestaltigen juvenilen und embryonalen Stargruppe erschöpft, welche uns die Spaltlampe aufdeckt. Immerhin dürften die hier mitgeteilten Formen die häufigsten sein.

Fig. 268—280. Cataracta complicata (i. e. die Cataract durch exogene Noxen, im Gegensatz zum Altersstar).

Über Farbenschillern des hintern Linsenbildes bei Cataracta complicata s. Fig. 194-196.

Das Charakteristische der Cataracta complicata (vgl. Vogt[72]) im engern Sinne (also der Cataract durch Erkrankung der Netzhaut oder Uvea, z. B. bei Amotio retinae, Retinitis pigmentosa, Iridochorioiditis, Chorioretinitis chronica, Glaucoma chronicum, Myopia degenerativa usw.) besteht in dem Beginn im Bereiche des hintern (selten des vordern) Linsenscheitels. Die Trübung zeigt oft Rosettenform, da sie sich namentlich in der Richtung der Nähte ausbreitet und einen unregelmäßigporösen tuffsteinartigen Bau[72]). Die dichtern Elemente der Trübung erinnern in ihrer Struktur an Brosamen. Dieser poröse Bau kommt durch Vacuolenbildung zustande. Die Trübung dringt, besonders axial und in der Nähe der Nähte, diffus in die Rinde vor, ganz unregelmäßige, bröcklige, weiße Verdichtungen werden von schleierigen, wolkigen Trübungen umhüllt.

Der poröse Bau und die Tendenz, sich in sagittaler und anderer Richtung in die Rinde hinein auszubreiten, sind wichtige differentialdiagnostische Merkmale gegenüber dem Altersstar, insbesondere der schalenförmigen hintern Cataract. Bei der letztern fehlt die charakteristische axiale Verdickung, d. h. die Wucherung der Trübung in die tiefen Rindenpartien.

Oft findet sich bei Cataracta complicata die fortgeschrittenste Trübung nicht genau am Pol, sondern seitlich davon, gelegentlich auch innerhalb peripherer Nahtenden.

Bisweilen zeigen die axialen Trübungen in ihrer Anordnung eine Art Ringform.

Der anatomische Linsenbau tritt nicht, wie beim Altersstar durch die Trübung schärfer zutage. Nur selten erkennt man eine ausgesprochene Ausbreitung in konzentrischen Zonen und in der Faserrichtung. Immerhin sind die Nähte (der Rinde) auch bei dieser Starform bevorzugt, woraus die Rosettenform resultiert.

Oft kann man schon frühzeitig in der hintern Polgegend zwei oder mehrere etagenförmig hintereinanderliegende Trübungsschichten ganz unscharfer Begrenzung unterscheiden, von denen die hinterste gewöhnlich die dichteste ist.

Die bröckligen, intensiv weißen Stellen innerhalb der Cataract deuten vielleicht auf beginnende Kalkablagerungen hin.

Sehr lebhaftes Farbenschillern des Spiegelbezirks im Bereiche des hintern Pols, oft auch peripher, habe ich bis jetzt in keinem Falle von Cataracta complicata vermißt, sofern das Kapselgebiet überhaupt noch übersehbar war.

Auch vorn bildet sich, oft erst später, oft schon frühzeitiger (Fig. 269, 270) eine mehr oder weniger rosettenförmige unregelmäßige Trübungszone, wieder die Nahtgegenden bevorzugend. Diese Trübung ist anfänglich recht lichtschwach.

Sowohl in der vordern, wie in der hintern Cataractzone ist in beginnenden Fällen erkennbar, daß die zunächst wolkigdurchscheinenden Trübungen nicht nur dicht subkapsulär, sondern z. T. bereits auch etwas tiefer, innerhalb der oberflächlichen Rinde liegen. — Größere Vacuolen sind gewöhnlich in spätern Stadien zu sehen.

Rascher fortschreitende Formen, wie wir sie beispielsweise bei Amotio retinae und bei Iridocyclitis antreffen, kombinieren sich nicht selten mit Kernstar. Doch pflegt letzterer erst in spätern Stadien aufzutreten.

Selbstverständlich findet man die Cataracta complicata gelegentlich auch mit Altersstar kombiniert.

Alte stationäre Formen von Cataracta traumatica (vgl. Fig. 200) zeigen oft den Typus des hier geschilderten komplizierten Stars.

Über beginnende Heterochromiecataract vgl. den Abschnitt Iris Fig. 304—306.

Fig. 268 a, b, c. Cataracta complicata posterior bei schleichender Iridochorioiditis der 51 jährigen Frau A. K.

Die schleichende Entzündung besteht beiderseits seit 20 Jahren. *a* und *b* zeigen die Cataract beider Augen bei Durchleuchtung mit Lupenspiegel. Es sind hintere Synechien der Iris vorhanden und außer den hintern Trübungsrosetten periphere Coronartrübungen und beginnende Trübungen der oberflächlichen vordern Rinde. In der hintern Rinde ist die Cataract am dichtesten axial und paraxial, sowie stellenweise in den keulenförmig verdickten Speichen.

Fig. 268c zeigt die axiale Partie der hintern Trübungsrosette bei 24facher Linearvergrößerung. Der poröse Bau und die Vacuolenbildung sind angedeutet. Die weißen verdichteten, oft brosamenähnlich porösen Stellen entsprechen wohl nekrotischen, vielleicht z. T. verkalkten Faserpartien.

Die Cataract breitet sich in der Nahtrichtung aus und gleichzeitig dringt sie diffus in die Rinde hinein vor, sowohl axial als im Bereiche der Nähte. Nirgends sind die wolkigen, oft an Tuffstein erinnernden Trübungen scharf abgegrenzt.

Fig. 262—270. Tafel 28.

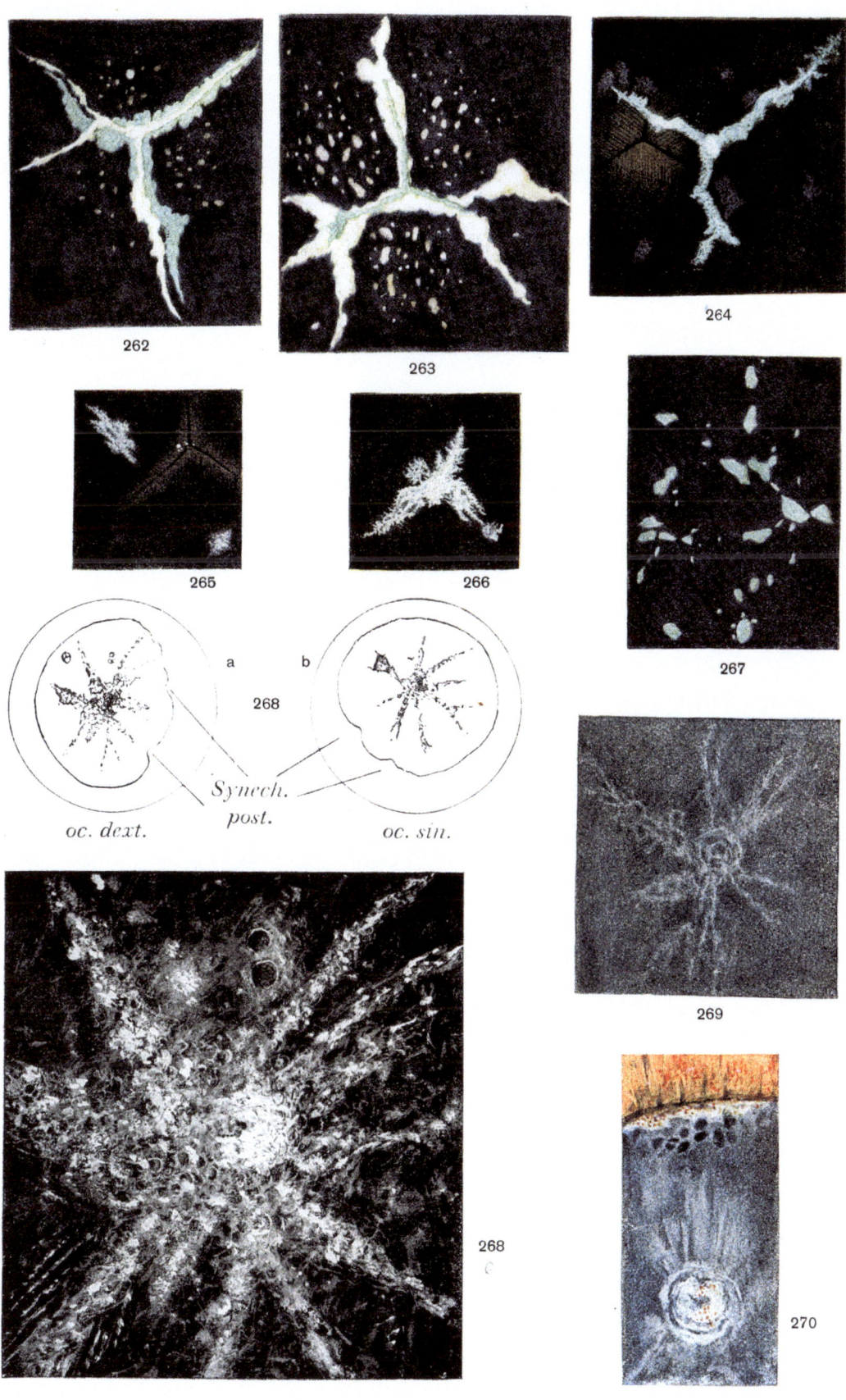

Vogt, Atlas. Verlag von Julius Springer, Berlin.

Nach oben sieht man zwei kräftige flächenhafte Vacuolen, links unten besteht an einer Stelle Anordnung von Trübungen in der Faserrichtung.

Hier wie in andern Fällen dieser Cataractform bestehen stellenweise im Bereiche der Rosettenstrahlen Herde besonders starker Ausbreitung (Fig. a und b), welche eine keulenförmige Verdickung des Strahls verursachen.

Im vorliegenden Fall hat axial die Trübung auf die hintere Alterskernzone übergegriffen, dort stärkere Verdichtung bildend.

Das sehr lebhafte Farbenschillern des hintern Spiegelbezirks ist in der Figur weggelassen. Es war sowohl axial als peripher nachweisbar.

Fig. 269. Cataracta complicata incipiens anterior von Rosettenform.

Oc. 2, Obj. a2. Die 55jährige Frau K. wurde von mir zwei Jahre lang wegen beiderseitiger schleichender Iridocyclitis (auf Tbc-Grundlage) behandelt. Seit zwei Jahren sind die Augen reizlos und praecepitatfrei, Reste hinterer Synechien.

Im Bereiche der axialen, vordern Rindenpartien sind bei fokaler Beleuchtung lichtschwache, bei Durchleuchtung mit Lupenspiegel nicht sichtbare, graue Trübungen vorhanden, welche am linken Auge eine ausgesprochen rosettenförmige Gestalt zeigen. Das Zentrum der Rosette liegt anscheinend etwas oberhalb des vordern Linsenscheitels und besteht aus zwei unscharfen konzentrischen Ringtrübungen. Die Radiärstreifen sitzen teils sehr oberflächlich, teils reichen sie bis in tiefe Rindenschichten. Hier und da feinste Tröpfchenbildungen. Oc. 2, Obj. a2.

Fig. 270. Cataracta complicata incipiens anterior.

Rechtes Auge des Falles der Fig. 269, Oc. 2, Obj. a2. Oberhalb der Mitte der vordern Rindenfläche drei konzentrische Ringtrübungen in den oberflächlichen Rindenschichten. Vor der mittlern dieser Trübungen sitzen auf der Kapsel einige braunrote Pigmentherdchen. Von der Ringtrübung strahlen einzelne feine Streifentrübungen nach oben und unten. Nach oben in der Nähe des mit pigmentierten, von der Kapsel gelösten Exsudatresten behangenen Pupillenrandes ein Netz lichtschwacher Trübungen, das rundliche, dunkle Räume umschließt (Vacuolen der oberflächlichsten Rinde).

Da die Iridocyclitis abgeheilt ist, ist denkbar, daß in diesem und in dem Falle der Fig. 269 die Cataract stationären Charakter hat.

Fig. 271 a, b, c. Cataracta complicata posterior.

a) Übersichtsbild der hintern Rosettencataract bei Durchleuchtung mit Lupenspiegel.

b) Partie des untern innern Trübungsabschnittes bei 24facher Vergrößerung und fokaler Spaltlampenbelichtung.

Bo. Jos., 29 Jahre, Gewehrschußverletzung vor $4^{1}/_{4}$ Jahren. Die Kugel streifte angeblich den äußern Orbitalrand, quetschte den Bulbus seitlich und luxierte denselben vor die Lider. Sofortige Erblindung (noch heute besteht eine Haut- und Knochennarbe im Bereiche des äußern Orbitalrandes).

Opht. an Stelle der temporalen Netzhaut ein grünlichweißes fast gefäßloses Gewebe (Schwarte) gegen die erhaltene Funduspartie durch Chorioidealherde abgegrenzt.

Gelbliche Atrophie der Papille, staubförmige Glaskörpertrübungen, S = 0.

Die Rosettenform der hintern Cataract kommt dadurch zustande, daß sich die porösen, in charakteristischer Weise in die Rinde vordringenden Trübungsmassen hauptsächlich in der Nahtrichtung ausbreiten.

Im Bereiche der Nahtenden sind die Trübungen stellenweise mächtiger als axial. Hier sind sie am dichtesten nicht subkapsulär, sondern im Bereiche des Alterskernstreifens.

Starkes Farbenschillern des hintern Spiegelbezirks auch in der Peripherie.

Über die vordere Trübung s. Fig. 272.

Innere Linsenreflexion gegenüber dem andern Auge anscheinend etwas vermehrt. Sicher ist dies der Fall im Bereiche des hintern Alterskernstreifens.

Die hintere Embryonalkernfläche zeigt eine abnorme Form, indem sie statt nach vorn nach hinten konkav ist und somit peripher in die Alterskernfläche übergeht (Fig. 271 c). Die Linse des andern Auges bietet in dieser Hinsicht genau dasselbe Verhalten.

Inwieweit in diesem Falle die Contusio bulbi als solche zur Cataractbildung beitrug, läßt sich heute nicht mehr ermessen.

Fig. 272. Cataracta complicata anterior.

Fall der Fig. 271. Außer der mächtigen hintern Rosettencataract bestehen in diesem Falle spärliche vordere axiale Trübungen, teils subkapsulär, teils in der angrenzenden Rinde sitzend. Oc. 2, Obj. a2.

Man sieht bei fokaler Beleuchtung drei rundliche, weiße Trübungsringe, die sich perlschnurartig aneinanderreihen und in der Anordnung einer Naht folgen. Davon aus gehen graue Strahlen nach beiden Seiten, veränderten Faserzügen entsprechend. Farbenschillern des vordern Spiegelbezirks der Linse.

Ich vermute, daß die in Fig. 269, 270 und 272 sichtbaren Ringbildungen bei Cataracta complicata auf ursprünglich vorhandene plattgedrückte Flüssigkeitsansammlungen (Vacuolen) zurückzuführen sind (vgl. Text zu Fig. 276).

Fig. 273. Cataracta complicata posterior incipiens bei Retinitis pigmentosa.

Herr Sch., 39 Jahre, Oc. 2, Obj. a2, rechtes Auge. Es ist nur der axiale Teil der Cataract dargestellt. Starkes Farbenschillern des hintern Spiegelbezirks.

Die poröse, von weißen Verdichtungen durchsetzte, wespennestartig in die Rinde vortretende Cataract mit z. T. größern Vacuolen ist axial dreieckig und sendet zipfelartig drei Strahlen aus, die hintern Nähten entsprechen. Alle drei Strahlen verzweigen sich wieder. Der mächtigste nach unten nasal ziehende ist in der Figur noch teilweise sichtbar.

Die an die Cataract anschließende Rinde ist nirgends ganz klar, sondern von wolkigen, stellenweise leicht verdichteten Trübungen durchsetzt.

Glaskörpergerüst mit feiner Punkteinlagerung, unregelmäßige, praeretinale Reflexlinien. Im rotfreien Licht sieht man cystische Maculadegeneration, peripher zahlreiche typische Pigmentherde. Das andere Auge zeigt ähnliches Verhalten, Visus beiderseits $= ^6/_8$ ohne Glas, konzentrische Gesichtsfeldeinengung.

Fig. 274 u. 275. Beginnende Cataracta complicata posterior bei degenerativer Myopie, mit Aderhaut- und Netzhautblutungen der Maculagegend.

Frau R., 60 Jahre, Verschlechterung des Visus durch die zirkumskripten Blutungen seit ca. einem Jahr. Zahlreiche fetzige und staubförmige raschbewegliche Glaskörpertrübungen. Fig. 274 rechtes, Fig. 275 linkes Auge, Oc. 2, Obj. a2.

Die Linsentrübungen des hintern Pols (Fig. 274 u. 275) sind bei der Durchleuchtung mit Lupenspiegel noch nicht erkennbar.

Sie sind grauweiß, wolkig, stellenweise porös, bald schleierig, bald von größerer Dichte. Sie liegen ziemlich genau am hintern Pol (in den Abbildungen ist das axial

Fig. 271–277. Tafel 29.

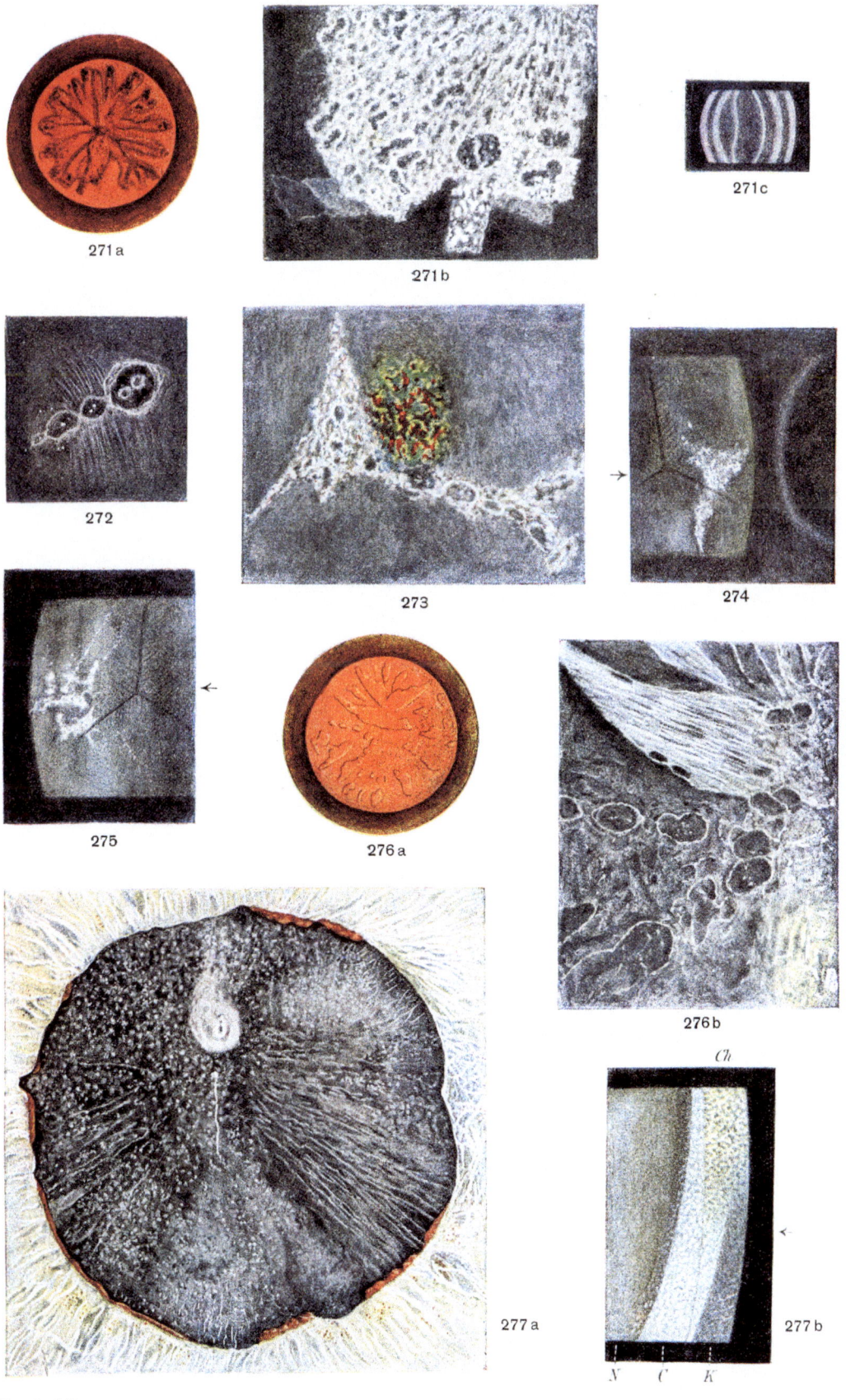

Vogt, Atlas. Verlag von Julius Springer, Berlin.

durchtretende Lichtbüschel schräg von der Seite betrachtet, Lichtquelle temporal, so daß die embryonale Hinternaht seitlich verschoben erscheint).

Die rechtsseitige Trübung besitzt eine (scheinbare) vertikale Ausdehnung von $^{20}/_{24}$, eine horizontale von $^{10}/_{24}$ mm. Die linksseitige dehnt sich in horizontaler Richtung $^{11}/_{24}$ mm weit aus, doch reichen vereinzelte feine Trübungslinien wesentlich weiter.

Rechts ist außerdem die weiße Bogenlinie (vgl. Fig. 166—178) dargestellt. Sie ist etwas breiter als gewöhnlich und erstreckt sich über einen vertikalen Bezirk von $^{40}/_{24}$ mm.

Gleichzeitig vorhandenes, sehr lebhaftes Farbenschillern des hintern axialen Spiegelbezirks ist in der Abbildung nicht wiedergegeben.

Fig. 276 a u. b. Beginnende, rasch fortschreitende Cataracta complicata bei frischer Amotio retinae.

Die von jung auf kurzsichtige 23jährige L. W. erkrankte angeblich vor vier Wochen plötzlich an linksseitigem Nebelsehen. Es besteht eine ausgedehnte Amotio retinae nach unten. Refraktion der Papille — 2, OD.

Mit dem Lupenspiegel sieht man flächenhafte Vacuolen (Fig. a), welche, wie die Spaltlampe zeigt, unter der linken Hinterkapsel sich ausbreiten. Vor 14 Tagen noch waren die dabei auftretenden subkapsulären Trübungen von geringer Dichte und Ausdehnung. Heute lassen sie sich schon in viel größerer Deutlichkeit nachweisen.

Die Flüssigkeitsflächen sind stellenweise von großer Dünne und es treten infolgedessen Interferenzfarben auf, wobei gelbe und gelbrote Töne vorwiegen. Besonders am Rande dieser Flächen treten weißlich poröse Trübungen verschiedener Dichte auf (Fig. b, welche nasal vom hintern Pol liegende Vacuolen der Fig. a bei Spaltlampenbelichtung zeigt. Oc. 2, Obj. a2), die subkapsulär und in nächster Nähe der Kapsel liegen.

Es läßt sich leicht feststellen, daß jede Vacuole von einem derartigen, trüben Ringe umsäumt ist (vgl. auch die Ringtrübungen in Fig. 269 u. 270). Die Cataract tritt also zuerst am Rande der Vacuolen auf.

Aber auch die mittlern Partien der Flüssigkeitsflächen beginnen sich zu trüben. So sieht man in der großen hornförmigen Trübung im obern Teil des Bildes grauweiße Streifen in der Faserrichtung.

Der Glaskörper weist die für Amotio retinae charakteristischen rotbraunen Einlagerungen und Veränderungen des Gerüstes auf (s. Abschnitt Glaskörper).

Fig. 277 a u. b. Inveterierte Cataracta complicata traumatica nach Contusio bulbi.

(Beitrag zur Tiefenlokalisation von Linsentrübungen, vgl. Einleitung zum Kapitel Linse und Fig. 212.) Der 46jährige A. K. erlitt vor 10 Jahren einen Stockschlag auf das linke Auge. Heute LS = $^{1}/_{200}$, viele alte Sphinkterrisse, Fundus wegen Linsentrübung undeutlich.

In der Fig. 277a (Oc. 2, Obj. a2) sieht man die Sphinkterrisse der 4 mm weiten trägen Pupille. Irisgewebe im Bereiche der Risse teilweise atrophisch, Pupille nach oben und außen an der Linse adhärent. Im obern Pupillarteil unter der Kapsel eine dicht weiße rundliche Trübung von $^{1}/_{2}$ mm. Der Chagrin ist über dem peripheren Abschnitt dieser Trübung erhältlich, über dem zentralen nicht.

Die scharfe Einstellung des fokalen Büschelabschnittes auf die Vorderkapsel (Spaltenverengerung, vgl. Text S. 9 und Einleitung zum Kapitel Linse) ergibt folgendes:

Dicht unter der Kapsel finden sich nur wenige Trübungen. Es ist nämlich nur rechts oben ein feines Trübungsnetz sichtbar, das Vacuolen enthält. Sonst finden sich unter der Kapsel nur ganz vereinzelte Streifchen und Fleckchen. Die vordere Chagrinierung zeigt Farbenschillern.

Die eigentliche Trübungszone ist flächenhaft dünn und liegt in gewissem Abstande von der Kapsel, der axial sehr gering ist und etwa dem Abspaltungsstreifen (vgl. Fig. 100b) entspricht. Es schiebt sich also zwischen die Trübungszone und die Kapsel eine gleichmäßige Schicht klarer Linsensubstanz ein, die axial am dünnsten ist, peripheriewärts allmählich und gleichmäßig sich verdickt.

Da die Verletzung schon 10 Jahre zurückliegt, könnte die genannte klare Substanz aus seither neugebildeten Fasern bestehen, die sich zwischen die Kapsel und die (damals subkapsuläre!) Trübung einschoben. (Vgl. hierzu meinen experimentellen Nachweis durch Erzeugung von Cataract mittelst Ultrarot.) Außer diesem verfüge ich noch über einen zweiten, ganz ähnlichen Fall. Es gibt somit eine Kontusionscataract, welche unbedeutende, dünne, flächenhafte, unter der ganzen Kapsel sich ausbreitende stationäre Trübungen setzt, die später durch das Linsenwachstum ganz oder teilweise von der Kapsel abgedrängt werden (vgl. auch Text zu Fig. 314).

Die Cataract selbst zeigt im vorliegenden Falle einen ungewöhnlichen Typus. Sie besteht aus einer Schicht dichter, grauer Flocken von gleichmäßiger Größe, welche der Rinde angehört. Die Flocken weisen einen Durchmesser von 40—80 Mikra und weniger auf. Soweit erkennbar, ist die hintere Rinde in ähnlicher Weise wie die vordere getrübt, und der Spiegelbezirk zeigt lebhaftes Farbenschillern. Pigmentauflagerung auf der hintern untern Linsenkapsel. Der Alterskernstreifen erscheint verwaschen.

Wie aus der Abbildung ersichtlich, ist die Intensitätsverteilung innerhalb der vordern Rindentrübung eine etwas ungleichmäßige. Ferner ist an einzelnen Stellen, besonders rechts unten, Trübung in der Faserrichtung erkennbar. Hier ist die Flockung wesentlich feiner.

Ophthalmoskopisch undeutlich.

Es ist anzunehmen, daß die Cataractform stationär geworden ist.

In bezug auf die Technik der Belichtung ist dieser Fall besonders instruktiv. Würde man in diesem Falle die Spaltlampe als primitives, fokales Belichtungsmittel benutzen (wie dies kürzlich ein Autor tat, der, ohne das Prinzip der Lampe zu kennen, damit die Frage des Altersstarbeginns lösen wollte [87]), so könnte man im vorliegenden Falle zu dem Trugschlusse gelangen, die Trübungen liegen subkapsulär. Denn die Oberfläche der die ganze Pupille einnehmenden Trübungsfläche ist eine gleichmäßig glatte und bei Mydriasis ist uns für die Lage der Trübung zur Kapsel kein Anhaltspunkt gegeben (wir wollen davon absehen, daß in diesem Falle ganz zufällig die obenerwähnten, dicht subkapsulären Streifchen die Lokalisation ermöglichen). Wie ermitteln wir nun die Lage der Kapsel?

Wie ich dies S. 9 erörtert habe und wie dies Fig. 277b demonstriert (Oc. 2, Obj. a2), stellen wir zunächst durch genaueste Einstellung des fokalen Büschelabschnittes* und nach möglichster Verschmälerung des letztern mittelst Spaltenverengerung den Vorderkapselstreifen ein und zwar den Spiegelbezirk desselben, indem wir den Patienten so blicken lassen, daß die Blickrichtung** den Winkel ungefähr halbiert, den Beobachterrichtung und Belichtungsrichtung bilden. Wir wählen diesen Winkel ziemlich groß, mindestens = 60°.

In Fig. 277b, welche den optischen Meridional-Schrägschnitt durch den untern Pupillarabschnitt des linken Auges bei Mydriasis (6 mm Pupillenweite) darstellt (Lichtquelle temporal), sieht man rechts den Vorderkapselstreifen, der in seinem

---

* Dies ist dann erreicht, wenn die beiden seitlichen Grenzlinien ac und bd (Fig. 1a) des Vorderkapselstreifens vollkommen scharf erscheinen.

** Genauer: Der Krümmungsradius der zu untersuchenden Stelle der Linsenvorderfläche.

obern Teil die Chagrinierung *Ch* zeigt, in seinem untern Teil *K* dagegen nicht. Der links davon gelegene weiße Streifen *(C)* stellt die Cataractoberfläche dar und das Vorhandensein der zwischen Kapsel und Cataract gelegenen, klaren Rindenschicht ist damit erwiesen, deren peripheriewärts zunehmende Schichtdicke außerdem in plastischer Weise durch die binoculare Betrachtung veranschaulicht wird. Bei *N* der (nicht getrübte) Kern.

Man beachte noch: Vom Kapselstreifen *K* sieht man deutlich nur die rechtsseitige Kante, die linksseitige hebt sich von der grellen Startrübung schlecht ab. Sie hebt sich aber sofort lebhaft ab, wenn wir den Spiegelbezirk *(Ch)* einstellen!

Noch besser als in Fig. 277b wird die Übersicht über die Ordnung der Schichten, wenn wir durch Spaltenverengerung das Büschel möglichst verschmälern.

Fig. 278 u. 279. Siderotischer Star.

Der 26jährige J. R. erlitt vor 3 Jahren eine Eisensplitterperforation von Cornea, Iris und Linse des rechten Auges. Heute rechtes Auge reizlos, Visus = Lichtprojektion.

Iris gelbgrünlichbraun, erweitert sich auf Atropin nicht vollständig. Irisrelief etwas unscharf, Gewebe gleichmäßig gelbbraun verfärbt (andere Iris graublau, mit spärlichen Pigmentherdchen). Perforationsstelle der Iris temporal unten (s. Fig. 278), vis-à-vis der Hornhautnarbe (über diese vgl. Fig. 27). Rindencataract mit Andeutung von Wasserspalten (Fig. 278, z. B. oben) und mit rostroten Flecken, die den oberflächlichsten Schichten angehören. Diese Herde verlieren sich unscharf in der Umgebung und zeigen im Umkreise der Pupille eine gleichmäßige Verteilung.

Stellenweise ist erkennbar, daß die Herde ihrer Gruppierung nach Wasserspalten entsprechen. Sie entstehen daher vielleicht in der Nähe der Nähte, d. h. derjenigen Partien der Linse, welche für pathologische Flüssigkeitsaufnahme den locus minoris resistentiae darstellen. Daher vielleicht die regelmäßige Anordnung dieser rostroten Herde. Ein solcher ist auch axial vorhanden, also da wo die Nähte konfluieren und frühzeitige Wasserspaltenbildung häufig ist.

Fig. 279 zeigt einen der rostroten Herde bei stärkerer Vergrößerung (Oc. 2, Obj. a2). Man erkennt schon bei direkter Belichtung eine Zusammensetzung der Cataract aus Vacuolen (subkapsuläre Vacuolenfläche), welche z. T. von dem rostroten Farbstoff verdeckt werden. In der Kapsel konnte ich ihn nicht feststellen.

Bekanntlich kommen die rotbraunen Herde hauptsächlich durch Ablagerung der Eisenverbindung in Kapselepithelien zustande, die man in solchen Fällen gewuchert findet (vgl. z. B. E. v. Hippel[88]).

Fig. 280. Cholesterinkristalle bei fortgeschrittener Cataracta complicata.

Oc. 2, Obj. a2, J. W. 68 Jahre, rechtes Auge. Von jung auf myop. Rechts Visus = $1/200$, Coronarcataract, Cataracta complicata posterior, z. T. auch anterior, Kernstar mit ausgedehnter Cholesterinkristallbildung.

Die Kristalle sind flächenhaft rhombisch, z. T. dreieckig, vielfach den Fasern parallel verbogen, besonders in der Äquatorgegend des Kerns. Sie sitzen mehr seitlich.

Es entsteht bei Spaltlampenbelichtung das Bild von lebhaft glänzendem Christbaumschmuck.

Nicht nur bei Cataracta complicata, auch beim senilen Star, besonders bei Cataracta hypermatura ist die Bildung größerer Cholesterintafeln keine Seltenheit.

Kleine farbige Kriställchen sind außerordentlich häufig, ja ich fand sie gelegentlich schon in gesunden jugendlichen Linsen. Ihre chemische Natur ist aber noch nicht festgestellt.

Fig. 281. Seltene Form einer schalenförmigen, vielleicht durch Tetanie bedingten juvenilen hintern Cataract

bei dem etwas schwächlichen 30jährigen Schlosser A. J. Oc. 2, Obj. a2. Es ist ein Stück aus der nasalen Trübung des linken Auges dargestellt.

Die Trübung liegt anscheinend subkapsulär.

Der Patient leidet seit Jahren an zeitweiser, schwerer trophischer Störung aller Fingernägel. Ebenso besteht zeitweise Haarausfall. Andere Symptome von Tetanie sind nicht nachweisbar. Urin o. B.

Die Abnahme des Visus datiert seit 3 Monaten.

Beiderseits besteht ausgedehnte, schalenförmige hintere Cataract, die axial besonders dicht ist.

In den axialen Trübungspartien herrscht dicke Vacuolenbildung vor, peripheriewärts wird die Trübung durchscheinender, und die Faserstreifung ist erkennbar. LS = $^6/_{60}$.

Ein Alterskernstreifen ist weder vorn noch hinten nachweisbar. Der embryonale Kern erscheint abgeplattet.

Beide Linsen sind in sagittaler Richtung außerordentlich verdünnt. Die Messung der Dicke nach der auf S. 5 angegebenen Methode ergibt 3 mm.

Die Cataract des einen Auges wurde von mir extrahiert. Es zeigte sich, daß die ganze Linse sklerosiert war. Es restierte sofort eine schwarze Pupille. Maße des harten gelben Kerns: 7:3 mm. Fundus ohne Besonderheit. Visus = $^6/_{24}$ mit + 12,0 D.

Die Ursache dieser eigentümlichen Starform ist dunkel. Familiäre Belastung, soweit eine solche durch die Anamnese ermittelt werden kann, ist nicht nachweisbar.

Es ist anzunehmen, daß die primäre Veränderung die vorzeitige Sklerose ist. Denn Patient gibt an, bis vor einem Vierteljahre gut gesehen zu haben. Mit den trophischen Störungen der Nägel sind vielleicht ein Stillstand des Linsenwachstums, frühzeitige Sklerosierung der ganzen Linse und Zerfall neugebildeter Fasern in Parallele zu setzen. Die sklerosierte Substanz ist naturgemäß vor solchem Zerfall geschützt.

DURCH KURZWELLIGES ULTRAROT UND LANGWELLIGES ROT (JENSEITS WELLENLÄNGE 670 µµ) ERZEUGTE CATARACT BEIM KANINCHEN

Die experimentelle Cataracterzeugung durch diese Strahlung basiert auf unsern frühern Untersuchungen über die Durchlässigkeit des Auges für Ultrarot[89)90)]. Diese hatten das im Gegensatz zu der bisherigen Annahme stehende Resultat ergeben, daß das (kurzwellige) Ultrarot unserer künstlichen Lichtquellen zur Linse und zur Netzhaut gelangt, und zwar in größerer Menge als das sichtbare Licht.

Durch mehrere Zentimeter dicke Wasserschichten werden nach diesen Versuchen jene kurzwelligen ultraroten Strahlen, die das Auge durchdringen, nur teilweise absorbiert.

Schon in früheren Untersuchungen hatten wir eine schädigende Wirkung des kurzwelligen Ultrarot auf die Iris festgestellt. Es war uns gelungen, durch halbstündige Bestrahlung des Kaninchenauges mittelst Ultrarot einer Bogenlampe stunden- ja tagelang anhaltende Irisreizungen hervorzurufen.

Durch Verbesserung der verwendeten Methode wurde es uns in letzter Zeit möglich, länger dauernde Bestrahlungen durchzuführen. Wir schalten heute nämlich die lästige Erhitzung der Filter dadurch aus, daß die verwendeten Filterlösungen während der Bestrahlung durch Heberdrainage ständig erneuert werden. Dadurch kann die Bestrahlungsdauer beliebig verlängert werden.

Das Licht einer Bogenlampe von ca. 30 Ampères wird durch ein Filtergefäß aus farblosem klaren Glimmer geschickt. Dieses Filtergefäß besteht aus zwei Kammern von ca. 1 cm Lumen. Die eine enthält fließendes kaltes Wasser, die andere eine fließende Jodjodkalilösung (Jodi pur., Kalii jodati āā 50,0, Aquae font. 100,0). Letztere Lösung läßt nur noch Rot durch und zwar nur noch langwelliges. (Absorptionsgrenzen zwischen 670 und 700 μμ.) Die Konzentration auf das Auge findet mittelst Steinsalzlinsen statt.

Das noch durchgehende rote Licht dient zur Orientierung bei der Bestrahlung des Auges.

Der Krater der Gleichstrombogenlampe findet sich in 6—7 cm Distanz vom Filter Auf dessen Rückseite sitzt die Kochsalzlinse.

Das genannte Jodfilter absorbiert bis auf den erwähnten Teil des äußern Rot nicht nur alles sichtbare Licht, sondern auch das Ultraviolett komplett und endlich zusammen mit dem fließenden Wasser das langwellige Ultrarot. Die Bestrahlung des Auges geschieht also durch kurzwelliges Ultrarot, dem langwelliges Rot beigemengt ist[92][93].

Die sehr zeitraubenden Bestrahlungen wurden größtenteils durch Herrn Assistenzarzt Dr. U. Lüssi durchgeführt.

Die thermische Wirkung des konzentrierten Filtrates auf die Haut ist minimal und steht an der Grenze der Wahrnehmbarkeit. Trotzdem konnten wir schon durch die erste dreistündige Bestrahlung bei einem erwachsenen schwarzen Kaninchen mit völlig intakter Linse Totalcataract erzeugen.

Seither haben wir bei einer größern Zahl von Kaninchen mittelst dieser Strahlung Star nach Belieben hervorgerufen.

Erzeugen wir partielle Startrübungen, so liegen dieselben gewöhnlich sowohl in der vordern als hintern Rinde. Die hintere Trübung liegt dabei in gerader Richtung gegenüber der vordern, entsprechend der Richtung der angeordneten Strahlung.

Die Rinde erweist sich gegenüber der letztern als weniger resistent als der Kern. Die Trübungen liegen sowohl dicht unter der Kapsel, als auch in tiefern Rindenpartien. Besonders bei wachsenden Tieren konnte ich beobachten, daß die anfangs subkapsulären Trübungen im Verlaufe von Wochen und Monaten fortschreitend in die Tiefe rückten, abgedrängt von der Kapsel durch die sich bildende Substanz. Es ist diese experimentelle Beobachtung wichtig für die Erklärung mancher Starformen, z. B. des Schichtstars, vgl. die analogen Beobachtungen nach Linsenkapselverletzung (Leber 1880) und diejenigen E. v. Hippels bei Röntgenstar (1905 und 1907).

Bie Albinos gelang es nicht, in der genannten kurzen Zeit Trübungen hervorzurufen. Die Cataract ist ferner bei ältern Kaninchen leichter erzeugbar als bei jüngern.

Anatomische Untersuchungen über die Befunde stehen noch aus.

Durch diese Beobachtungen ist es zum erstenmal gelungen, mit Hilfe einer umschriebenen Gruppe von Strahlen, welche einen wesentlichen Bestandteil des natürlichen und des künstlichen Lichtes ausmachen, experimentell Star zu erzeugen. Schon heute können wir als Resultat unserer Bestrahlungen es als denkbar hinstellen, daß der sogenannte Glasbläserstar eine Wirkung der ultraroten bzw. ultraroten + roten (und nicht, wie man ohne weiteres behauptete, der ultravioletten*) Strahlen ist**.

Dagegen wäre es von vornherein unvorsichtig, auf die Entstehung des Altersstars aus unsern Experimenten Schlüsse ziehen zu wollen. Für diesen kommen ganz andere Ursachen in betracht, und die Behauptung z. B., daß der Star in Indien und anderen heißen Ländern früher auftrete als bei uns, findet, wenn sie sich bewahrheitet, gerade durch unsere Experimente keine Stütze.

Durch unsere Untersuchungen wird nicht ausgeschlossen, daß sich Star vielleicht auch durch andere als ultrarote und rote (z. B. sichtbare) Strahlen erzeugen läßt. Ein Beweis liegt aber bis jetzt nicht vor. (Über die Erzeugung von Star mittelst reinen Sonnenlichts vgl. Czerni 1867. Über die Erzeugung von Linsentrübungen mittelst durch Wasser filtrierten Bogenlichts vgl. Widmark 1889—1901 und besonders Herzog 1903).

Über die von uns mittelst Ultrarot + Rot erzeugten Irisveränderungen (Pigmentzerstreuung und -wucherung) s. Abschnitt Iris.

Fig. 282. Vordere Rindencataract erzeugt durch ultrarote und rote Strahlung beim ausgewachsenen braunen Kaninchen.

Beobachtung mehrere Wochen nach der Bestrahlung, schwache Vergrößerung. Es wurden hauptsächlich die axialen Rindenpartien bestrahlt. Die hintere Rindencataract ist ebenso dicht wie die vordere. Gelegentlich beobachtet man scharf umschriebene, leichtgebogene Streifentrübungen, die an Speichen erinnern. Der Kern ist trübungsfrei (gegen die Strahlung ist er wesentlich widerstandsfähiger als die Rinde).

Über die Pigmentveränderungen der Iris s. Kapitel Iris.

Fig. 283. Axialer farbenschillernder vorderer Chagrin des Kaninchens bei vorderer und hinterer Rindencataract, die durch Bestrahlung mit Ultrarot erzeugt wurde.

Ausgewachsenes braunes Kaninchen, 9 Tage nach der Bestrahlung. Oc. 2, Obj. a2.

Beleuchtung von links, links der Chagrin Ch, dann ein dunkles Intervall J, auf welches ein bräunlichgelber, große Vacuolen enthaltender Streifen C folgt. Die Vacuolen liegen an dieser Stelle hauptsächlich innerhalb einer einzigen Zone, welche als die erste Diskontinuitätsfläche der Kaninchenlinse zu bezeichnen ist. Man beachte die in schräg horizontaler Richtung gestreckte Vacuolengestalt, welche durch die horizontale Verlaufsrichtung der vordern Linsenfasern zustande kommt.

(Eine analoge Gruppierung der Vacuolen beim Menschen wird ebenfalls durch die Faserrichtung veranlaßt, vgl. z. B. Fig. 198.)

Fig. 284. Durch ultrarote und rote Strahlung erzeugte vordere Rindencataract bei einem halberwachsenen braunen Kaninchen.

8 Wochen nach der Bestrahlung.

Totale Sphinkterlähmung als Bestrahlungsfolge. Schwache Vergrößerung.

Die vordere Cataract sitzt in der Rinde und zwar in Form weißer Schuppen und Streifen im Bereiche des ersten Diskontinuitätsstreifens, während die umhüllende äußere Rinde vorn wie hinten mehr oder weniger klar ist.

---

* Mit diesen ist es, trotz vielfacher Versuche, noch niemals gelungen, Star zu erzeugen.

** Die Prophylaxe würde in der Anwendung von stark eisenoxydulhaltigen Schutzgläsern liegen.

Fig. 278—287. Tafel 30.

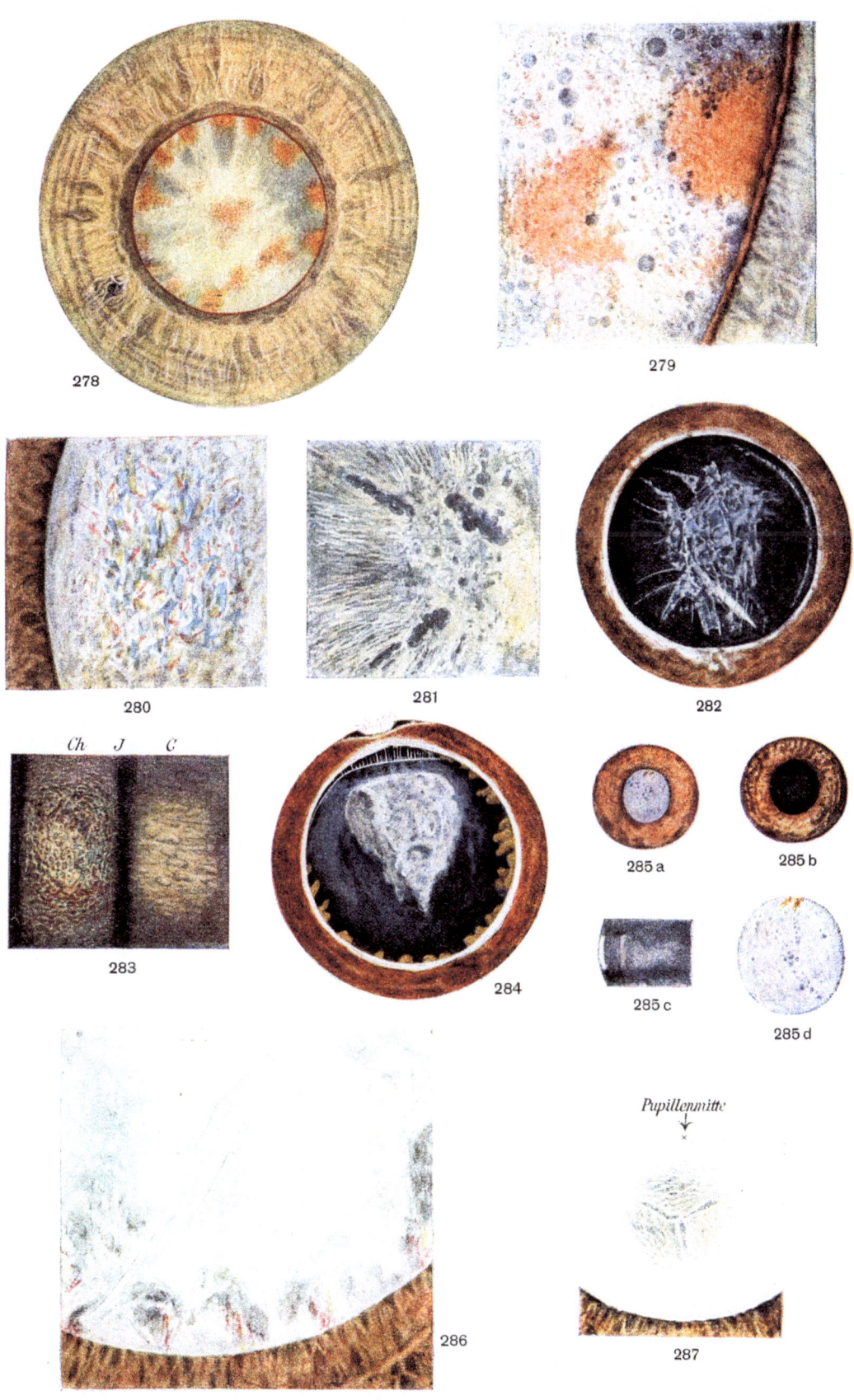

Vogt, Atlas. Verlag von Julius Springer, Berlin.

Ferner ist sehr beachtenswert, daß die vordere Naht, die an der Kaninchenlinse annähernd vertikal verläuft (vgl. Text zu Fig. 178), ebenfalls, d. h. wie beim Menschen, eine Prädilektionsstelle darstellt und als trüber Streifen sichtbar wird.

Die hintere, gelblich erscheinende Cataract ist in der Figur links von der weißen (vordern) Trübung zu sehen. Oben ist die Iris retrahiert, so daß die Zonula zu sehen ist. Letztere ist in großer Ausdehnung geschwunden, einzelne noch erhaltene Fäden sind mit Pigment bedeckt. Die Linse hat sich infolge des Zonulaschwundes vom obern Ciliarkörper etwas zurückgezogen, so daß eine Abflachung des Linsenrandes besteht. Lokale Iridodialysis.

Im Bereiche der hintern Cataract sitzen auf der Hinterkapsel Pigmentbröckel in reichlicher Menge.

Auf der Cornea ist oben ein pterygiumartiges Gewebe zu sehen.

Frühere Stadien dieses Cataractfalles sind im Abschnitte Iris, Fig. 325—328, dargestellt.

Über die Pigmentveränderungen der Iris siehe am selben Orte.

Fig. 285 a, b, c, d. Durch ultrarote und rote Strahlung erzeugte Totalcataract der rechten Linse eines schwarzen Kaninchens.

3stündige Bestrahlung. Beobachtung 2 Tage nach der Bestrahlung. Die Hornhaut ist leicht hauchig getrübt (Fig. a). Einige Tage später bildete sich eine parenchymatöse Keratitis, die sich wieder völlig aufhellte. b stellt das nicht bestrahlte Auge desselben Tieres dar.

Fig. 285 c illustriert die anfangs in geringem Grade noch vorhandene Durchleuchtbarkeit der Linse, d die Vacuolenbildung in der Nähe der vordern Kapsel.

Einige Wochen später war die Linse vollkommen undurchsichtig.

Fig. 286—291. Cataracta hypermatura.

Fig. 286. Kapselfalten und Cholesterinkristallbildung bei schrumpfender Cataracta complicata.

Oc. 2, Obj. a2. Frau F. 78 Jahre, rechtes Auge, angeblich seit Jahren erblindet. Intensiv weiße Cataract, Projektion unsicher. Mäßig atrophische nicht schlotternde Iris. Pigmentsaum fehlt.

Die unregelmäßig weiß marmorierte, offenbar z. T. verkalkte Cataract zeigt peripheriewärts in ziemlich regelmäßigem Abstand angeordnete Zonen und Flecken lebhaft farbig schillernder Cholesterinkristalle, die vordern oberflächlichsten Rindenschichten angehören.

Die radiär-konzentrische Verteilung der Kristallgruppen in der vordern Rindenperipherie erinnert etwa an diejenige der Nahtzonen. (Vgl. auch die Anordnung der Wasserspalten Fig. 209 und z. B. der braunroten Herde bei Eisenstar, Fig. 278. Nach unserer Auffassung dürfte diese Anordnung auf der Prädisposition der Nähte zur Cataractbildung beruhen, wie sie z. B. bei Cataracta complicata in der Rosettenbildung zum Ausdrucke gelangt.)

Die Vorderkapsel ist in mehrfache charakteristische Falten gelegt. Dieselben fand ich in diesen und andern Fällen durchschnittlich 0,05—0,1 mm breit, von gestreckten wurmförmigem, verzweigtem Verlauf. Da die Linse bei Faltenbildung intensiv weiß getrübt ist, heben sich die im fokalen Licht auftretenden Faltenreflexlinien nicht deutlich ab. Die Kapselfaltung ist infolgedessen besser im indirekten als im direkten Licht zu sehen.

Die bis jetzt klinisch nicht nachgewiesenen Kapselfalten fand ich bei hypermaturer Cataract, besonders solcher komplizierter Art mit der Spaltlampe recht häufig. Sie beweisen stets eine Schrumpfung der Linsensubstanz.

Ich fand die Falten nicht nur bei alten, verkalkten Formen, sondern gelegentlich auch bei sog. weichen, jugendlichen Staren komplizierter Art, die im auffallenden Licht blau erscheinen.

Bei gleichzeitig vorhandener Zerstreuung des Irispigmentes haftet letzteres mit Vorliebe an den Kapselfalten, so daß diese dadurch als braune Streifen hervortreten.

Fig. 287. Abwärtssinken des Kerns bei Cataracta hypermatura (Verflüssigung der Rinde), 68jährige Frau B. B.

Fall der Fig. 208, jedoch linkes Auge. Bei fokaler Belichtung des untern Rindenabschnittes erkennt man dicht unter der Kapsel das charakteristische Relief der axialen Kernvorderfläche. Eine Y-förmige Nahtfirst wird sichtbar. Der Kern ist also der Schwere nach nach unten gesunken. Durch Seitenneigung des Kopfes verschiebt sich der Kern etwas auf die betreffende Seite.

Die Distanz der Kernmitte von der Pupillenmitte beträgt 2—2,5 mm.

Bei der Eröffnung der Vorderkapsel entleerte sich milchige Flüssigkeit und es war erkennbar, daß der Kern im untern Teil des Kapselsackes lag. Der durch Staroperation extrahierte Kern war nahezu 5 mm dick und hatte einen Äquatorialdurchmesser von 7 mm.

Auch in der normalen Linse ist der Kern spezifisch schwerer als die Rinde, was wir daraus schlossen, daß wir Kernstückchen innerhalb Rindensubstanz zu zentrifugieren vermochten[46]).

Fig. 288—291. Die Cataracta secundaria.

Mit Spaltlampe und Cornealmikroskop zeigt der Nachstar eine Reihe von klinischen Besonderheiten und Details, die wir bis jetzt nicht oder nur ungenügend kannten.

Nicht nur werden dünnste Nachstarhäutchen, die auf keinem andern Wege zu sehen sind, deutlich, sondern es tritt auch der Glaskörper in Lücken des Starhäutchens klar zutage.

Nach Discissionen des Nachstars prolabiert der Glaskörper sehr häufig hernienartig in die Vorderkammer. Hin und wieder können fadenförmige Fortsätze desselben bis zur Discissionsnarbe verfolgt werden. Der prolabierte Glaskörper zeigt vielfach eine leichte Trübung und das Gerüst tritt zufolge Verdichtung, oft auch zufolge feinster Auflagerungen lichtstärker als normal zutage. Sozusagen stets erscheint es mit bräunlichen und rötlichen Pünktchen behangen.

Das Nachstarhäutchen, wie es nach Extraktion ohne Kapsel zurückbleibt, ist häufig da und dort mit dem Pupillarrande verwachsen, ist von unregelmäßiger Dicke und von ganz ungleichmäßiger Spannung. Die ungleichmäßige Anspannung erzeugt Traktionsfalten (vgl. Fig. 289), welche doppelt konturierte Reflexlinien aufweisen. Durch Atropin- oder Pilocarpineinträufelung können diese Falten verändert werden.

Das Häutchen zeigt im Spaltlampenlichte lebhafte Interferenzfarben (Fig. 288, 289). Besonders dominieren Grün und Rot. Dieses Farbenschillern ist nur im jeweiligen Spiegelbezirke sichtbar, weshalb es bei Fältelung besonders leicht und häufig zu sehen ist. Die dabei auftretenden Reflexlinien können nämlich als lineare Spiegelbezirke aufgefaßt werden (Vogt[28]).

Recht häufig zeigt der Nachstar klare kugelige Gebilde (Elschnig)[140]), deren Natur noch nicht sicher festgestellt ist (Fig. 288). Oft liegen diese Kugeln frosch-

Fig. 288—297.
Tafel 31.

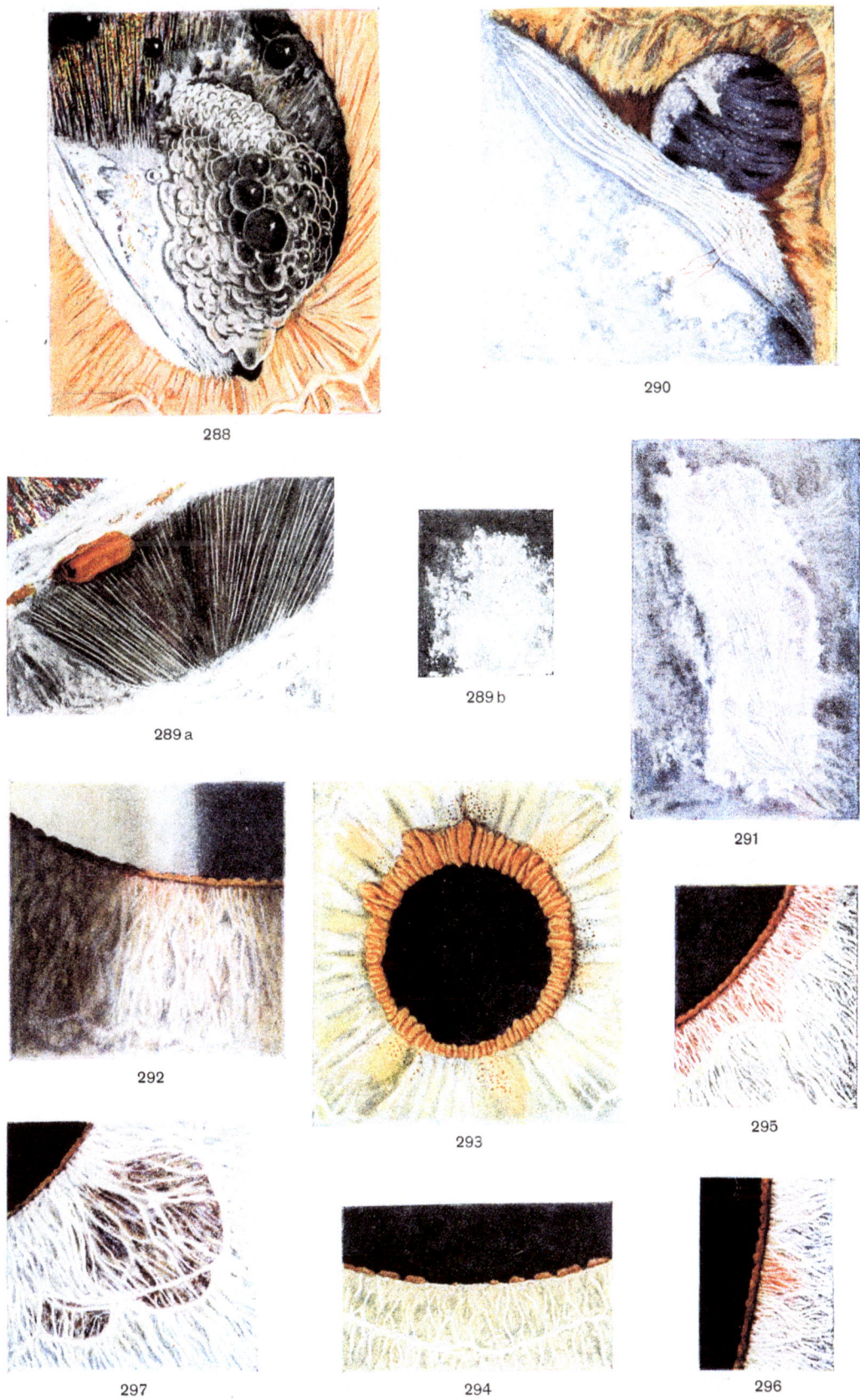

Vogt, Atlas.
Verlag von Julius Springer, Berlin.

laichartig übereinander. Handelt es sich um Myelinkugeln mit oder ohne Epithelwucherung? Oft liegen die Kugeln vereinzelt im Nachstarhäutchen, dasselbe anscheinend unterbrechend. Elschnig, der diese Kugeln zuerst sah, beschreibt sie als regenerative Epithelveränderung.

Fig. 288. Cataracta secundaria bei dem 16jährigen K. Z., dessen Linse vor 13 Wochen wegen Schichtstar entfernt wurde (Linearextraktion nach Discission).

Oc. 2, Obj. a2. Rechts unten hintre Synechie der Iris an einem Conglomerat froschlaichähnlicher wasserklarer Kugeln, die nach oben und links hin kleiner und trüber werden.

Links eine weißliche trübe Partie (zerfallener Fasersubstanz?) die sich nach oben in das feingefaltete farbenschillernde Kapselhäutchen fortsetzt. Innerhalb des letztern zwei große wasserklare Kugeln, die anscheinend eine Unterbrechung des Häutchens darstellen.

Fig. 289a u. b. Cataracta secundaria mit faltigem farbenschillerndem Nachstarhäutchen.

Fall der Fig. 197. Sechs Wochen nach Linearextraktion der Cataracta traumatica. Oc. 2, Obj. a3. In Fig. a unten Reste zerfallener Fasersubstanz, mit eingelagerten dichten weißen Schollen (Fig. b illustriert diese charakteristischen Starreste). Nach oben davon das in radiäre Traktionsfältchen gelegte Nachstarhäutchen (Hinterkapsel?). Man beachte die z. T. farbig schillernden Doppelreflexlinien. Weiter oben Pigment- und Starreste, daran anschließend wieder das sehr lebhaft farbenschillernde Nachstarhäutchen.

Fig. 290. Derbe Kapselfalten bei Nachstar, E. F. 13 Jahre.

Rechtes Auge, Oc. 2, Obj. a2. Kontusionscataract (nach Pfeilschußverletzung vor einem halben Jahr), die zu partiellen Irisverwachsungen geführt hatte, resorbierte sich spontan. Man beachte den mit den Starresten verwachsenen Pupillenrand, der an einer freien Stelle zufolge Atropinwirkung eine große runde Ausbuchtung zeigt.

Dem Pupillenrand entlang zieht ein Büschel weißer matter Falten, die nach der untern Irissynechie hin unregelmäßig wellige Verbiegungen zeigen und mit der Iris fest verwachsen sind. Hier sieht man aufgelagerte Pigmentbröckel und einige Blutgefäße, die quer über die Falten ziehen und beweisen, daß ein feines Exsudathäutchen die Starreste umhüllt.

Fig. 291. Kapselfalten in Nachstarresten, L. Sch. 12 Jahre.

Nachstar nach traumatischer Cataract (Perforation durch einen Draht vor $1^1/_2$ Jahren) Spontanresorbtion.

Im mittlern Pupillarabschnitt dichtere Nachstarreste vom Typus der Fig. 289b. Auf diesen weißen Resten reichliche Kapselfalten, die z. T. Verzweigungen aufweisen.

In diesen, wie in andern ähnlichen Fällen, heben sich im direkten Lichte die Fältchen von dem hellen Grunde schlecht ab, ebenso die Doppelreflexlinien. Viel deutlicher sind die Fältchen im indirekten Licht.

F.
BEOBACHTUNGEN AN DER IRIS

Die Spaltlampenuntersuchung der Iris erfordert wiederum eine strenge Scheidung des Bildes im auffallenden von demjenigen im durchfallenden Licht.

Zur Beobachtung im durchfallenden Licht stehen meist drei Wege zur Verfügung.

1. Das an den zu untersuchenden Bezirk angrenzende Irisgewebe wird unter flachem Winkel belichtet. Das aus den belichteten tiefern Partien reflektierte Licht dient jetzt als durchfallendes Licht für seitlich davon befindliche Partien.

2. Das Licht wird durch die Pupille in die Linse geworfen. Letztere weist (besonders im Alter) eine starke innere Reflexion und Fluoreszenz auf. Dieses Licht gelangt in die Hinterfläche der Iris und dient so als durchfallendes Licht. Bei Aphakie ist diese Art indirekter Belichtung weniger gut anwendbar (vgl. auch Stähli[12])[13]).

3. Die Iris kann diaskleral belichtet und durchleuchtet werden.

Welche Methode angewendet wird, hängt von der Günstigkeit der örtlichen Verhältnisse ab.

Durch die indirekte Belichtung werden hauptsächlich Atrophien und Perforationen, blutige Suggilationen des Stromas*, gelegentlich auch Cysten und Tumoren aufgedeckt, die auf keinem andern Wege klinisch nachweisbar sind.

Es ist daher die indirekte Methode für die Irisuntersuchung von großer praktischer Bedeutung.

Die direkte Belichtung ist u. a. wichtig für die Untersuchung des Irisreliefs und des Pupillensaums, für die Ermittlung der Pigmentzerstreuung, für die Belichtung des Kammerwinkels und zur Untersuchung der Pupillarreaktion. Speziell eignet sie sich zur Prüfung auf mikroskopische partielle oder allgemeine Reaktion der Pupille (z. B. bei Tabes, Paralyse).

Ganz besonders wertvoll fand ich die mikroskopische Reaktion zur Ermittlung beginnender hinterer Synechien, z. B. bei Drucksteigerung infolge schleichender oder subakuter Iridocyclitis. Hier dürfen wir Miotica so lange geben, als keine Verwachsungen auftreten. Zur Kontrolle, ob die Pupille rundum frei ist, beobachtete ich täglich ein- oder zweimal bei 24facher Vergrößerung die Spaltlampenreaktion der Pupille.

Über Frühdiagnose von Iridocyclitis (erste Anfänge von Betauung, Einzelbeschlägen usw.) siehe das Kapitel Hornhaut.

---

* Ein Fall von blutiger Stromasuggillation, wie ich sie bei Contusio bulbi beobachtete (Vogt)[11]), konnte in diesem Atlas noch nicht zur Darstellung gebracht werden. Bei fokaler Belichtung ist von blutiger Durchtränkung nicht das geringste zu sehen. Die betroffene Stelle leuchtet aber lebhaft blutrot auf, wenn wir sie im durchfallenden Licht betrachten, also das Lichtbüschel daneben werfen. — Diese Suggillation ist von diagnostischem Werte.

Der Sphincter pupillae wird unter günstigen optischen Bedingungen als scharf umgrenzter, plastischer Wulst im durchfallenden Licht erkennbar. Z. B. bei heller Iris, bei Atrophie des Pigmentblattes und Stromas, besonders im Senium, vgl. auch Krückmann[123]). Bezügliche Abbildungen bringt vorliegender Atlas keine. Hier seien nur die interessanten Beziehungen von Sphinkterbreite und Pupillenweite erwähnt. So maß der Sphinkterwulst bei einer 62jährigen bei Pupille 3 mm = 1 mm, bei Pupille 5 mm $^4/_5$ mm, bei Pupille 8 mm $^3/_5$ mm.

1. NORMALE IRIS

Fig. 292. Normaler jugendlicher Irispigmentsaum (22jähriger Herr St.).

Linkes Auge. Das rechte Auge dieses Falles ist in Fig. 304 dargestellt. Oc. 2, Obj. a3. Bei mittelweiter Pupille ist der Pigmentsaum dieses Falles, von vorn betrachtet, meist 0,06 mm breit.

Der Pigmentsaum ist in krausenartige Falten gelegt. Diese Pigmentkrausen sind nicht überall gleich dick und gleich breit. Stellenweise können sie mehr oder weniger stark prominieren oder aber zurücktreten. Ja nicht selten (z. B. Fig. 294) fehlt der Pigmentsaum streckenweise ganz, ohne daß pathologische Verhältnisse vorliegen (dies ist insbesondere unfalltechnisch von Wichtigkeit, der Unerfahrene könnte in solchen Fällen an Sphinkterrisse denken).

Bei der Beurteilung der Stärke des Pigmentsaums ist die Beleuchtungsrichtung zu beachten. Da nämlich die Oberfläche des Saumes steil zur Linsenoberfläche abfällt, ist er deutlicher, wenn ihn das Licht senkrecht, als wenn es ihn tangential trifft. Im letztern Fall gelingt es nicht, den der Kapsel zugewendeten Teil zu beleuchten. Es ist infolgedessen der nasale Pigmentsaum von der temporalen, der temporale von der nasalen Seite her zu bestrahlen (vgl. auch Höhmann[96]).

Bei Mydriasis verschmälert sich der Pigmentsaum entsprechend hochgradig, ja er pflegt meist ganz durch die Iriskrause überlagert zu werden, so daß er zu fehlen scheint. Man beurteile also den Pigmentsaum stets bei unerweiterter Pupille.

Die mittlere Breite des Saumes in frontaler Richtung bestimmte ich an einer Reihe jugendlicher Individuen bei ca. 3,5 mm Pupillenweite zu 0,04—0,1 mm. Ausnahmen sind häufig.

Im vorliegenden Falle handelt es sich um eine helle Iris. Rechts sieht man den Pigmentsaum bei Beobachtung im fokalen, links bei Beobachtung im indirekten, von der Linse diffus reflektierten Licht. Im obern Teil des Bildes der weiße Lichtstreifen der normalen Linse.

Fig. 293. Normaler Pigmentsaum im Alter. Herr H., 65 Jahre.

Miosis beiderseits, rechtes Auge. Oc. 2, Obj. a2.

Häufig fand ich im Alter eine allgemeine oder stellenweise Verbreiterung und Verdickung des Saumes. Die Breite kann das Mehrfache der jugendlichen betragen.

Außerdem ist dann oft eine gewisse eckige, kantige Form des Saumes vorhanden, sodaß man mehr von Höckern als von Wülsten sprechen kann (vgl. z. B. Fig. 298).

In dem Falle der Fig. 293 ist die Wulstform recht gut ausgeprägt, sie kommt umso stärker zum Ausdruck, als die Pupille nur 1,5 mm weit ist.

Mächtige wulstige Wälle sieht man in diesem Falle besonders nach oben und oben außen. Einzelne reichen über das Niveau der übrigen hinaus. Dabei besteht senile Pigmentzerstreuung. Diese kommt nach unsern Untersuchungen bei alten Leuten sozusagen stets vor* (vgl. Höhmann[96]). Man beachte auch das unregelmäßige Prominieren der Fortsätze nach der Pupille zu, wodurch diese eine leicht eckige unregelmäßige Gestalt erhält.

---

* Daß höhergradige senile Pigmentverstreuung (bzw. Abwanderung) ein Symptom drohenden Glaukoms („Praeglaukom" von Koeppe[97]) darstelle, konnten wir in daraufgerichteten Untersuchungen nicht bestätigen.

Wenn auch gelegentlich ein breiter Pigmentsaum schon bei jungen Leuten sich findet, so zeigt mir doch die vergleichende Beobachtung einer größern Zahl von Individuen, daß wir berechtigt sind, von einer senilen Verbreiterung des Pigmentsaumes zu reden. Sie ist wohl stets mit Pigmentzerstreuung kombiniert.

Fragen wir nach der Ursache dieser „Hypertrophie", so würde es wohl am nächsten liegen, an eine Wucherung des senilen Pigmentes des Pupillarrandes zu denken. Für eine solche Wucherung liegen aber keine Anhaltspunkte vor. Vielmehr sind folgende Punkte zu berücksichtigen:

Der Pigmentsaum zeigt die bedeutendste Breite bei Miosis natürlich schon deshalb, weil bei Miosis der Pupillenumfang proportional dem Pupillendurchmesser sich verkleinert hat. Bei 2 mm weiter Pupille beträgt z. B. der Pupillenumfang ca. 6 mm, bei 4 mm ca. 12 mm usw. Man wird also erwarten, daß der durch die Altersmiosis gegebene kleinere Pupillenumfang die Verbreiterung des Saumes bedingt.

Aber Messungen haben mir ergeben, daß die letztere im Alter viel bedeutender zunimmt, als einer einfachen Abnahme des Pupillenumfangs entspricht. Und — was wesentlich ist — auch bei künstlicher Miosis ist die Zunahme der Saumbreite eine wesentlich größere, als durch die Abnahme der Zirkumferenz zu erklären ist.

Beispiel: Frau F., 74 $\frac{1}{2}$ Jahr, Pigmentsaum des linken Auges bei 4 mm Pupillenweite = 40—60 Mikra, stellenweise unterbrochen. Bei künstlicher Miosis (Pilocarpin, Pupillenweite 1,9 mm) ist der Saum überall 0,125—0,16 mm breit, stellenweise viel breiter, bis zu 0,5 mm. Derartig breite Stellen weisen auf eine Eversion durch Zugwirkung hin.

Bei Kindern und jungen Leuten tritt diese übermäßige Verbreiterung durch Miosis weniger deutlich zutage.

Es folgt aus solchen Versuchen, daß die Verbreiterung des Pigmentsaumes durch Miosis im Alter auf eine Eversion des Pigmentblattes zu beziehen sein dürfte, bedingt wohl durch eine senile Starre des Stromas (speziell auch der Gefäße). Bei der Kontraktion des Sphinkters vermag dieses vor dem Sphinkter liegende Stroma nicht mehr hinreichend zu folgen und der Pigmentsaum wird dadurch evertiert.

Häufig konnte ich dabei feststellen, daß der miotische Saum von der Linsenkapsel beträchtlich abstand, nicht etwa auf ihr ruhte. Ein solches Abstehen des Pupillargebietes der Iris von der Linsenkapsel fand ich auch bei nicht miotischen Pupillen nicht selten. Wer die Radiärfalten des retinalen Pigmentblattes berücksichtigt und viel mit Spaltlampe untersucht, wird die Lehre vom „physiologischen Pupillarabschluß" nicht als unbedingt feststehend betrachten können. Mir erscheint es denkbar, daß normalerweise Kommunikationsstellen zwischen vorderer und hinterer Kammer bestehen.

Fig. 294. Normaler Pigmentsaum an einer Stelle eine Strecke weit unterbrochen. Frau W., 52 Jahre.

Oc. 4, Obj. a2. Der Pigmentsaum zeigt keine krankhaften Veränderungen. Er erscheint auf der ganzen Strecke segmentiert, d. h. in isolierte Stücke ähnlicher Länge zerlegt. An einer Stelle beschränken sich dieselben auf kleinste Krümelchen, eine Strecke weit fehlt der Pigmentsaum gänzlich. Derartige Befunde macht man an normalen Augen häufig, bei Jugendlichen weniger als im Alter.

Die Defekte sind z. T. erworben. Über die erworbenen Defekte vgl. Fig. 300 bis Fig. 314.

Fig. 298—307. Tafel 32.

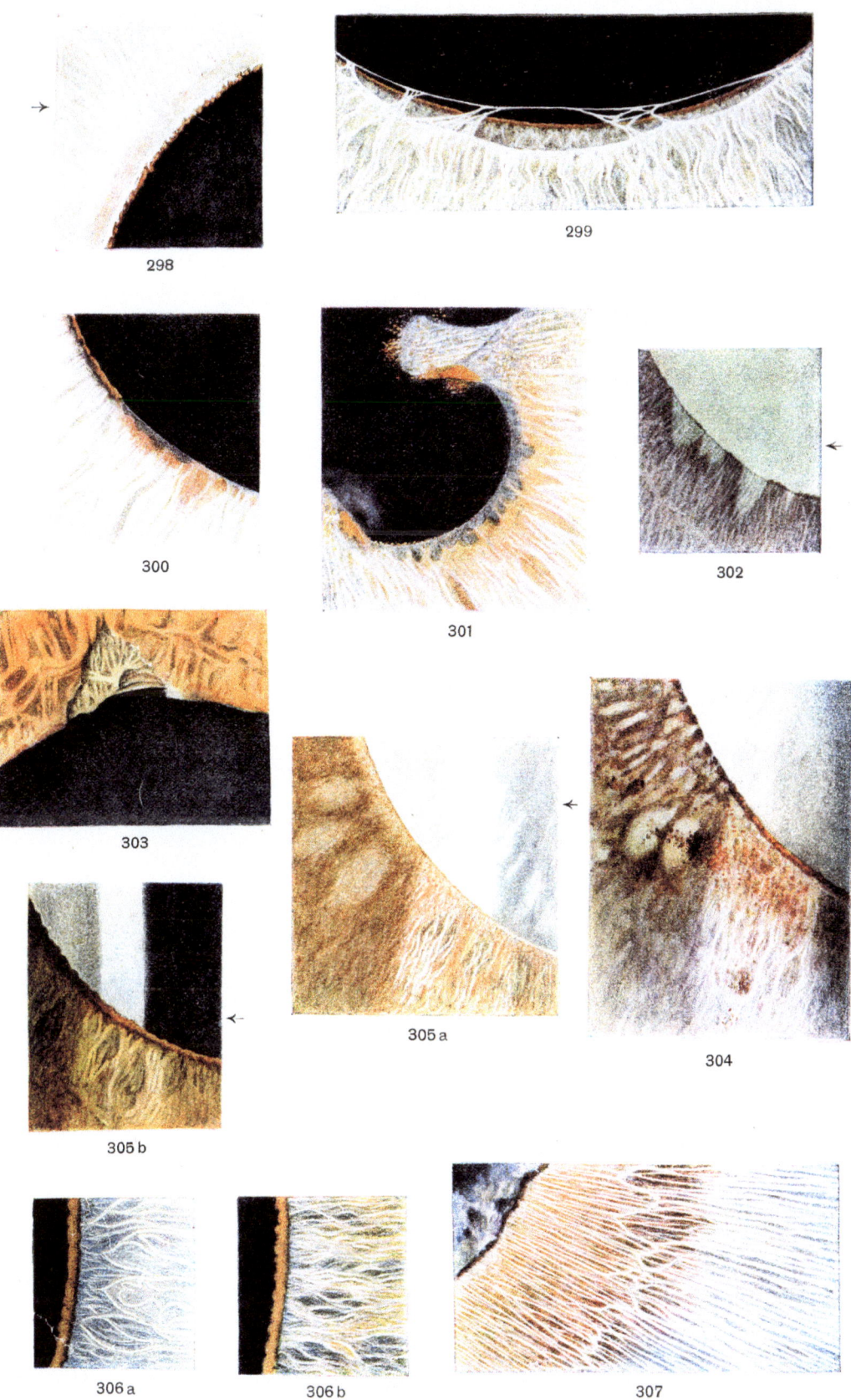

Vogt, Atlas. Verlag von Julius Springer, Berlin.

Fig. 295. Durchscheinendes retinales Pigmentblatt in der Nähe des Pupillensaumes der normalen hellen Iris eines 16jährigen.

Oc. 2, Obj. a2. Das Gewebe vor dem retinalen Irisblatte in der Nähe des Pupillarsaumes (axial von der Iriskrause) ist dünn und farblos. Dadurch scheint im fokalen Lichte das retinale Pigment gelb bis bräunlich oder grünlichgelb durch.

Während in diesem Falle die Iris überall (zufolge vermehrter Reflexion kurzwelliger Strahlen) in der Aufsicht blau erscheint, ist ihr an den Pigmentsaum grenzender Rand gelblich (Farbe des durchschimmernden retinalen Pigmentes).

Dieselbe Erscheinung ist z. B. in Fig. 292 dargestellt. Bei heller Iris fand ich dieses Verhalten regelmäßig.

Fig. 296. Normale Iris mit Sichtbarwerden des retinalen Pigmentblattes an zirkumskripter Stelle.

An einer Stelle des Pupillarrandes ist das bindegewebige Stroma der blaugrünen Iris des 24jährigen L. stark verdünnt, stellenweise sogar anscheinend fehlend, wodurch das retinale Pigmentblatt direkt zutage tritt. Man beachte den braunen dreieckigen Fleck in der Mitte des Bildes, über welchem die weißlichen Irisstränge fast völlig fehlen. Oc. 4, Obj. a2.

Es handelt sich hier offenbar um eine kongentiale und zwar um eine nicht seltene Erscheinung (vgl. auch Koeppe).

Fig. 297. Normale Iris mit Sichtbarwerden des retinalen Pigmentblattes in einer Iriskrypte.

Besonders bei heller Iris tritt in tiefen Krypten öfters das retinale schwärzlichbraune Pigmentblatt zutage. So in der hier abgebildeten Krypte einer 50jährigen Frau mit hellgraublauer gesunder Iris. Oc. 2, Obj. a2.

Fig. 298. Seniler Pupillarsaum mit höckerig-eckiger Gestaltung des Pigmentes und homogener Beschaffenheit des an den Pigmentsaum grenzenden Stromas. 80jähriger Herr B.

Rechtes Auge, helle Iris, oben etwas Pigmentzerstreuung. Man beachte die eckige Beschaffenheit des Saumes und den anschließenden homogenen (hyalinen?) Stromastreifen durch den das Pigmentblatt etwas durchschimmert. Das Irisrelief erscheint verflacht. Oc. 4, Obj. a2.

Fig. 299. Stränge und Balken der normalen Iriskrause.

Die Membrana pupillaris des fötalen Lebens wird nicht nur von den Glaskörpergefäßen her, sondern auch vom (damaligen!) Irisrande aus mit Blut versorgt. Die mannigfaltigen Stränge und Fäden, die wir in fast allen Augen an der Krause finden, sind die Rudimente jener Gefäße.

Seltener finden wir feine Spinnwebefäden (die meist an die Linsenkapsel sich heften), häufiger derbe Stränge vom Typus der Trabekel oder auch kurze Zapfen und Zipfel, die frei ins Kammerwasser ragen und bei ungenauer Untersuchung schon mit Tuberkeln verwechselt worden sind.

Im vorliegenden Falle (32jähriger Herr M.) sind es brückenartige Gebilde, welche die Iriskrause zieren, also jenen Teil der Iris, der in den frühern Fötalmonaten den Pupillarrand bildet. Die Pupille ist erweitert, so daß der Pigmentsaum von der Krause z. T. verdeckt wird und die brückenartigen Trabekel z. T. vor die Pupille zu liegen kommen.

2. PATHOLOGISCH VERÄNDERTE IRIS

Eine Grenze zwischen senilen und pathologischen Veränderungen der Iris ist schwer zu ziehen. Man beachte z. B. Fig. 293 und 298, welche Gewebsveränderungen veranschaulichen, die man bereits als pathologisch bezeichnen könnte, wenn sie im Alter nicht sozusagen regelmäßig vorkämen.

So sind auch die Atrophien des Pigmentsaumes und die Pigmentzerstreuung, die im nachfolgenden zunächst dargestellt werden, Veränderungen, die im Alter sozusagen bei jedermann auftreten. Über die Pigmentatrophie und Verstreuung vergleiche die Arbeiten von Augstein (1904 und 1912[94]), H. Goldberg (1907[145]), Krückmann (eine farbige Abbildung 1907[123]), Vossius (1910[94a]), Axenfeld (1911[95]), Höhmann (1912[96]), Stähli (1912[12]), Koeppe (1916[97]) Verschleppung im Stroma) u. a. Die senile Zerstreuung sahen als erste Goldberg und Höhmann. Ganz allgemein können wir sagen, daß die senile Depigmentierung bald früher, bald später bei jedermann vorkommt und daß sie auch in höher gradigen Fällen nicht etwa, wie das geschah, als ein Symptom drohenden Glaukoms angesprochen werden darf.

Bei der Feststellung der Pigmentatrophie müssen wir scharf unterscheiden zwischen der Beobachtung im fokalen und derjenigen im indirekten Licht. Letztere ist für diese Untersuchungen besonders wertvoll.

Fig. 300—313. Atrophie des Pigmentblattes und des Bindegewebes.

A) BEOBACHTUNGEN IM FOKALEN LICHT

Fig. 300. Atrophie des retinalen Blattes in der Nähe der Pupille (Rarefizierung des pupillaren Pigmentsaumes). Frau N., 65 Jahre.

Oc. 4, Obj. a2. Bei direkter fokaler Beleuchtung konstatiert man auf einer beträchtlichen Strecke das Fehlen des Pupillensaums. An seiner Stelle ist ein durchsichtiges glasiges Häutchen zu sehen. Man bekommt den Eindruck, daß dieses Häutchen die pigmentlose Grundlage, das „Gerüstwerk" des normalen Pupillarsaumes darstellt, dessen äußere Form immer noch wiedergebend, nachdem das Pigment ganz oder größtenteils austrat oder verschleppt wurde.

In manchen derartigen Fällen (vgl. z. B. Fig. 301) sieht man im restierenden Saume noch vereinzelte Pigmentbröckel hängen, bzw. ihm aufsitzen.

Man beachte ferner die an die depigmentierten Partien sich dicht anschließenden braunen Gewebsbezirke, welche ich in solchen Fällen häufig fand (vgl. z. B. auch Fig. 301). Diese gelbbraunen Bezirke sind gerade nur in der Nachbarschaft des Depigmentationsbezirkes vorhanden, so daß es sehr wahrscheinlich ist, daß sie durch verschlepptes Pigment die Farbe erhalten. Recht deutlich wird das durch Fig. 300 illustriert. Oben im Bereiche des noch erhaltenen Pigmentsaumes ist von der durch Verschleppung entstandenen gelbbraunen Farbe der Nachbarschaft noch nichts zu sehen, während sie unten sehr ausgesprochen ist. Im Irisgewebe verschlepptes Pigment ist besser im durchfallenden als im auffallenden Licht zu sehen. Im letztern ist es häufig unsichtbar.

Wir können also in bezug auf den senilen Pigmentabtransport mittelst der Spaltlampe zwei verschiedene Wege feststellen.

1. Den Weg durch das Kammerwasser, wobei das Pigment auf dem Irisrelief, an der Hornhauthinterwand, an der Linsenkapsel gelegentlich in Staub- und Bröckelform haften bleibt.

2. Den genannten Weg im Stroma der Iris. (Koeppe[97]).

Daß das Primäre bei diesem mit der Spaltlampe tagtäglich zu beobachtenden senilen Prozeß in einer Abnahme der Vitalität bzw. in einem Absterben der Pigmetepithelzellen des Pupillenrandes liegt, ist eine Schlußfolgerung, die uns die hier mitgeteilten Beobachtungen nahelegen.

Fig. 301. Atrophie des retinalen Blattes im Senium und nach Iridocyclitis.

Bei der 69jährigen Schwester K., welche an ihrem hochgradig myopischen linken Bulbus seit 30 Jahren an zeitweiser Iridocyclitis litt, bestehen einige hintere Synechien, offenbar sehr alten Datums. Das Stromapigment ist besonders im Bereiche der Verwachsungen in Abwanderung begriffen.

Wie im Falle der Fig. 300 ist vom Pupillensaum stellenweise nur ein durchsichtiges Häutchen, gewissermaßen die Hülle, zurückgeblieben. An demselben hängen noch vereinzelte Pigmentbröckel. Auch hier sieht man die in Fig. 300 geschilderten gelbbraunen Gewebsbezirke sich dicht an die durchsichtige Hülle anschließen.

Im vorliegenden Falle ist Atropinmydriasis vorhanden. Es ist bemerkenswert, daß auch die eben geschilderten gelbbraunen Gewebsbezirke durch das Atropin ausgebuchtet erscheinen. Zweifellos dadurch, daß dilatierende Fasern eine Zugwirkung ausüben. Oc. 4, Obj. a2.

B) BEOBACHTUNGEN IM INDIREKTEN LICHT

Fig. 302. Atrophie des Pigmentsaumes und des anschließenden retinalen Irispigmentblattes. 84jährige Frau S., mit Cataracta senilis.

Oc. 2, Obj. a2. Bei indirekter Beleuchtung (Durchleuchtung) tritt die Atrophie nicht nur des Pupillarsaumes, sondern vor allem auch des hinter dem Pupillarteil des Irisstromas gelegenen Abschnittes des retinalen Blattes zutage. Im vorliegendem Falle fehlt stellenweise auch dieses Pigment ganz, bis auf wenige Reste, so daß der pupillare Irisrand im durchfallenden Licht auf weite Strecken ein zunderiges Aussehen erhält.

Die durchscheinenden Stellen haben meist sektorenförmige Gestalt, mit der Basis am Pupillarrand sitzend. Am letztern fehlt der Pigmentsaum vollständig, während er in den Zwischenstrecken noch teilweise erhalten ist. Die Zeichnung der Irisoberfläche ist verwischt, das Stroma ist senil atrophisch.

Zur Technik dieser Beobachtungen an der Iris im durchfallenden Licht sei betont, daß das Lichtbüschel in die angrenzende Linse, nicht auf den Saum selber, zu werfen ist, und zwar hat die Belichtung bei Untersuchung des nasalen Pupillarrandes von der temporalen, bei Untersuchung des temporalen von der nasalen Seite her zu geschehen. Bei dieser Belichtung ist die Beobachtung keine schwierige.

Da bei Cataract die Linsenreflexion wesentlich vermehrt ist, tritt bei der geschilderten Art der indirekten Beleuchtung die Atrophie des retinalen Blattes noch lebhafter zutage, als bei nicht getrübter Linse.

Es sei speziell hervorgehoben, daß im direkten Licht nur die Rarefizierung des Pigments des Pupillarsaumes, nicht aber der für das Alter viel typischere Schwund des hinter dem Pupillarteil der Iris gelegenen Pigmentes diagnostiziert werden kann.

Dieser Schwund ist einzig auf dem geschilderten Wege im durchfallenden Lichte nachweisbar*.

Weitere Beobachtungen von Atrophie des Pigmentblattes sind in Fig. 222, 304 und Fig. 305a dargestellt.

Fig. 303. Sphinkterriß bei der 64jährigen Frau K. (Fall der Fig. 336) durch Contusio bulbi.

Der Riß erstreckt sich nur auf die oberflächliche Stromaschicht. Die Pupille ist durch Glaukom und durch das Trauma leicht dilatiert. Der Pigmentsaum ist nicht zu sehen. Eine Ecke des Risses ist durchscheinend, pigmentleer.

Einrisse des Pupillenrandes, z. T. alten Datums, sind ferner in Fig. 277a und Fig. 336 dargestellt.

Fig. 304. Iris bei Heterochromiecataract.

Bei Heterochromiecataract ist bekanntlich die Iris des betroffenen Auges stets heller als die des gesunden. Dieser Farbenunterschied braucht aber nach unsern Beobachtungen nicht immer sehr ausgesprochen zu sein, wie Fig. 304—306 lehren.

Fig. 304 zeigt die Iris des Falles der Fig. 292.

22jähriger Herr St., rechtes Auge, Oc. 2, Obj. a3. Totalcataract, vereinzelte Präzipitate der hintern Cornealwand. Das Auge war stets reizlos. Linke Iris makroskopisch wasserblau, rechte (i. e. kranke) grünlichgrau.

Wie in Fig. 292 sieht man in Fig. 304 rechts die Iris im fokalen, links im durchfallenden Licht. Bei beiden Beleuchtungsarten ist innerhalb und außerhalb des Stromas zerstreutes Pigment zu sehen. Die eigentliche Rarefizierung des Pigmentblattes (und anscheinend auch des Stromas) sieht man nur im indirekten Licht. Der Pigmentsaum erscheint unterbrochen und in dem Stroma sieht man helle Lücken, welche z. T. Krypten entsprechen.

Daß die Zartheit des Balkengerüstwerkes eingebüßt hat, zeigt ein Vergleich des direkt belichteten Teils dieser Figur mit demjenigen der Figur 292.

Fig. 305a u. b. Heterochromiecataract. Fig. a, rechte Iris des 56jährigen F. K., der seit Jahren rechts schlechter sieht.

Totalcataract. Im rechten Teil des Bildes Beobachtung der Iris im auffallenden, im linken Teil im durchfallenden Licht. Oc. 2, Obj. a2. Figur b stellt die linke normale Iris des Falles der Fig. a ebenfalls im auffallenden und im durchfallenden Lichte dar. Oc. 2, Obj. a3. (Die Linse dieses Auges zeigt eine eigentümliche Fleckencataract wahrscheinlich congenitaler Natur, welche in Fig. 232 dargestellt ist.)

Die gesunde Iris (Fig. b) ist von brauner Farbe, der kräftige Pigmentsaum ist intakt. An der kranken Iris (Fig. a) besteht eine mehr graugelbe bis graurötliche Farbe und der Pigmentsaum fehlt vollkommen. Das gesamte retinale Blatt der Iris scheint rarefiziert zu sein und auch das Stromagewebe ist pigmentarm und stellenweise durchscheinend.

---

* Das Irisgewebe kann dabei allerdings auf große Strecken sehr durchscheinend sein, so daß es von vorn eher durchleuchtbar ist. Wir sehen dann die beleuchtete und durchleuchtete Stelle nebeneinander, wodurch ein eigentümliches Farbenspiel entsteht. So vielleicht ist die kürzliche Angabe eines Autors[98]) zu erklären, daß er perlmutterartige Flecken in der Iris nach Glaukomanfällen sah, welche Flecke er als Symptom des überstandenen Glaukoms ansprechen möchte.

Fig. 306a u. b. Kranke und gesunde Sphinkterpartie bei Heterochromia iridum.

Der 41jährige Küfer L. bemerkt seit einigen Jahren Abnahme der Sehschärfe des rechten Auges. Im Militärdienstbuch wurde vor 20 Jahren Sehschärfe 1 notiert und Patient sah zum Schießen sehr gut. Doch sei die rechte Iris, so lange er sich erinnere, heller gewesen als die linke.

Die Hornhauthinterfläche ist von vielen farblosen, wasserklaren, meist sternförmigen Präzipitaten bedeckt. Rechte Iris (Fig. a) hellblau, linke (Fig. b) etwas weniger hell, mit vereinzelten oberflächlichen blaßchromgelben Pigmentierungen.

Bei 37facher Vergrößerung (Fig. a) erscheint das Gewebe der kranken Iris etwas rarefiziert. Die Rarefikation äußert sich in dem Fehlen der wolligen, dichten Beschaffenheit des Stromas der gesunden (linken) Iris. Die weißen Sphinktergefäßlinien (Fig. a) treten außerordentlich scharf hervor und sind von großer Helligkeit, während sie in dem gesunden Stroma (Fig. b) von dem wolligen filzigen Gewebe verdeckt sind und wenig auffallen. Ihre Wände sind hier nicht besonders stark reflektierend.

Der Pigmentsaum zeigt noch keine sichern Veränderungen, weder im direkten noch im indirekten Licht.

Linse: Es besteht eine gleichmäßige aber axial dichtere Trübung der oberflächlichen hintern Rinde. Die Trübung zeigt fein porösen Typus; überall ist lebhaftes Farbenschillern des hintern Spiegelbezirks zu sehen und stellenweise finden sich größere Cholesterinkristalle. Vorn eine Anzahl axialer subkapsulärer Vacuolen.

Der Glaskörper zeigt, wo er sichtbar ist, wolkige Beschaffenheit des Gerüsts und viele grobe weißliche Punkteinlagerungen.

Linkes Auge ohne Besonderheit.

Fig. 307. Atrophie des Irisgewebes nach langjähriger Iritis.

Oc. 2, Obj. a2. Beobachtung im fokalen Licht. Der 55jährige F. leidet seit Jahren an beiderseitiger Chorioretinitis und Iritis luetica. Wegen Seclusio pupillae mußte vor einem Jahr rechts eine Iridektomie gemacht werden. Im Bereich des abgebildeten Gewebstückes besteht feste exsudative Verlötung des Pupillenrandes mit der Linsenkapsel. Das Stroma ist verdünnt und atrophisch und offenbar zufolge der bei der Schrumpfung eintretenden Dehnung erscheinen die Iristrabekel hochgradig gestreckt und dadurch zueinander parallel. Die Partie axial der Iriskrause ist durch die Dehnung in radiärer Richtung bedeutend verbreitert. Hier schimmert überall das retinale Blatt durch das verdünnte Stroma hindurch, besonders im Bereiche der Krypten.

Fig. 308 u. 309. Ektropium uveae acquisitum bei Glaukoma absolutum zufolge Sarkoma chorioideae. (Fall der Figuren 14 u. 16.)

Das Irisstroma ist in ein schneeweißes, narbiges Gewebe verwandelt, in welchem die radiären Trabekelzüge noch erkennbar sind (Fig. 309, welche eine Partie des untern Irisabschnittes bei 24facher Vergrößerung zeigt). Ein Teil der sichtbaren Gefäße, die konzentrischen und radiären Typus aufweisen, ist vielleicht neugebildet. Sicher sind die Venen außerordentlich stark erweitert. — Derartige Stauungserscheinungen, verbunden mit Stromaatrophie, sah ich auch in andern Fällen von Glaukoma absolutum.

Einige hintere Synechien bestehen nach unten. Bemerkenswerterweise ist gerade hier das Ektropium uveae am schmälsten, was daraufhin weist, daß es durch Narbenzug des Stromas zu Stande kommt, so daß eine Art Umkrempelung vorliegt.

Außer diesem Narbenzug kommt nach Siegrist und Stern auch noch eine aktive Wucherung des Pigmentepithels auf die Irisvorderfläche zustande.

Fig. 310. Meridionalschnitt durch das Ektropium uveae der Figuren 308 und 309.

Das retinale Pigmentblatt greift weit auf die Vorderfläche der Iris über. Letztere bildet mit der Hornhaut eine ausgedehnte periphere Synechie. Der gesammte Sphinkter ist nach vorn evertiert, wobei er vereinzelte Koganeische Klumpenzellen mit sich führt. Offenbar durch Dehnung ist das vorn befindliche retinale Blatt verdünnt und seine physiologischen Faltungen sind ausgeglichen.

Zwischen Pigmentsaum und Hornhaut breiten sich dicht unter der Stromaoberfläche mächtige flache Bluträume aus, die in Fig. 308 und 309 wiedergegebenen Venen. (Auch die Venen des am hintern Pol sitzenden Chorioidealmelanosarkoms sind ektatisch.)

Fig. 311. Irisatrophie und Verfärbung nach Herpes zoster ophthalmicus. Frau M. 60 Jahre. (Fall der Fig. 45.)

4 Monate nach aufgetretenem Zoster ophth., rechtes Auge. Iris z. T. adhärent, makroskopisch blaß graublau, temporal braun (gesunde Isis von anderer, hellblauer Farbe). Im temporalen Irisabschnitt sieht man tiefe rundliche Grubenbildungen, in denen massenhaft Pigment liegt. Diese Partien erscheinen uneben, wie eingesunken und oberflächlich glatt, als ob sie mit Collodium überzogen wären. Stellenweise neugebildete Gefäße.

Man beachte ferner die knötchenähnlichen zu einer Reihe geordneten Prominenzen im untern äußern Teil der Figur. Ihre Kuppe ist pigmentfrei.

Über die charakteristischen Hornhautmaculae dieses Falles vgl. Fig. 45.

Zur Zeit der Abbildung bestanden vereinzelte bis 0,15 mm große Präzipitate, mit Pigment und Sternchensaum, sowie Descemetifalten.

Fig. 312a u. b. Pigmentkugeln. 68jährige Frau B.

Im Anschluß an präparatorische Iridektomie bei Cataracta senilis trat eine mehrere Wochen anhaltende Bulbusreizung auf, ohne das Keratitis oder Zeichen von Iritis vorhanden waren (nach der später vorgenommenen Extraktion trat keine Reizung auf).

Nach Abklingen der Entzündung gewahrte man die hier abgebildeten Pigmentkugeln (Fig. a 24fache Vergrößerung), die mit schmalster Basis aufsitzen, die eine auf dem Pupillenrand, die andere auf der Linsenkapsel. Fig. b zeigt die eine der Kugeln bei stärkerer (37facher) Vergrößerung. Die Kugeln sind fast vollkommen rund und glatt. Die untere saß post extractionem noch intakt an derselben Stelle.

Fig. 313. Pigmentzerstreuung bei Glaukoma absolutum und Senilität. Frau Sch. 71 Jahre.

Oc. 2, Obj. a2, Glaukoma absolutum links. Die zuerst von Höhmann[95]) 1912 beschriebene Pigmentzerstreuung*, die in höhern Graden neben intrastromaler Pigmentverschleppung von Koeppe[97]) für Glaukom und „Präglaukom" verdächtig gehalten wurde, kommt nach meinen Beobachtungen bei Senilen sozusagen stets vor. Noch stärker ist sie gelegentlich ausgeprägt nach Contusio bulbi, ferner bei Glaukom, bei Iritis und besonders nach Vorderkammeroperationen, wenn die Iris lädiert wurde (Augstein, Vossius u. a.). Das ausgefallene und ausgeschwemmte Pigment haftet z. T. an Iris, Linse und Hornhauthinterwand. Da es der Schwere nach nach unten sinkt, bleibt es auf Vorsprüngen der Iris haften, wie das z. B. in Fig. 313 sichtbar ist, wo sich

---

* Die Pigmentzerstreuung ist hier u. E. wohl sekundärer Natur. Daß umgekehrt das Glaukom der Pigmentzerstreuung folge (Koeppe), konnten wir bis jetzt in keinem Falle bestätigen. Einige Augen mit schwerster Zerstreuung zeigten normale Tension und vertrugen Mydriatica.

Fig. 308—315. Tafel 33.

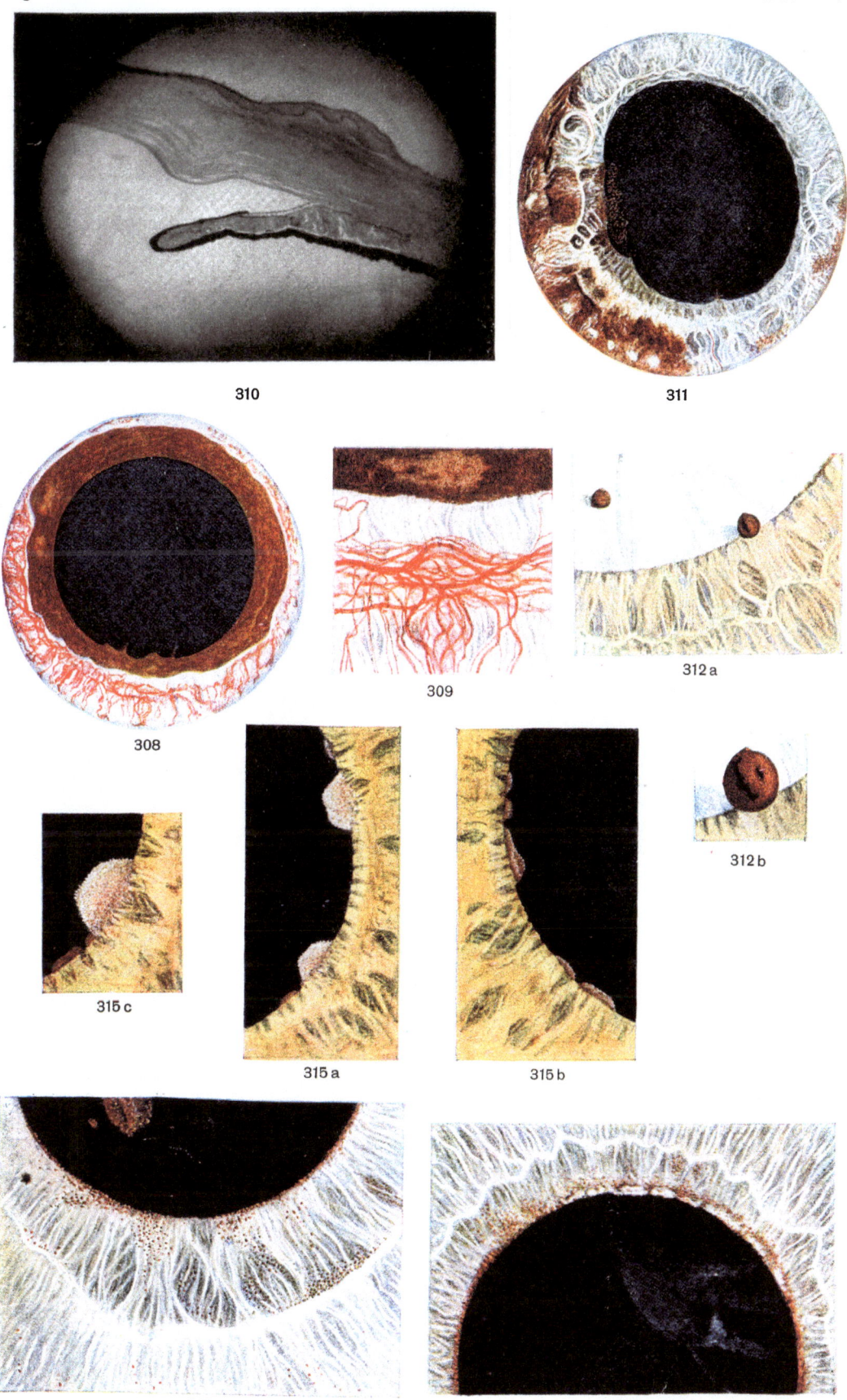

Vogt, Atlas. Verlag von Julius Springer, Berlin.

der Pigmentstaub auf einem balkonartigen Vorsprung der Iris besonders reichlich gesammelt hat. Es bestehen außerdem Reste hinterer Synechien und das Pigment des Pupillarsaumes ist diffus zerstreut.

Bei oberflächlicher Untersuchung können vielleicht sog. Klumpenzellen (Koganei) mit zerstreutem Pigment verwechselt werden. Sie sitzen besonders oft in der Nähe des Pigmentsaumes (Elsching und Lauber[99]), vgl. auch Koeppe).

Fig. 314. Pigmentzerstreuung nach Contusio bulbi.

Subcapsuläre Cataracta traumatica. Oc. 2, Obj. a2 unerweiterte Pupille. — Der 45jährige A. F. erlitt vor einem halben Jahre eine Holzstückkontusion des rechten Auges. Heute RS = ⁶/₈ (H 2,5), LS = 1 (H 0,75). Rechts (nur im Spaltlampenlicht sichtbare) Cataracta subcapsularis traumatica anterior. In der oberflächlichen und subkapsulären Rinde sieht man streifige und spinnwebige grauweiße Trübungen geringer Dichte, die sich über den ganzen innern obern Pupillarbezirk der Linse ausdehnen, wobei sie verschiedene Dichte aufweisen. Bei künstlicher Mydriasis wird erkennbar, daß die Trübungen peripher etwas stärker werden und Faserstreifung zeigen. Die Cataractschicht ist überall flächenhaft und von größter Dünnheit. Benützt man das hintere Linsenbild als Lichtquelle zur Beobachtung der Trübung im durchfallenden Licht, so erkennt man eine Zusammensetzung aus feinsten Tröpfchen.

Chagrin über dem trüben Bezirk leicht farbenschillernd. Da und dort ein feinstes weißes Fetzchen in dem vor der Trübung liegenden Kapselabschnitt, ebenso ganz spärlicher Pigmentstaub.

Der Pupillarsaum ist im ganzen innern obern Drittel des Pupillarrandes defekt oder fehlend. Das Pigment ist über die angrenzenden Stromapartien unregelmäßig verstreut. An Stelle des Pupillensaums vereinzelt weiße Gewebsstellen, jedoch nirgends äußerlich erkennbare Risse.

Nach unten hin bestehen weder Linsentrübungen, noch Veränderungen des Pupillarsaumes.

Die rechte Pupille ist eine Spur weiter als die linke.

Im Glaskörper keine sichern Einlagerungen, jedoch sind Pigmentpunkte in großer Zahl auf der hintern Linsenkapsel vorhanden. (Das linke Auge ist ohne Besonderheit.)

Dieser Fall lehrt:

1. Daß es eine durch Contusio bulbi bedingte, rein traumatische Pigmentzerstreuung, mit Zerstörung des pupillaren Pigmentsaumes ohne Spinktereinriß gibt.

2. Daß durch Contusio bulbi gelegentlich eine dünne flächenhafte vordere subkapsuläre Cataracta traumatica entsteht, die von stationärem Charakter sein kann. (Vgl. auch Text zu Fig. 277.)

Fig. 316 u. 316a, b u. c. Irisknötchen bei schleichender Iridocyclitis.

Diese bei schleichender Cyclitis mit Präzipitatbildung außerordentlich häufige pilzartig emporschießende Gebilde (vgl. Krückmann[123]), Gilbert, Koeppe u. a.) erinnern oft an junge Bovisten, z. B. Lycoperdon gummatum, welche die Kuppe ihres Fruchtkörpers eben aus dem Teppich des Waldes hervortreten lassen. Ebenso rasch, wie sie aufgetreten — innerhalb Tagen — können die Gebilde manchmal wieder verschwinden.

Meist tauchen diese soliden Knötchen am Pupillarrand auf, daselbst zu Adhärenzen an der Linsenkapsel führend, besonders dann, wenn ihre hintere Fläche direkt auf der Vorderkapsel aufliegt. Erweitert man rechtzeitig die Pupille, so beobachtet man ein Depot von Exsudat und Pigment (Fig. 315), das der knötchenförmige Herd auf der Linsenvorderkapsel zurückließ*.

In andern Fällen sitzen dagegen die Knötchen im vordern Stroma, oder aber sie tauchen unter dem Pupillarsaum hervor (Fig. 316b).

In der Umgebung des Knötchens sieht man gelegentlich, besonders bei längerem Bestande, erweiterte oder neugebildete Gefäße (Fig. 315). Meist ist jedoch die Umgebung unverändert.

Die Oberfläche der Knötchen selber ist nicht glatt und es wurde der Vergleich mit dem obenerwähnten Bovisten auch deshalb gewählt, weil, wie dort, feinste Krümelchen, die vielleicht manchmal Melaninkörnchen enthalten, die Knötchenoberfläche überdecken (Fig. 315 und 316).

Diese Krümelchen stellen wohl Zellenelemente dar.

Fig. 316 stellt ein Knötchen des Falles der Fig. 20, 23, Fräulein S., 25 Jahre, mit schleichender Iridocyclitis dar, welche seit 3 Monaten beidseits besteht. (Wassermann negativ, Tuberculinprobe unsicher.)

Fig. 315a—c sind Knötchen des 60jährigen Fräulein M., mit seit einem halben Jahre von Zeit zu Zeit bald rechts, bald links auftretender leichtester schleichender Iridocyclitis. Es besteht Endothelbetauung ohne Präzipitatbildung, eine Ciliarinjektion war bis jetzt nie feststellbar, Glaskörpergerüst mit feiner weißlicher Puntkteinlagerung, Visus = 1 beiderseits.

Die Knötchenbildungen waren in diesem Falle stets sehr vergänglich.

Wassermann und Tuberculinprobe wurden nicht angestellt.

Fig. 317. Iris bei sympathischer Ophthalmie (Sympathisiertes Auge) bei einem 6jährigen Mädchen E. H.

2 ³/₄ Monate nach Auftreten der sympathischen Entzündung. Rechtes Auge (das linke Auge war 4 Wochen vor Eintritt der Entzündung durch ein Messer im Limbus perforiert worden, Fall der Fig. 39). Schwache Vergrößerung.

Die Iris hat zufolge Seclusio pupillae Napfkuchenform. Dichte Punktexsudate auf der Vorderkapsel, zahlreiche an Tuberkel erinnernde Buckel auf der Iris, temporal jedoch grubenförmige Einsenkungen des Reliefs. In der Iris viele neugebildete Gefäße. Daneben Hornhautpräzipitate und mäßige Ciliarinjektion.

Fig. 318. Fixation der Irishinterfläche auf der Linsenkapsel durch eine Perforationsnarbe. (Fall der Fig. 200.)

Oc. 2, Obj. a2. Perforation vor 11 Jahren. Die Narbe ist glasig, zickzackförmig und durchtrennt das Gewebe in ungefähr konzentrischer Richtung. In der Umgebung etwas Pigmentzerstreuung. Die radiären Trabekel ziehen nur z. T. über die Narbe hinweg. Linse mit grauer oberflächlicher Trübung, Kapsel mit Pigmentsternchen.

Die Fixation gibt sich durch die Pupillenreaktion kund. Die mittelweite Pupille ist nämlich rund, die sich (durch Belichtung) verengernde erleidet dagegen eine scharfwinklige Knickung in der Nähe der Narbe (Fig. 318). Dabei verschwindet der Pigmentsaum des Knickungswinkels unter der Krause.

Die künstliche Pupillenerweiterung läßt die Synechie ebenfalls zutage treten.

---

* Gelegentlich können die Knötchen zu einem kontinuierlichen, ebenfalls vergänglichen Saum verschmelzen, der dem Pupillarrand auf längere Strecken rasenartig aufsitzt.

Über die Beobachtung flüchtiger Irisknötchen (Tuberculide?) vgl. z. B. Stock[131]), Krückmann[123]), Igersheimer[132]), Koeppe[134]) (Spaltlampe), v. Hippel[133]), u. a. Man beachte besonders auch die Arbeiten von Gilbert[130]).

Fig. 316—324. Tafel 34.

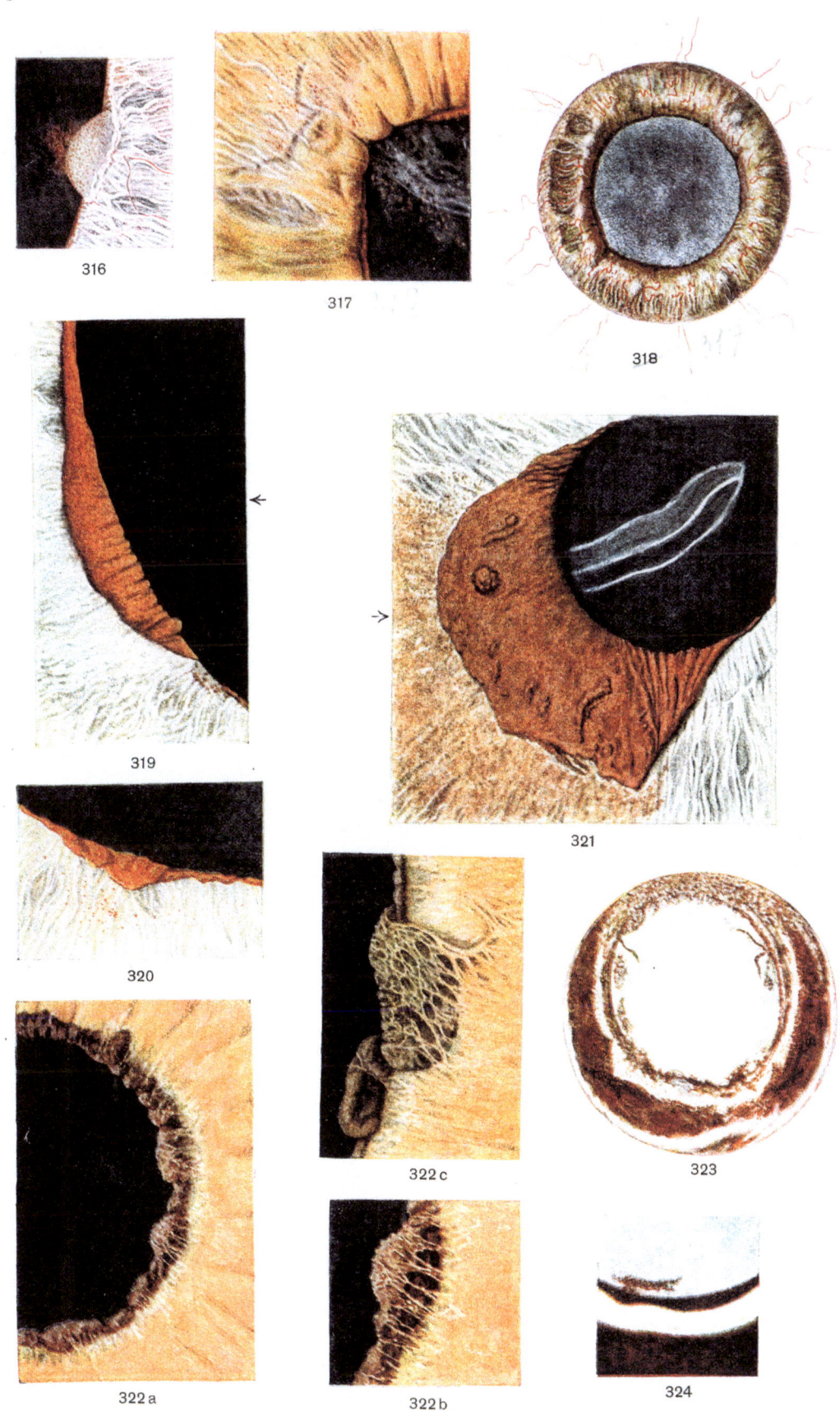

Vogt, Atlas. Verlag von Julius Springer, Berlin.

Fig. 319. Zirkumskriptes kongenitales Ektropium des untern äußern Pupillenrandes bei der 61jährigen Frau G.

Oc. 2, Obj. a3. (Fall der Fig. 215.) Auf einer Strecke von 1,8 mm Länge ist der Irispigmentsaum um das Vielfache, nämlich bis auf 0,3 mm verbreitert, so daß wir von einem Ektropium (kongenitale?) sprechen können. Derartige partielle Ectropien sind sehr häufig. Nach unten schließt sich defekter Irispigmentsaum und Pigmentzerstreuung auf eine Strecke von ca. 0,17 mm an.

Fig. 215 stellt denselben Fall bei etwas schwächerer Vergrößerung und bei Mydriasis dar. Sie illustriert, in welcher Weise durch Mydriasis ein derartiges Ektropium verdeckt oder zum Verschwinden gebracht werden kann.

Fig. 320. Zirkumskriptes Ektropium kongenitum des retinalen Irispigmentblattes mit Pigmentzerstreuung, bei der 74jährigen Frau F.

Oc. 2, Obj. a3, unterer äußerer Pupillarrand. Die Pigmentzerstreuung ist in der Nähe des Ektropiums, also des kräftigsten Teils des Pigmentsaums, am stärksten. Das Ektropium mißt an der breitesten Stelle in radiärer Richtung ca. 0,25 mm. Es erscheint schürzenartig über den Pigmentsaum herübergezogen und ich halte es für beachtenswert, daß radiäre Falten vorhanden sind, die wohl Tractionsfalten darstellen, so daß wir vielleicht weniger an ein aktives Hinüberwachsen des Pigmentes auf die Irisvorderfläche, als an ein Hinübergezogenwerden zu denken haben.

Fig. 321. Schürzenförmiges Ektropium uveae congenitum bei der 67jährigen Frau T.

Oc. 2, Obj. a2, rechtes Auge, temporal unten.

Das Ektropium mißt in diesem Falle in radiärer Richtung etwa 2 mm. Man beachte die Pigmentfalten des Randes (die sich bei Mydriasis etwas ausgleichen).

Vereinzelt sieht man kleine Pigmenthöcker und Wülste. Die Pigmentoberfläche liegt ziemlich genau im Niveau der Oberfläche des angrenzenden Stromas. Letzteres ist peripher von dem Ektropium verhältnismäßig schwach entwickelt, so daß das retinale Pigmentblatt durchscheint.

Der übrige Pigmentsaum ist normal. In der vordern Rinde sieht man die weißen Ränder einer Wasserspalte.

Stellt ein solches Ektropium einen Defekt des Stromas dar oder wird das Pigmentblatt durch Zugwirkung evertiert? Vielleicht sind verschiedene Möglichkeiten gegeben.

Für gewisse Fälle scheint mir der Umstand zu berücksichtigen zu sein, daß die axial von der Iriskrause gelegene Irispartie sich erst in spätern Fötalmonaten entwickelt*, indem sich von der Krause aus Stromagewebe samt der darunterliegenden retinalen Pigmentplatte axialwärts vorschiebt. Dieses Vorwachsen von Stroma- und Pigmentblatt geschieht offenbar sehr gleichmäßig, so zwar, daß dasjenige des Pigmentblattes schließlich etwas überwiegt, wodurch der normale Pupillarsaum zustande kommt. Würde nun an irgendeiner Stelle das Vorwachsen des Stromablattes mit dem des Pigmentblattes nicht Schritt halten, sondern zurückbleiben, so würde entweder ein Stromadefekt entstehen: das Pigmentblatt würde nackt zutage liegen; oder es wäre das Pigmentblatt als solches vorgestülpt und umgekrempelt, weil sein Saum am zurückgebliebenen Stromablatt festgehalten würde. Es käme also eine Art Zugwirkung zustande, wodurch sich Traktionsfalten des Pigmentblattes erklären würden.

Mit einer solchen Hypothese stände im Einklang, daß diese kongenitalen Pigmentektropien sozusagen stets axial von der Krause liegen, sehr selten letztere überschreiten.

---

* Was zwar von Seefelder bestritten wird[101].

Fig. 322 a, b u. c. Unregelmäßig höckerig-wulstiger Pigmentsaum (Colsmann, Holmes, Hirschberg[126]) u. a.), vielleicht durch kongenitale Verwachsung von Pigmentsaum und Iriskrause.

Bei dem 31jährigen H. S., der zufällig wegen linksseitigem Hornhautfremdkörper in Behandlung kommt, zeigt der Pigmentsaum beiderseits eine ganz außergewöhnliche Beschaffenheit. Er besteht aus dicken braunen Höckern und Wülsten ungleicher Größe, die in frontaler Richtung bis 0,5 mm messen und in sagittaler Richtung etwa ebenso hoch in die Vorderkammer prominieren. Bald stehen die Wülste mehr vereinzelt, bald sind sie kontinuierlich. Fig. 322a stellt den nasalen Pupillarrand des rechten Auges bei 24facher Vergrößerung dar (mittlere Pupillenweite 4 mm). Die übrige Partie, wie auch die linke Pupille sind von ähnlicher Beschaffenheit, die Höcker sind links eher noch kräftiger. Beiderseits gute Pupillenreaktion. Linsenvorderkapsel ohne Spuren der fötalen Membran.

Durch das in der Fig. a wiedergegebene Verhalten des Pupillensaumes wird bei oberflächlicher Betrachtung und schlechter Beleuchtung der Eindruck erweckt, als seien die Pupillen von unregelmäßig eckiger Form.

Fig. b stellt eine Partie des rechten Pupillensaumes bei stärkerer (68facher) Vergrößerung dar. Die Oberfläche des Pigmentwulstes ist feinkörnig — wie dies für das normale Pigment gilt — und der Wulst ist nach außen überhängend. Die stärkere Vergrößerung zeigt auf dem mächtigen Wulste feinfaseriges gelbes Gewebe, das die Fortsetzung der Iriskrause darstellt und sich als Überzug netzartig bis zu den zur Pupille abfallenden Hang hinzieht.

Noch schöner wird dies in Fig. c veranschaulicht, welche einen temporalen Wulst der linken Pupille darstellt (68fache Linearvergrößerung). Da sind die Krausentrabekel noch wesentlich stärker. Hier und an andern nicht abgebildeten Stellen sieht man z. T. kräftige Trabekelzüge auf die Wulstoberfläche übergreifen und sich in einem dichten feinen Netz, das die Farbe und den Typus des Irisstromas zeigt, ausbreiten. Der Pigmentwulst ist unter diesen Überzug eingerollt, also hochgradig evertiert und eingekrempelt.

In Fig. c ist ersichtlich, daß unter die mächtige Pigmentrolle von oben her normaler Pigmentsaum und Stromarand sich einschiebt. Aber die normale Strecke hat nur eine Länge von ca. 1,5 mm.

Die Auswärtswendung des Pupillensaumes durch dichte Anheftung desselben an die Krause macht es denkbar, daß in fötaler Zeit im vorliegenden Falle eine feste Verbindung zwischen Pigmentsaum und Krause stattfand, zu einer Zeit, als diese beiden Bildungen noch dicht aneinander lagen.

Es hatte also die Vorschiebung des axialen, sphinkterhaltigen Stromateils noch nicht stattgefunden. Durch jene feste Verlötung konnte sich das retinale Blatt nicht der Fläche nach ausbreiten und da es trotzdem auswuchs, wurde es mechanisch gezwungen, sich zwischen Krause und Verlötungsstelle auszubreiten, wodurch die Umkrempelung und Verkrüppelung zustande kam.

Partielle derartige Eversionen sind nicht selten (vgl. z. B. Fig. 142). Dieser und der vorliegende Fall machen es denkbar, daß durch die Zugwirkung des Stromas nicht nur eine Verkrüppelung, sondern auch eine Verlängerung des Pigmentblattes zustande kommt. Ich mache schließlich noch aufmerksam auf die hellbraunen warzenartigen Pigmentklümpchen, welche dem Gewebsnetze aufsitzen, das die retinalen Pigmentwülste überzieht. Solche Pigmentklümpchen sitzen häufig auch auf den sog. Pupillenfäden (vgl. Fig. 142). Sie sind schon von Brückner[60]) beschrieben worden. Die hier beschriebenen Gebilde können zu den sog. Flocculusbildungen gerechnet werden [114]) [126]) [127]).

Fig. 323—328. Experimentelle Depigmentierung der lebenden Kanincheniris durch Bestrahlung mit kurzwelligem Ultrarot, dem äußeres Rot beigemischt ist. (Vogt[93]).

Vgl. die Erzeugung von Cataract Fig. 282—285. Außer der Cataract trat nach der Bestrahlung (meist einige Tage nachher) ein Abblättern des oberflächlichen Pigmentes in der Nähe des Pupillenrandes auf. Das Pigment trat in die Vorderkammer, so daß in der Nähe des Pupillenrandes ein zu ihm paralleler weißer Ring sichtbar wurde. Stellenweise sah man das Pigment klumpenweise im Grunde der Vorderkammer liegen.

Während das vordere Pigment schwindet, sieht man nach diesen Bestrahlungen unter dem Pupillensaum klumpige Pigmentwucherungen hervortreten.

Eine weitere merkwürdige Erscheinung ist Lähmung des Sphincter iridis. Die Pupille wird meist einige Tage nach der Beobachtung bleibend maximal weit und starr.

Die Hornhaut leidet nicht besonders. Gelegentlich war sie lokal leicht getrübt, einmal stark. Im letztern Falle trat Vascularisation und später Aufhellung auf.

Pigmentierte Haare in der Umgebung des Auges fallen oft aus, wachsen dann aber weiß (pigmentlos) nach.

Fig. 323 u. 324 zeigen das 3 Stunden lang bestrahlte rechte Auge eines schwarzhaarigen mehrere Jahre alten Kaninchenbockes. Über die aufgetretene Totalcataract vgl. Fig. 285. Die Irisdepigmentierung ist eine sehr ausgedehnte. Nach oben ist die Iris verdünnt und atrophisch. Auf der vordern Linsenkapsel liegen besonders in der Nähe des Pupillensaums hervortretende Pigmentklumpen, in diesem Falle nur an 2 oder 3 Stellen zu sehen, z. B. dringt oben ein starker Pigmentklumpen hervor.

In der ersten Zeit war die Linsenoberfläche noch fast pigmentfrei. Später überdeckte sie sich mehr und mehr mit dichtem Pigmentstaub und mit zahlreichen Pigmentklümpchen, besonders auch axial.

Außer dem weißen Saum der Pupille sieht man in Fig. 323 peripher einen zweiten hellen Streifen. Dieser liegt nicht in der Iris, sondern in der Cornea und stellt eine dem Limbus entlangziehende Trübung dar. Im Limbus selber (physiologisches) Pigment, das auch am zweiten, nicht bestrahlten Auge bis in die conjunctiva hinein vorhanden ist.

Fig. 284 u. 325—328. Depigmentierungsring bei einem ca. 1 Jahr alten graubraunen Kaninchen.

Aufgetreten 8 Wochen nach der Bestrahlung. Über die Cataract vgl. Fig. 284
Während der Depigmentierung war in der Vorderkammer, besonders in deren Grund, reichliches Pigment zu finden, teils in Staub-, teils in Haufen- und Klumpenform. Dieses verschwand später aus der Kammer.

Wenige Tage nach der Depigmentierung, welche zunächst einen feinen Pupillarsaum frei ließ, setzte eine allmählich stärker werdende mächtige Pigmentwucherung ein. Dicke rundliche Pigmentklumpen drangen zunächst nasal und temporal, dann auch nach unten, unter dem Pupillarsaum hervor (vgl. Fig. 282). In Fig. 325 u. 326 sind

G.
BEOBACHTUNGEN AM GLASKÖRPER
1. NORMALER GLASKÖRPER

Bei Aphakischen gelingt es leicht, schon im gewöhnlichen fokalen Licht, besonders wenn Sonnenlicht oder eine Bogenlampe verwendet wird, das Glaskörpergerüst zu sehen. Es erscheint von wogender, gewandartiger Gestalt und ragt oft bis in die Vorderkammer. Ich hatte dieses Gerüstwerk schon vor der Erfindung der Spaltlampe gelegentlich beobachtet.

Der erste, der das Glaskörpergerüst im linsenhaltigen Auge mittelst Spaltlampe sah, war Gullstrand[1]). Als nächste haben Erggelet[102]) und später Verfasser[49]) die Gullstrandschen Befunde bestätigt und erweitert, sowie auf pathologische Veränderungen des Gerüstes hingewiesen.

Weitere Untersuchungen über verschiedene Formen und Typen und über die Pathologie des Glaskörpergerüstes sind von L. Köppe[104]) und von F. Koby[105]) mitgeteilt worden.

Trotzdem stehen wir heute auf diesem wichtigen Gebiete erst in den Anfängen des Wissens und es erscheinen manche Befunde noch revisionsbedürftig. Pathologische Anatomie und klinische Beobachtung müssen Hand in Hand gehen, um hier Fortschritte zu zeitigen.

Das normale Glaskörpergerüst ist von sehr wechselvollem Typus und von individuell sehr variierender Deutlichkeit. Beim einen tritt es schon bei Verwendung der Nernst- oder Nitralampe sehr lichtstark zutage, beim andern erscheint der Glaskörper bei dieser Belichtung optisch leer. Aber allgemein können wir doch sagen (wobei wir uns im Einklang mit den anatomischen Befunden von E. Fuchs befinden), daß es sich vorwiegend um eine lamelläre Struktur des Gerüstes handelt, um membranöse Gebilde. Doch ist immerhin auch an den Membranen eine fibrilläre Struktur oft unterscheidbar.

Letztere ist noch deutlicher in manchen pathologischen Fällen. Es kann zum Zerfall in einzelne Fibrillen kommen.

Wir dürfen letztere nicht verwechseln mit den lichtstarken Fäden, die sich im vordersten Glaskörperbezirk normalerweise besonders im Alter häufig ausspannen.

In manchen normalen Fällen bekommen wir den Eindruck einer reinern Faserstruktur des Gerüsts. Allerdings tritt auch dann meist ein lamellärer Bau zutage, wenn wir die Helligkeit der Lichtquelle genügend groß wählen (Mikrobogenlampe).

Das spezifische Gewicht des Gerüstes ist um ein weniges größer, als das der Glaskörperflüssigkeit, so daß es bei Augenbewegungen hin und her pendelt, nach Art eines aufgehängten Tuches sich in Falten legend. Wird z. B. das Gerüst durch Bewegen des Auges nach oben geschleudert, so sinkt es ziemlich rasch wieder an seine alte Stelle. Da das Gerüst, wie besonders Salzmann[16]) anatomisch zeigte, an der Pars caeca und von da nach vorn befestigt ist (sog. Glaskörperbasis), so ist verständlich, daß bei aufrechter Kopfhaltung die Gerüstfalten meist vertikal sich orientieren.

Fig. 325—335. Tafel 35.

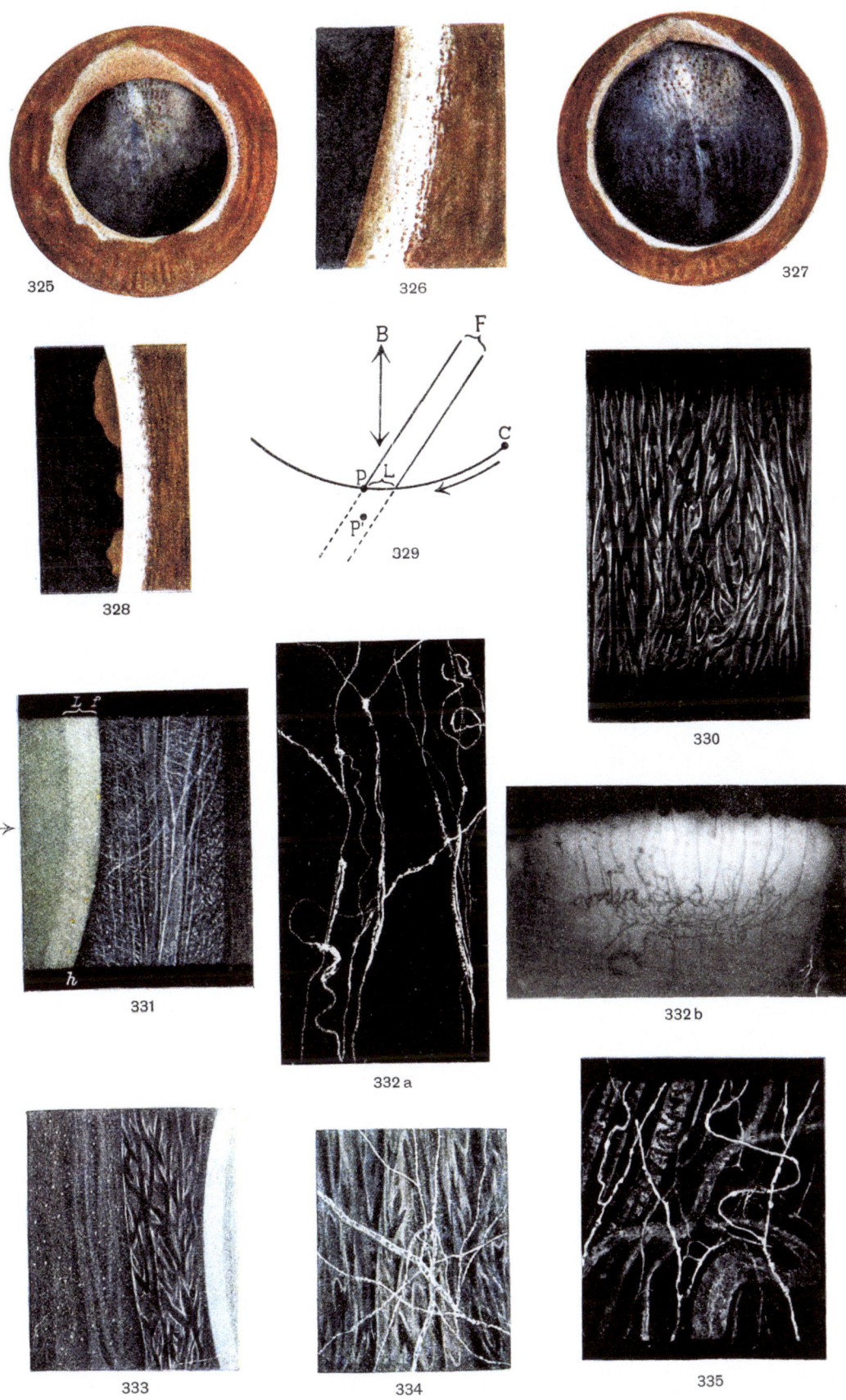

Vogt, Atlas. Verlag von Julius Springer, Berlin.

Das Glaskörpergerüst erreicht die hintere Linsenoberfläche gewöhnlich nicht. Hier besteht ein optisch relativ leerer, mit Gewebsflüssigkeit oder Kammerwasser gefüllter Raum, auf welchen von Erggelet[102]) und später vom Verfasser[49]) hingewiesen wurde. Köppe hat diese Beobachtungen an der Spaltlampe und E. Fuchs[106]) kürzlich auf anatomischem Wege bestätigt.

Häufig ist, wie z. B. im Falle der Fig. 330, der Glaskörper gegen den retrolentalen Raum durch eine charakteristisch gefaltete Membran abgegrenzt: die oft umstrittene Membrana hyaloidea.

Besonders E. Fuchs[106]) hat auf anatomischem Wege gezeigt, daß eine derartige, durch dichtere Aneinanderlagerung von Lamellen zustande kommende Pseudomembran tatsächlich existiert. Sie ist mittelst Spaltlampe als dünnste, faltige Schicht (Fig. 330) häufig von mir festgestellt worden.

In Fig. 342 und 344 gibt sie meines Erachtens vielleicht Anlaß zu den Strangbildungen.

Dorsalwärts folgen in gewissem Abstand weitere ähnliche, ebenfalls frontal orientierte Membranen. (Schon Gullstrand[128]) erkannte ihre Hauptorientierung.)

Als ich die Nernstlampe vertauschte mit der Mikrobogenlampe durch Verwendung einer Mikrobogenspaltlampe, die mir die Firma Zeiß herstellte*, war ich erstaunt, welche ungeheure Fülle neuer Einzelheiten nun der Glaskörper zeigte. Wo vorher lichtleere Lücken zu sein schienen, tauchte vielfach feinfaseriges und feinmaschiges Gerüstwerk auf. Die groben Lamellen, die vorher kaum sichtbar waren, gewannen einen hohen Grad von Opazität. An der hintern Linsenoberfläche erschienen in großer Zahl vorher nicht sichtbare embryonale Gefäßreste. Die Residuen der Art. hyaloidea traten mit einer enormen Deutlichkeit und Schärfe bis in alle Einzelheiten zutage. Und zwar auch bei stärksten Vergrößerungen, denn das Licht ist hinreichend, um auch dann noch wirksam zu sein.

Mittelst dieser neuen Lichtquelle war ferner in manchen Fällen der eben erwähnte „optisch leere" retrolentale Raum nicht mehr oder nur noch auf kürzere Strecken dunkel.

Im Lichte der Mikrobogenspaltlampe erscheint, so viel ich bis jetzt gesehen habe, kein Glaskörper gerüstfrei, auch nicht in den axialen Partien.

Wir können den Glaskörper — mittlere Hornhautrefraktion vorausgesetzt — mit dem Büschel der Mikrobogenlampe auf eine Tiefe von ca. 5 mm der direkten Bestrahlung zugänglich machen.

(Bedeutend bessere Resultate als die Nernstlampe liefert ferner die Nitralampe, siehe oben.)

In Bezug auf den Bau des Gerüstes sind eine Reihe von mehr oder weniger typischen Formen unterschieden worden, besonders durch Koeppe[104]).

Wir treten darauf einstweilen nicht ein, weil es uns scheint, daß diese Frage von derjenigen der angewendeten Lichtquelle in gewissem Grade abhängig ist und noch weiterer Prüfung bedarf.

Häufigere Gerüstformen, wie sie die Mikrobogenlampe erkennen läßt und wie sie mit Nernstlampe in manchen Fällen gar nicht sichtbar waren, sind z. B. in Fig. 348—351 dargestellt.

Man beachte die etagenförmige Schichtung, welche den Bau des Glaskörpergerüstes zum Ausdruck bringt (z. B. Fig. 339 u. 351), den retrolentalen Raum (Fig. 344 u. 346) und die vertikal gefalteten Membranen mit ihren dunklen Querstreifen (Fig. 330 u. 346). Diese Querstreifen geben dem normalen

---

* Ich bin für seine Bemühungen Herrn Prof. Henker zu besonderem Danke verpflichtet.

Gerüst charakteristisches Gepräge und kommen, wie ich mich vielfach überzeugte, selber wieder durch Faltung (Querfältelung der Membranen) zustande.

Von besonderer Lichtstärke sind — im Vergleich zu dem membranösen Gerüstwerk — die fädigen Gebilde des vordersten Abschnittes (z. B. Fig. 331 u. 335).

Fig. 329. Tiefenlokalisation im Glaskörper.

Es handelt sich in erster Linie darum, im Bereiche und in der Nähe der Linsenhinterkapsel zu lokalisieren. Es ist oft nicht leicht, zu entscheiden, was auf der Kapsel und was hinter ihr liegt.

Man verwende auch hier wieder die oben für Hornhaut und Linse angegebenen Prinzipien: Durch Regulierung der Büschelschärfe auf die zu untersuchende Stelle gewinnt man den „optischen Sagittalschnitt". Bei der oben (S. 3) angegebenen Abbildungsweise des Nitrafadens verschmälere man die Spalte möglichst, so daß die fokale Büscheldicke weniger als 0,1 mm beträgt.

Wir stellen einen möglichst scharf begrenzten hintern Kapselstreifen ein, L, Fig. 331. Diese Figur zeigt die hintere Linsenkapsel und den angrenzenden Glaskörper des rechten Auges eines jungen Mannes. Die Lichtquelle steht temporal (Pfeilrichtung). Wir lassen, wie dies früher erörtert wurde, zum Zwecke der Lokalisation das Büschel und damit den hintern Kapselstreifen L etwas hin und her wandern. Was in der Strecke fh eben auftaucht, bzw. eben verschwindet, liegt im Bereiche der Hinterkapsel.

In Fig. 329 (Horizontalschnitt) ist C die Kapsel, L der belichtete Kapselstreifen, F das Lichtbüschel. Der Doppelpfeil gibt die Beobachterrichtung an. Die Punkte P und P' liegen sagittal hintereinander. Wir nehmen an, das Büschel F verschiebe sich parallel zu sich selber temporalwärts und befinde sich zunächst in C. Bewegen wir nun das Büschel wieder parallel zu sich selber von C weg nasalwärts (Pfeilrichtung), so wird zuerst Punkt P' auftauchen, wobei er außerhalb des belichteten Kapselstreifens liegt. Er ist dadurch als hinter der Kapsel liegend lokalisiert. Erst bei weiterer Bewegung in nasaler Richtung taucht auch Punkt P auf und zwar liegt er im Momente des Auftauchens an der Grenze des belichteten Kapselstreifens (also in der Linie fh, Fig. 331). In derselben Richtung liegt für den Beobachter auch Punkt P', aber über seine Lage hinter P hat uns die Bewegung des Büschels orientiert: er tauchte bei dieser Bewegung außerhalb des Kapselstreifens auf. Auf diese Weise ist es möglich, die Lage verschiedener Punkte zur Kapsel zu ermitteln. Das binoculare Sehen leistet dabei unterstützende Dienste.

Diese Beobachtungen erfordern nicht nur eine möglichste Schärfe, sondern auch eine gleichmäßige Helligkeit des Lichtbüschelquerschnittes.

Fig. 330. Normales Glaskörpergerüst eines 10jährigen Knaben. Die sog. Membrana hyaloidea.

Nernstlicht, Oc. 2, Obj. a2. Hinter der Linse, von dieser durch einen deutlichen optisch leeren retrolentalen Raum getrennt, breitet sich in frontaler Richtung, den Glaskörper nach vorn scharf abgrenzend, die in Fig. 330 wiedergegebene gefältelte äußerst dünne aber gut reflektierende Membran aus. Besonders schön und oft ist diese Membran an intakten jugendlichen Augen zu sehen. Axial ist sie dem hintern Linsenscheitel stark genähert, peripher entfernt sie sich, der hintern Linsenwölbung entsprechend, von der Linse.

Tastet man diese Membran mit dem Büschel der Spaltlampe ab, so zeigt sie überall dieselbe unmeßbare Dünne. Sie flottiert und wogt bei Bewegungen des Bulbus und dabei gleichen sich ihre vielen Falten zeitweise aus.

Aber auch durch geeignete Belichtung konnte ich in diesem und in vielen ähnlichen Fällen nachweisen, daß hier tatsächlich Falten vorliegen, vertikale und quere, welche letztere besonders charakteristisch sind (s. Fig. 333, 346) und zu einer Art Fiederung Anlaß geben (ganz ähnliche Falten lassen sich auch an einem hängenden Gewand erzeugen, das unten gestützt oder aufgeschürzt wird). Bei der geringen Differenz im spezifischen Gewicht der Membran und der umgebenden Glaskörperflüssigkeit kommt die streckende Wirkung der Schwerkraft nur sehr wenig zur Geltung.

In der Fig. 330 ist nur diese vordere gefaltete Grenzmembran, nicht der dahinter gelegene Glaskörper dargestellt. Es befand sich hinter dieser Membran zunächst ein optisch leerer Raum, worauf weitere Membranen folgten.

In Fig. 342 und 344 sind Traktionsfalten wiedergegeben, als deren Substrat ich mit Rücksicht auf ihre Lage und ihre Dünnheit diese „Grenzmembran" des Glaskörpers vermute.

Ob wir diese vordere Grenzschicht als „Membran" oder als „Pseudomembran" oder anders bezeichnen wollen, ist eine Frage der Ausdrucksweise. Tatsache ist, daß ihr klinischer und anatomischer Nachweis vorliegt.

Fig. 331. Normales Glaskörpergerüst eines 26jährigen im optischen Meridionalschnitt.

Oc. 2, Obj. a2, Nernstspaltlampe.

Der 26jährige Mechaniker G. S. zeigt auf der hintern Linsenkapsel axial eine scheinbar ca. 0,04 mm messende goldbraune (offenbar pigmenthaltige) Auflagerung und im vordersten Teile des Gerüstes zwei oder drei weiße glänzende Pünktchen, von ähnlichem Typus, wie sie bei pathologischen Prozessen vorkommen.

Das Gerüst ist von normaler Beschaffenheit. Vertikale Lamellen und Fasern zeigen horizontale und schräge Faltungen und Knickungen.

Da das andere Auge an perforierender infizierter Verletzung litt, hielten wir die abgebildeten Glaskörperpunkte anfänglich für suspekt auf drohende sympathische Ophthalmie. Es trat jedoch keine Punktvermehrung ein und die spätere Beobachtung bewies, daß es sich um stationäre (offenbar angeborene) Einlagerungen handelt, wie sie vereinzelt nicht selten zu finden sind.

Es dürfte sich dabei vielleicht z. T. auch um die anatomisch nachgewiesenen Wanderzellen des Glaskörpers handeln (Koeppe). Auch ganz vereinzelte Pigmentklümpchen finden sich gelegentlich normalerweise auf der Linsenhinterkapsel und im Glaskörper.

Fig. 332 a u. b. Fädige Gebilde im vordersten, besonders peripheren Glaskörperabschnitt (Reste der Vasa hyaloidea propria?), vgl. auch Fig. 164 u. 165.

Vom Ursprungsteil der Arteria hyaloidea, bzw. von der Art. centralis retinae aus gehen in frühern Embryonalmonaten eine Anzahl Gefäßstämmchen in die peripheren Glaskörperpartien, welche von Kölliker[67]) als Vasa hyaloidea propria bezeichnet worden sind. (Wie Schultze[68]) fand, sind sie beim Menschen schon etwa im fünften Monate obliteriert.) Diese Gefäße setzen sich vorn durch ausgedehnte Arkadenbildungen in die peripheren Teile der Tunica vasculosa lentis posterior fort. Sie führen arterielles Blut, welches nach vorn abfließt.

Nach O. Schultze[68]) sind es im ganzen 20—30 Stämmchen, welche ursprünglich hart an der Netzhaut nach vorn verlaufen und nach zierlichen, hinter den Ciliarfortsätzen gelegenen, nach vorn konvexen Bogenbildungen in die von der hintern Linsenfläche kommenden Äste der Art. hyaloidea einmünden. Sie sind aber keineswegs zu allen Zeiten auf die Oberfläche des Glaskörpers beschränkt, sondern, wie Keßler[65]) als erster fand, sie kommen in allen Schichten des Glaskörpers in spätern Stadien der Entwicklung vor. Sie stellen ein dichtverzweigtes und ausgedehntes Gefäßnetz dar. Auch H. Virchow[66]) stellte ein dichtes Netzwerk mit völlig unregelmäßigen Maschen fest.

Nach Schultzes Befunden an zwei menschlichen Föten mit 3 mm Bulbusdurchmesser ist das so entstehende vielmaschige Gefäßnetz an der temporalen Seite stärker entwickelt als an der nasalen.

Ich habe bei 3—5monatigen frischen Föten (dieselben verdanke ich der hiesigen Universitäts-Frauenklinik, Prof. Labhardt) diese Gefäße von der Carotis aus injiziert.

Fig. 332b gibt die Mikrophotographie des retroäquotorialen Teils einer solchen Fötenlinse wieder, deren Tunica vasculosa ich von der Carotis aus mit Berlinerblau injizierte (Fötuslänge 26 cm). Photographie nach Fensterung der Sklera.

Man sieht das Anastomosennetz der Vasa hyaloidea propria mit den Gefäßen der Tunica vasculosa posterior, hinter dem Linsenäquator.

Nach vorn ziehen die parallelen Gefäße des Äquators, um hinter den runden Prominenzen des Ciliarkörpers zu verschwinden.

Postembryonal sieht man mittelst der Spaltlampenbelichtung bei den meisten Personen dicht hinter der Linse, besonders peripheriewärts, fädige, anastomosierende Gebilde, wie sie Fig. 332a in besonders reicher Zahl darstellt, welche häufig den Eindruck von Gefäßresten erwecken und ihrer Lage nach vielleicht, z. T. wenigstens, die Reste jenes reichen arkadenförmigen Anastomosennetzes der Vasa hyaloidea propria darstellen. Manchmal finden sich solche Gefäßreste ausschließlich im retrolentalen Raum. Gelegentlich breiten sie sich über die ganze Gegend hinter der Linse aus.

Auch bei Kaninchen, Schwein, Hund, Rind und Katze fand ich diese Gebilde.

Über die Differentialdiagnose gegenüber den Resten der Art. hyaloidea vgl. Text zu Fig. 148—165.

Fig. 333. Reichliche Punkteinlagerungen im Glaskörper eines anscheinend gesunden Auges.

Am 10. II. 19 konsultierte mich die 12jährige L. G. wegen Kurzsichtigkeit. An den sonst völlig gesunden Augen bestand eine Myopie von 0,75 D, Javal 0,5 D, Typus dir. beiderseits. Fundus (auch im rotfreien Licht) ohne Besonderheit. Mit Spaltlampe rechter Glaskörper ohne Punkte, linker mit reichlichen weißen Einlagerungen (Fig. 333). Hyaloidearest von gewöhnlicher spiraliger Form. Die Patientin war niemals augenleidend, erlitt auch angeblich nie eine Augenverletzung. Auffallend ist der relativ geringe zentrale Visus: er läßt sich beiderseits nur auf $1/_3$ korrigieren. Mit Lupenspiegel sind im gewöhnlichen Lichte keine, im rotfreien feinste Staubtrübungen zu sehen.

Es scheint hier ein außergewöhnlicher Befund vorzuliegen, der vielleicht als krankhaft zu betrachten ist.

Als ich die Patientin, die inzwischen stets gesund geblieben war, am 13. X., also 8 Monate später wieder untersuchte, glaubte ich nur noch wenige, z. T. glänzende Reste der Einlagerungen zu finden*. Dagegen bestanden feinste Staubtrübungen. Sonst Augen ohne Besonderheit.

---

* Anfang Dezember waren die Punkte dieselben. Mit Mikrobogenlampe waren sie viel deutlicher und zahlreicher als mit Nernstlampe.

Ähnlichen dichten stationären Glaskörperstaub fand ich bei dem 21jährigen B. A. mit $S=1$, weniger dichte Pünktchen bei der 10jährigen R. W., beide mit sonst normalem Auge. (Das zweite Auge war in beiden Fällen perforiert. Irgend welche Zeichen sympathischer Erkrankung fehlten jedoch.) Seither beobachtete ich noch mehrere normale Fälle mit beiderseitigem, dichtem, feinstem Glaskörperstaub.

Fig. 334. Seniles Glaskörpergerüst bei der 80jährigen Frau B.
Oc. 2, Obj. a2. Beobachtung mit Mikrobogenspaltlampe.

Das senile Gerüst zeichnet sich manchmal durch eine größere Lichtstärke aus. Man sieht im vorliegenden Falle die typischen, vertikalen gewandartigen Falten, die eine besonders große Helligkeit aufweisen. Vor diesem Lamellenwerk liegt ein Netz von Fäden und Strängen, die wohl hauptsächlich Gefäßresten entsprechen.

Im vorliegenden Falle haben die Fäden und Streifen eine Andeutung feinster weißlicher Körnelung oder Bereifung, so daß sie bezuckert oder mit feinen Wärzchen besetzt erscheinen. Auch die zwischen den Membranen und Fäden gelegene Substanz zeigte im vorliegenden Falle feinste dichte Staubbildung.

Diese Veränderungen, die in ähnlicher Weise zuerst von Koeppe[104]) und aus meiner Klinik von Koby[105]) beschrieben wurden, sind jedoch bei Senilen **nicht immer** zu finden, auch nicht bei Verwendung der Mikrobogenspaltlampe.

2. PATHOLOGISCH VERÄNDERTER GLASKÖRPER

Wenn wir von den senilen Veränderungen absehen, die man ja auch noch unter die normalen Erscheinungen rechnen kann, so ist der pathologische Glaskörper hauptsächlich durch **punktförmige Einlagerungen** charakterisiert*.

Diese dürfen nicht verwechselt werden mit den punkt- und knötchenförmigen Verdichtungen, die wir etwa an embryonalen Gefäßresten vereinzelt antreffen oder mit ganz spärlichen Pünktchen, welche vielleicht als die histologisch nachgewiesenen Wanderzellen anzusprechen sind. Es handelt sich vielmehr um massenhafte Einlagerungen bestimmter Art, welche meistens dem Gerüste anhaften. Über die genauern morphologischen Beziehungen dieser Gebilde zum Gerüstwerk gibt die Nitra- und besonders die Mikrobogenspaltlampe Aufschluß.

Entweder erscheinen diese kleinen, oft nur punktförmigen oder plättchenförmigen bis rundlichen Einlagerungen nur in das Gerüst eingestreut (z. B. Einlagerungen bei Amotio retinae, Retinitis pigmentosa usw.), an diesem haftend, **oder aber sie bilden einen Bestandteil desselben.** Dies ist oft der Fall bei Iridocyclitis. Bei dieser Krankheit weisen sie oft **Sternchenform** auf, indem feinste Gerüstfäden nach verschiedenen Richtungen von ihnen ausstrahlen, um mit andern Körperchen wieder in Verbindung zu treten. Sie erinnern also in der Form an jene Sternchenfiguren, welche das veränderte Vorderkapselpigment auszeichnen. Nur sind letztere Gebilde im Gegensatz zu den sternchenförmigen Einlagerungen des Glaskörpers flächenhaft.

Die morphologische Differenzierung der Glaskörpereinlagerungen war bisher deshalb erschwert, weil bei Nernstlicht die feinen Ausläufer der Einlagerungen, wie überhaupt die feinern Einzelheiten des Glaskörpergerüstes unsichtbar bleiben. Bedeutend besser ist die Nitrabeleuchtung. Oft deckt aber erst die Mikrobogenspaltlampe dieses feine Faden- und Maschenwerk auf. Die Einlagerungen dürften meistens auf zelligen Elementen beruhen.

---

* Die ersten genauern Beobachtungen stammen von Erggelet[102]).

Im allgemeinen erzeugen Blutungen gleichmäßige staubförmige Einlagerungen, während die durch Entzündung bedingten durchschnittlich von gröberer Beschaffenheit sind, wenigstens nach längerem Bestande.

Die rötliche Farbe des Blutes ist makroskopisch wesentlich deutlicher als mikroskopisch. Man versäume bei Glaskörperuntersuchungen niemals, das Büschel auch makroskopisch zu betrachten. Daß Einzelblutkörperchen niemals im Sinne Koeppes rot erscheinen, wurde schon in der Einleitung betont. Sie stellen vielmehr weißliche bis gelblich-weißliche glänzende Pünktchen dar.

Es braucht ferner nicht hervorgehoben zu werden, daß die Spaltlampe die Durchleuchtung des Glaskörpers mit Lupenspiegel nicht überflüssig macht; schon deshalb nicht, weil uns die Spaltlampe unter gewöhnlichen Bedingungen ja nur den vordersten Glaskörperabschnitt aufdeckt.

Bei manchen Erkrankungen, z. B. bei Amotio retinae, häufig auch bei Contusio bulbi, wiegt eine rote bis braunrote Farbe der Einlagerungen vor. Sie ist offenbar meist durch uveales, bzw. retinales Pigment bedingt.

Auch Blutpigmente mögen bei solchen Färbungen gelegentlich eine Rolle spielen. Es geht aber u. E. zu weit, wenn man die verschiedenen Blutderivate mit der Spaltlampe ermitteln und sogar mit Sicherheit auseinanderhalten will.

Bei Verwendung stärkerer Vergrößerungen hat man sich sehr zu hüten vor den durch Aberration und Diffraktion bedingten Farbenerscheinungen.

Je nach Lichtquelle und je nach Art der Belichtung und der verwendeten Vergrößerung können Einlagerungen in einem weißen oder in einem wärmeren Tone erscheinen, wodurch sicher schon oft Anlaß zu Fehldiagnosen geboten wurde.

Auch die scheinbare Form und Größe der Einlagerungen wird durch Beugungs- und Reflexionserscheinungen beeinflußt und, es können dadurch Täuschungen gröbster Art zustande kommen.

Mittelst der Mikrobogenlampe konnte ich häufig da noch feine Einlagerungen erkennen, wo sie mit andern Lichtquellen unsichtbar waren.

Außer den Einlagerungen finden wir pathologische Veränderungen des Glaskörpergerüstes. Ist letzteres schon normalerweise von großer Mannigfaltigkeit der Form, so gilt dies noch mehr für den krankhaften Zustand. Das Gerüst ist häufig am selben Falle vielgestaltig. Derbe Stränge wechseln mit baumwollähnlichen wogenden Massen, mit Büscheln von Fasern oder Bändern usw. Häufig kann man lokale Verdichtungen erkennen, gewissermaßen Verbackungen von Gerüstteilen, welche an Stelle der unregelmäßigen Gerüstfalten treten.

Bei stärkerer Myopie ist oft eine Auflösung des Gerüstwerkes feststellbar. Es erscheinen größere Partien optisch leer und bei Bewegungen des Auges tauchen Ballen baumwollähnlichen oder faserigen bis strangförmigen Gerüstes auf. Ihre Beweglichkeit ist lebhafter als im gesunden Auge.

Daß die sog. Glaskörpertrübungen bei Iridocyclitis, degenerativer Myopie usw. hauptsächlich durch zellige Auflagerungen auf das Gerüstwerk entstehen, wird an Hand von Abbildungen veranschaulicht werden.

Fig. 335. Glaskörpergerüst bei Myopie von 14 Dioptrien. Frl. O. F. 45 Jahre.

Oc. 2, Obj. a2, Nernstlicht. Glaskörper auf große Strecken optisch leer, dann tauchen wieder mächtige Gerüstballen auf, aus Membranen und Fäden bestehend, die bei Bulbusbewegungen sich lebhaft bewegen. Nicht alle diese Gebilde sinken nach unten, sondern sie kehren z. T. immer wieder an dieselbe Stelle zurück, so daß wir annehmen müssen, daß sie an der „Glaskörperbasis", wie Salzmann die Hauptanheftungsstelle des Glaskörpergerüsts genannt hat, fixiert sind.

Vorn sieht man die lichtstarken Fäden, in welchen wir die Reste der Vasa hyaloidea propria vermuten, dahinter die grauen Lamellen, die z. T. die charakteristische Querfaltung aufweisen.

Es besteht zentrale myopische Chorioidealatrophie mit Metamorphopsie. Mit Lupenspiegel grobe raschbewegliche Glaskörpertrübungen. Bei myopischer Veränderung findet man das Gerüstwerk des Glaskörpers häufig wirr durcheinandergeschoben.

Fig. 336. In die Vorderkammer prolabierender Glaskörper. 7 Wochen nach vollständiger Linsenluxation in den Glaskörper durch Contusio bulbi (Holzscheitverletzung) bei der 64jährigen Frau K.

Außer der Luxation bestehen mehrere oberflächliche Einrisse des Irisrandes. Die Luxation war von leichter Drucksteigerung gefolgt.

Die Gerüstfalten des Glaskörpers stehen vertikal und hängen, was in der Figur nicht zu sehen ist, in die Vorderkammer hinein. Sie sind dicht mit gelbroten Pünktchen (Pigmentpartikeln) besetzt. An der durch das Glaukom und die Sphinkterrisse erweiterten Pupille ist kein Pigmentsaum sichtbar (schwache Vergrößerung).

Fig. 337. Partie des Glaskörperprolapses der vorigen Figur bei stärkerer Vergrößerung.

Oc. 2, Obj. a2. An einem fadenartigen Strang sitzender Bausch baumwollähnlichen Glaskörpergewebes, das stark mit Pigmentklümpchen besetzt ist. Das Pigment schwebt nirgends frei, sondern ist stets am Glaskörpergewebe adhärent, mit besonderer Vorliebe an den in der Figur sichtbaren spinnwebeartigen Strängen*.

Fig. 338. Linsensubluxation mit Glaskörperprolaps in die Vorderkammer.

Oc. 2, Obj. F55. Infolge Contusio bulbi durch Holzverletzung wurde bei dem 80jährigen S. Sch. vor einem Jahre die rechte Linse subluxiert, derart, daß sie nur noch an der temporal obern und an der temporalen Zonula haftet und infolgedessen bei Heben und Senken des Kopfes nach Art einer Türe „auf und zu" geht. Die Linse ist trüb, die Pupille erweitert. Tension normal. Ophthalmoskopisch normal.

In den nasalen linsenlosen Teil der Pupille ragen Glaskörperstränge. Sie sind in der Abbildung etwas heller gehalten, als sie bei Nernstlicht erscheinen. RS = $2/200$.

Fig. 339. Juvenile Glaskörperblutungen.

Nernstlicht, Oc. 2, Obj. a2. Der 17jährige blasse hochgewachsene A. S. „erblindete" plötzlich links, die ophthalmoskopische Untersuchung ergab dichte Durchblutung des Glaskörpers, nach Aufhellung wurden mehrere periphere retinitische Herde sichtbar, später dieselben Veränderungen auch am zweiten Auge.

---

* Glaskörperhernien nach Starextraktionen sind nicht selten. Die ersten Beobachtungen stammen von Erggelet[102]). Ich selber sah sie niemals bei unverletzter Hinterkapsel bzw. Zonula.

Kürzlich beobachtete ich eine bluttingierte Glaskörperhernie, die nach Contusio bulbi über den untern Pupillarrand in die Vorderkammer hing. Untere Iris etwas vorgebaucht, einige Sphinkterrisse, leichtes Linsenschlottern, sonst Linse ohne Besonderheit. Die Hernie war nach zwei Monaten etwas kleiner, noch bluttingiert.

Dieser Fall zeigte, daß auf dem Gerüst haftende Blutungen sich außerordentlich viel langsamer resorbieren, als frei im Kammerwasser sich befindliche (vgl. auch von Hesse kürzlich mitgeteilte Beobachtungen).

Man beachte die etagenförmig hintereinander geordneten normalen Faltenzüge mit Einlagerung eines feinen weißen bis gelblichglänzenden, dichten Staubes, der offenbar den Erythrocyten entspricht. Die einzelnen Körperchen werden deutlicher und z. T. glitzernd bei Verwendung der Mikrobogenlampe und bei Benützung stärkerer (z. B. 86facher) Vergrößerungen. In diesem Lichte erscheinen sie rein weiß.

Der feine Staub, der bei derartigen Blutungen das Gerüstwerk des Glaskörpers auszeichnet, ist meist nicht gleichmäßig verteilt, sondern erfüllt nur einzelne Gerüstbezirke, die voneinander scharf durch dunkle Intervalle (gerüstfreie Partien?) abgesetzt sein können. Daß das Blut manchmal ganz eigentümliche gestreckte strangartige Zonen einnimmt, nämlich bei Verletzungen, wird in Fig. 341 u. 343 gezeigt werden.

Blutderivate sind im Spaltlampenlicht nicht immer mit Sicherheit von Einlagerungen entzündlicher Art zu unterscheiden. Auch diese können gelegentlich staubförmigen Typus und glitzerndes Aussehen zeigen.

Fig. 340. Blutung in den Glaskörper und auf die hintere Linsenkapsel.

Der 25jährige Leutnant H. H. erlitt vor 8 Tagen eine Kontusion seines rechten Auges durch eine Birne. Der zunächst stark durchblutete Glaskörper hellte sich rasch auf. Heute besteht eine feine Staubtrübung unregelmäßiger Dichte im ganzen Glaskörper und eine flächenhafte Auflagerung roter Blutkörperchen auf der Hinterkapsel (temporal oben). Die Auflagerung hat z. T. Ringform (Fig. 340), ist gelbrötlich, bronzeglänzend und erinnert in ihrem Aussehen an die Vossiusschen Ringtrübungen. Visus heute = $6/9$, kurz nach der Verletzung = $10/200$.

Fig. 341. Strangförmige und streifige Blutungen im Glaskörper durch Perforatio bulbi.

Oc. 2, Obj. a3. Dem 16jährigen O. Sch. flog vor 8 Tagen bei der Arbeit ein Messer an das rechte Auge. RS = $15/200$. Die Tension des letztern war vermindert.

Oberhalb Karunkel bestand eine 2 mm messende Perforationsstelle der Sklera in 1 cm Distanz vom Limbus. Um die Papille vereinzelte, in der nasalen Fundusperipherie ausgedehnte Netzhautblutungen.

Im Glaskörper ist der größte Teil des Blutes auf schräg horizontale, vollkommen gerade Stränge, besonders des vordern Abschnittes konzentriert, die bis zu 0,5 mm scheinbaren Dickendurchmesser aufweisen und dicht durchblutetes, angespanntes Gerüstwerk darstellen (Fig. 341). Bei Bulbusbewegungen machen diese Stränge die gewöhnlichen Gerüstschwankungen nur wenig mit, so daß der bestimmte Eindruck erweckt wird, als seien sie angespannt.

Bei der Resorbtion des Blutes beobachtet man, daß die gröbern Stränge aus einzelnen feinern sich zusammensetzen. Alle Stränge sind konvergent nach der Perforationsstelle gerichtet und verbinden letztere mit der gegenüberliegenden Glaskörperbasis.

Das übrige Glaskörpergerüst ist von den glitzernden Blutkörperchen, bzw. ihren Derivaten durchsetzt. Sie haben sich z. T. auch auf der Hinterkapsel abgelagert.

Acht Tage später derselbe Befund, doch ist die Blutung etwas weniger dicht. Tension normal. (Die Stränge sind noch nach einem Jahr sichtbar, Skleralnarbe deutlich eingezogen, RS = $1/4$.)

Die Streifenbildung erinnert an diejenige der Fig. 342—344. Im Falle der Fig. 341 war die Perforationsstelle in den ersten 14 Tagen nach der Verletzung, trotzdem nach ihr gefahndet wurde, zufolge blutigödematöser Bindehautschwellung übersehen worden.

Fig. 336—345. Tafel 36.

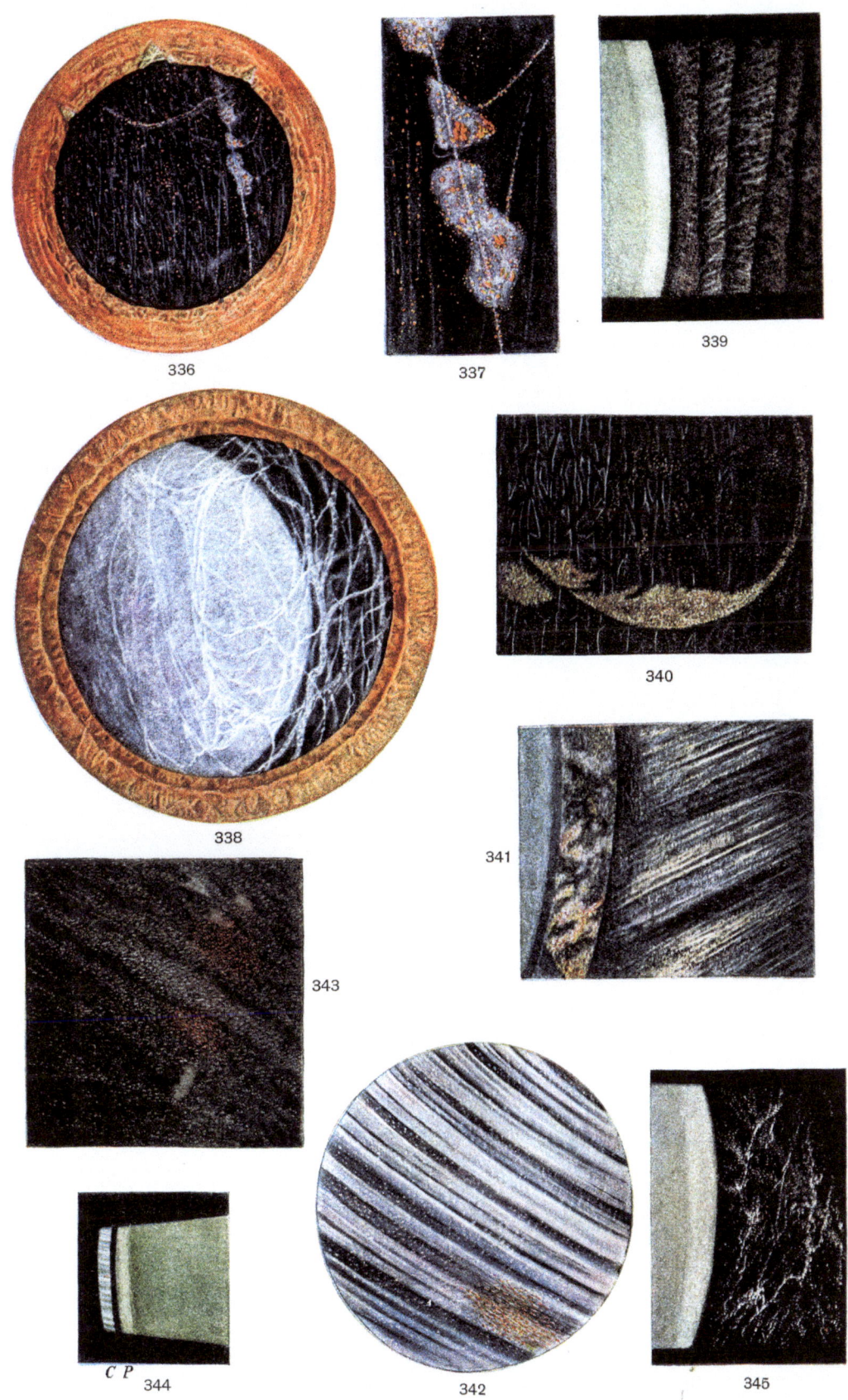

Vogt, Atlas. Verlag von Julius Springer, Berlin.

Wir möchten derartige Strangbildungen im Glaskörper nach Verletzungen als Symptom einer Perforation bezeichnen. Die Stränge sind nach der Perforationsstelle gerichtet und können eine solche noch nach Jahr und Tag anzeigen, wo alle andern Symptome fehlen.

Fig. 342—344. Glaskörperstreifen in unmittelbarer Nähe der hintern Linsenkapsel nach Explosionsverletzung.

9jähriger Patient der Fig. 204, jedoch linkes Auge, 4$^1/_2$ Jahre nach der Schrotschußverletzung. Es besteht Amotio retinae nach unten. Im Glaskörpergerüst, auf und zwischen den Fasern und Lamellen, die stark gelockert und zerrissen erscheinen (in der Figur nicht zu sehen), zahlreiche feine Punkteinlagerungen.

Nasal in geringem Abstande hinter der Capsula posterior, die in Fig. 342—344 abgebildeten grauweißen, scharf begrenzten, gestreckten, endwärts leicht abgebogenen Streifen, deren anatomische Deutung nicht leicht ist (schon vor 4 Jahren wurde in der Krankengeschichte erwähnt, daß auf der hintern Linsenkapsel „Auflagerungen" in Form grauer horizontaler Streifen, vorhanden seien).

Vereinzelte Pigmentpünktchen, sowie reichlichere weiße Punkte, in größerer Zahl, vereinzelt in dichten Herden, finden sich auf den Streifen und auf der Hinterkapsel selber. Fig. 342 zeigt einen solchen Pigmentherd, welcher eine Anordnung der Punkte in der Streifenrichtung aufweist.

Je mehr man die Streifen temporal verfolgt, um so lichtschwächer werden sie, wobei sie sich der Kapsel nähern und in dieser sich verlieren. Sie gehen in die zu wagrechten Zügen geordneten auf der Hinterkapsel sitzenden Punkte der Fig. 343 über.

Die Punkte sind stellenweise bräunlichrot (wobei sie Gruppen bilden), mehrheitlich jedoch sind sie weiß. Man beachte ferner die vier verwaschenen grauen Flecken, welche wohl feinste flächenhafte Kapselauflagerungen darstellen.

Die Fig. 344 endlich zeigt das die nasale Partie der Linsenhinterfläche durchsetzende Spaltlampenbüschel (ca. 10fache Vergrößerung).

Man beachte hier den gelblichen hintern Oberflächenstreifen *P* (andere Diskontinuitätsstreifen sind nicht dargestellt), das darauffolgende schmale dunkle Intervall, welches als retrolenter Raum zu bezeichnen ist und sodann das horizontal gestreifte bläuliche Band *C*, welches einen Ausschnitt aus Fig. 342 (bei schwacher Vergrößerung) darstellt.

In der Linse fehlen irgendwelche Trübungen.

Welches anatomische Substrat kommt dieser horizontal gestreiften dünnen Fläche zu?

Aus der Krankengeschichte ist ersichtlich, daß der linke Glaskörper monatelang Blutcoagula enthielt. (Es schloß sich später ausgedehnte Netzhautablösung an.)

E. Fuchs[106]) hat vor kurzem anatomische Untersuchungen über den Glaskörper veröffentlicht, in welchen er bei Blutungen wiederholt eine Verdichtung jener Partien der vordern Glaskörpergrenze feststellte, welche die Lamellen des Corpus vitreum gegen den retrolentalen Raum scheiden, und welche man als eine Art Membrana hyaloidea bezeichnen kann.

Auch normalerweise existiert eine solche membranartige Verdichtung, welche den Glaskörper gewissermaßen einhüllt.

Es ist wohl anzunehmen, daß im vorliegenden Falle diese Pseudomembran, welche in dem Abschnitte zwischen Ora serrata und Processus ciliares inseriert (vorderste Glaskörpermembran), gezerrt und gleichzeitig getrübt ist. Durch diese

Zerrung entstehen Traktionsfalten der trüben Membran, so daß in dieser Art das Bild zustande kommt, das Fig. 342 u. 344 wiedergeben.

Die Glaskörperstränge machen es denkbar, daß seinerzeit eine Perforatio sklerae stattfand, die übersehen wurde.

Durch Anspannung des Glaskörpergerüstes dürfte auch die Streifenanordnung der Trübungspunkte zu erklären sein, wie sie aus Fig. 342—344 ersichtlich ist.

Fig. 345. Glaskörpergerüst ein halbes Jahr nach traumatischer Glaskörperhaemorrhagie.

Der 15jährige Bl. erlitt vor 6 Monaten einen rechtsseitigen Haemophthalmus durch Hufschlag. Der anfänglich dicht durchblutete Glaskörper ist heute größtenteils aufgehellt. Es bestehen im hintern und mittlern Teil desselben fibrinöse Schwarten, die mit Netzhaut und Glaskörper fest verbunden sind. Das Gerüstwerk ist netzartig, fein dicht von weißen Pünktchen und Plättchen durchsetzt. In ähnlicher Art fand ich solche nach beliebigen Glaskörperblutungen. Daneben sieht man lebhaft rote, spärlichere Pünktchen, die man wohl auf Pigment zu beziehen hat.

Auf der Linsenhinterkapsel sitzen einige weiße Punkte. Oc. 2, Obj. a2.

Fig. 346. Weiße und rötliche Punkteinlagerungen bei (flüchtiger) sympathischer Ophthalmie (Nernstlampe).

Auf und zwischen den Membranen des Glaskörpergerüstes sind eine Menge leuchtender rötlicher Punkte und Plättchen zu sehen. Es handelt sich um den S. 35 geschilderten Fall von vorübergehender sympathischer Ophthalmie eines gesunden, kräftigen, aus gesunder Familie stammenden 10jährigen Knaben. Oc. 2, Obj. a2.

$^3/_4$ Jahre später war der Glaskörper völlig einlagerungsfrei (bei Nernstbelichtung!).

Ganz vereinzelte der braunroten Körperchen saßen in diesem Falle auf der hintern Linsenkapsel. Viele hatten ihren Sitz in den Räumen zwischen den Gerüstfalten. Daß sie dort ebenfalls fest saßen und nicht etwa frei schwebten (wie hier und da fälschlich angegeben wird), ging in diesem und in vielen andern ähnlichen Fällen (z. B. von Chorioiditis, Iridocyclitis, Amotio retinae) daraus hervor, daß sie bei Bewegungen des Gerüstes, nachdem dieses zur Ruhe gekommen war, stets wieder genau den gleichen Platz einnahmen, an dem sie sich ursprünglich befunden hatten. Erst die Mikrobogenlampe macht feinste Fäserchen, an denen solche Punkte haften, sichtbar.

Daß die Pünktchen in diesem wie in andern Fällen im untern Teil des Gerüstes am reichlichsten vorhanden sind, dürfte mit ihrer Schwere im Zusammenhang stehen.

In der Fig. 346 ist der obenerwähnte optisch leere „retrolentale" Raum zu sehen. Er ist peripher etwas weiter als axial.

Fig. 347. Faserig-maschiges Glaskörpergewebe mit weißen und rötlichweißen Punkteinlagerungen bei dem 62jährigen A. A.

Oc. 2, Obj. a2. Contusio bulbi durch einen Tennisball vor 2 Jahren. Am andern (nicht verletzten) Auge Glaskörpergerüst kaum sichtbar (Nernstlicht), jedenfalls keine Punkte.

Zur Zeit der Abbildung stand Patient in Behandlung wegen Verschleierung beider Maculae (unscharfe weißliche Herde), die zunächst auf Myopie und Arteriosklerose bezogen wurden. 8 Wochen später stellte sich aber eine sehr schleichende beiderseitige Iridocyclitis mit Knötchenbildungen am Pupillenrand unter gleichzeitiger Drucksteigerung ein.

Es blieb also zunächst in diesem Falle unentschieden, ob die Punkteinlagerung (Fig. 347) durch die Erkrankung der Uvea oder die frühere Kontusion zustande kam.

Ich sah nicht selten, daß ähnlich wie im vorliegenden Falle, ungenügend oder gar nicht sichtbares Glaskörpergerüst durch „Punkteinlagerung", also durch die Auflagerung zelliger Elemente sichtbar und lichtstärker wurde. In ganz besonders instruktiver Weise demonstrierte dies das zweite rechte Auge des hier mitgeteilten Falles. Zunächst war rechts bei weiter Pupille mittelst Nernstspaltlampe auch bei sorgfältigster Untersuchung vom Glaskörpergerüst axial nichts sicheres zu entdecken. Nur ganz peripher waren schwache Gerüstfalten eben angedeutet. Heute, 6 Wochen später, nachdem eine sehr schleichende Iridocyclitis beider Augen eingesetzt hat, ist das Gerüstwerk auch rechts von denkbar größter Lichtstärke und Deutlichkeit.

Die zelligen Auflagerungen tragen zu diesem Sichtbarwerden bei, doch ist nicht ausgeschlossen, daß auch noch andere, unbekannte Veränderungen eine Rolle spielen.

In diesem Deutlicherwerden des Gerüstes haben wir die Anfänge von Glaskörpertrübungen zu erblicken. Schritt für Schritt konnte ich hier wie in andern Fällen auf genannte Weise die Bildung fetziger, zusammenhängender Trübungen verfolgen. Sie sind nichts anderes als Teile des Glaskörpergerüstes, die mit zelligen und fibrinösen Elementen besetzt sind.

In ähnlicher Weise führen unter Umständen Blutungen zu zusammenhängenden Trübungen (vgl. Fig. 345).

Die zelligen Bildungen selber kann man bekanntlich mit Lupenspiegel als feinste Pünktchen, sogenannten Glaskörperstaub erkennen, besonders deutlich im rotfreien Licht.

Die nachträglich angewendete Untersuchung dieses Falles mit der Mikrobogenspaltlampe lehrte, daß der Typus der Einlagerungen meistens Sternchenform aufwies. Dadurch wird wahrscheinlich, daß die Konglomerate des Glaskörpers dieses Falles iridocyclitischer Natur sind.

Fig. 348. Punkteinlagerung des Glaskörpers bei schleichender Iridocyclitis, wahrscheinlich tuberkulöser Natur.

Beginnende Cataracta complicata. Beobachtung an der Mikrobogenlampe. Oc. 4, Obj. a2. Die 35jährige Frau B. wird von mir seit Jahren an schleichender Iridocyclitis mit Glaskörpertrübungen und Präzipitaten der hintern Cornealwand behandelt. Es besteht beginnende Cataracta complicata (Fig. 348 unten) und lebhaftes Farbenschillern des hintern Linsenspiegelbezirkes.

Das Glaskörpergerüst ist durch die staub- und punktförmigen Einlagerungen im Laufe der letzten zwei Jahre dichter und undurchsichtiger geworden und die Gerüstlamellen und Fasern haben sich in eigentliche Trübungen verwandelt, die da und dort lichtere (in der Fig. 348 dunkel erscheinende) Räume umschließen. Der Typus der weißlichen Einlagerungen ist die Sternchenform, d. h. es strahlen feinste Gerüstfäden von diesen weißen Herdchen aus, die offenbar Zellkonglomerate darstellen.

Dieser Typus ist für die Iridocyclitis charakteristisch.

Fig. 349. Glaskörper bei Heterochromiedegeneration.

Oc. 2, Obj. a2. 19jähriger Hilfsarbeiter C. M. Rechtes Auge. RS = $6/24$, H 1,5, LS = 1 ohne Glas.

Farblose bis 60 Mikra messende sternförmige, z. T. staubförmige Präzipitate der hintern Hornhautwand. Rechte Iris hellgraublau, linke bräunlichgrau.

Rechter Pigmentsaum und hinteres Blatt soweit feststellbar normal. Glaskörper mit weißlichen und gelblichweißlichen Plättchen verschiedener Größe, die z. T. zu Herden gehäuft liegen (s. Fig. 349). Diese Plättchen sind glatt, kleiner als bei Synchysis, aber ähnlich wie dort, meist ohne Verzweigung. Gerüst unregelmäßig streifig und fetzig, stellenweise erscheinen die Membranen zusammengeballt, verdichtet.

Retina: Im rotfreien Licht präretinale unregelmäßige Reflexlinien der Maculagegend, Gelbfärbung der letztern undeutlich. Offenbar Exsudat auf der Limitans interna.

Die Linse zeigt in der hintern Rinde deutlich vermehrte Reflexion. Axial und stellenweise auch peripher deckt die Spaltlampe im hintern Spiegelbezirke landkartenartige z. T. farbenschillernde subkapsuläre Herde auf. Auf der Hinterkapsel sieht man, besonders nach innen oben, strich- bis kommaförmige, sowie punktförmige, weiße Auflagerungen in großer Zahl. Sie erinnern an die Fäden und Punkte des Hornhautbeschlages.

Dieser Heterochromiefall wurde zufällig entdeckt, indem das andere (linke) Auge (5 Tage vor der Untersuchung) durch Steinschlag eine vordere Linsenkapselzerreißung mit prolabierender Linsenmasse erlitt.

Hätte man in diesem Falle die unscheinbaren Präzipitate und Glaskörpertrübungen des nichtverletzten Auges übersehen, so hätte später leicht die Fehldiagnose „sympathische Ophthalmie" gestellt werden können.

Das rechte Auge war das erstemal vor 15 Jahren wegen Strabismus convergens beobachtet worden, 3 Jahre später wurde es operiert (Tenotomie des Internus mit dem Effekt eines Strabismus divergens). Eine Notiz über die Heterochromie ist aus damaliger Zeit nicht vorhanden. Die Heterochromie ist aber auch heute so wenig auffällig, daß sie damals übersehen werden konnte.

Fig. 350. Punkteinlagerungen des Glaskörpers bei veralteter Chorioiditis disseminata e lue hereditaria.

Der 23jährige Kommis Sch. litt seit der Jugend an Karatitis parench. e lue hereditaria. Die Hornhaut zeigt die Reste dieser Erkrankung. Ganzer Fundus mit chorioretinischen Herden alten Datums vom hereditär-luetischen Typus übersät. (Patient leidet außerdem an hereditär-luetischer Labyrintherkrankung.)

Glaskörper durchsetzt mit feinstem Trübungsstaub und mit etwas größern weißlichen korpuskulären Einlagerungen (Mikrobogenlicht und 24fache Linearvergrößerung).

Fig. 351. Chorioiditis paracentralis mit dichter aber feiner staubförmiger Glaskörpertrübung.

24jähriger R. S. Oc. 2, Obj. a3. Beobachtung im Mikrobogenlicht. Die feine Staubtrübung ist bei Durchleuchtung mit Lupenspiegel im gewöhnlichen Lichte nicht sichtbar, doch sieht man hierbei eine schleierförmige zirkumskripte Trübung, die sich träge bewegt. Auch im Nernstlicht ist die diffuse Staubtrübung nicht sicher zu erkennen. Im Bereiche des Staubes besteht eine feine vertikale Streifung, herrührend von Gerüstfäden.

Man beachte die staubfreien, dunklen Intervalle (Saftlücken, in denen Zellelemente nicht haften bleiben können?), welche die Struktur des Glaskörpers aus konzentrischen Schichten zum Ausdrucke bringen.

Die Aderhautveränderungen sind sehr gering. Rechts einige fleckige Herde unterhalb Macula, links etwas unregelmäßige Pigmentierung der Maculagegend, Fundusperipherie frei. Keine Beschläge RS = $^6/_4$, LS = $^6/_5$, Flimmern und andere Sehbeschwerden seit 3 Jahren. Als Kind Pleuritis, Wassermann negativ.

Fig. 346—356.   Tafel 37.

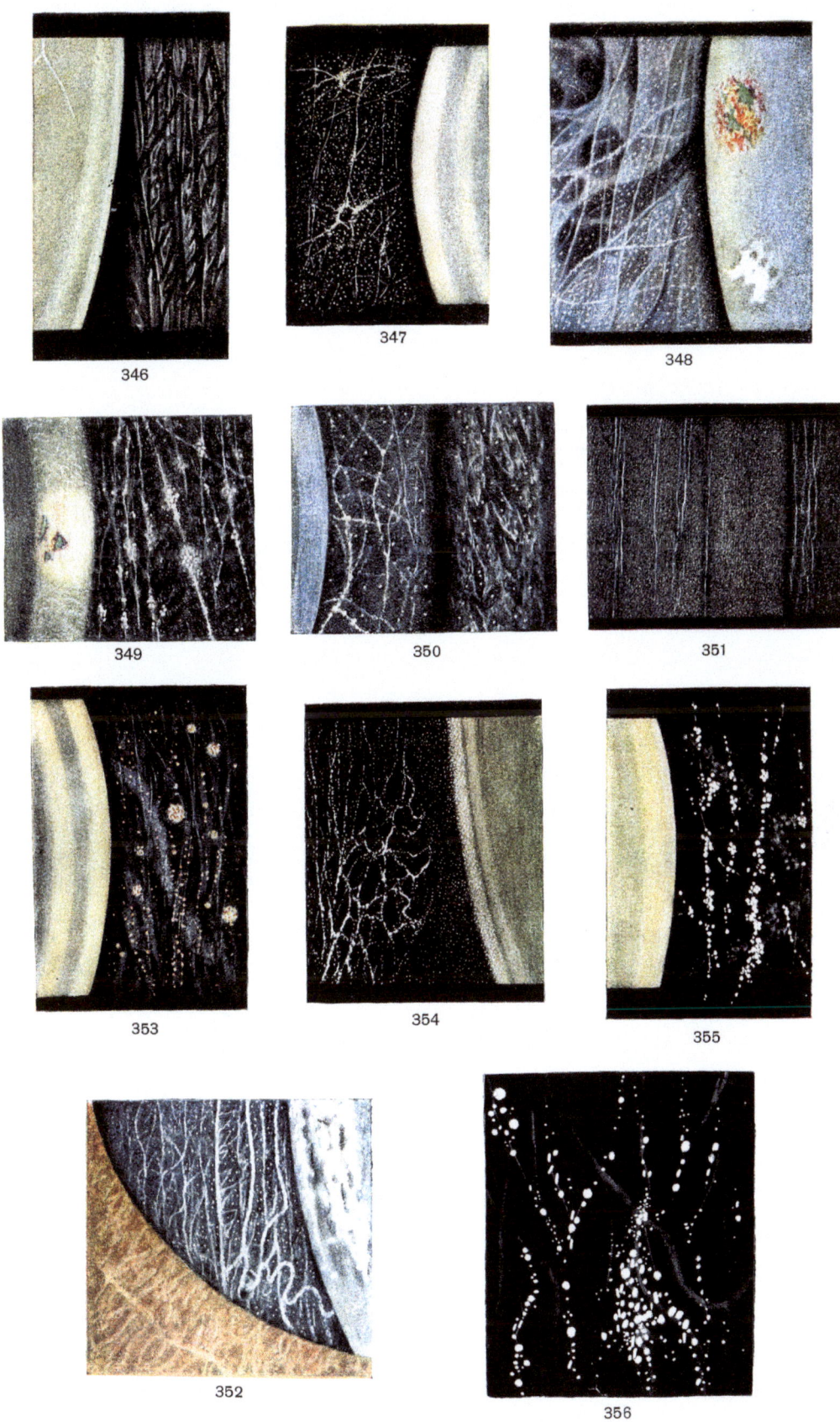

Vogt, Atlas.   Verlag von Julius Springer, Berlin.

Fig. 352. Punkteinlagerungen des Glaskörpers bei Retinitis pigmentosa.

Fortgeschrittene Retinitis pigmentosa mit Cataracta complicata und hochgradig konzentrisch eingeengtem Gesichtsfeld bei dem 39jährigen A. G. Zentral bedingte Schwerhörigkeit.

Fig. 352 stellt eine bei weiter Pupille sichtbare untere Glaskörperpartie dar. Oc. 2, Obj. a 2. Man sieht grauweiße, meist vertikale, seilartige Stränge mit weißen glänzenden, nicht sehr zahlreichen Punkteinlagerungen in das Gerüst. Die Einlagerungen weisen keine erkennbaren Ausläufer auf, sind weiß, klein, von etwas wechselnder Größe. Neben den genannten Strängen sieht man ein mehr wolkiges baumwollähnliches Gerüstwerk, das von feinstem Staube durchsetzt erscheint (Mikrobogenspaltlampe)*. Beleuchtung von rechts, rechts das die cataractöse hintere Rinde durchsetzende Büschel.

Fig. 353. Glaskörper bei Netzhautablösung.

Oc. 4, Obj. a 2. Nernstlicht. Der 62jährige Herr Dr. K. leidet an heriditärer rechtsseitiger Netzhautablösung seit einem halben Jahre. Refraktion beiderseits 6,0 D. (Hereditär, weil zwei Schwestern der Mutter des Patienten in ähnlichem Alter an myopischer Netzhautablösung beider Augen erblindeten.) Das lebhaft bewegliche, vielfach in Fasern aufgelöste Glaskörpergerüst zeigt die für Netzhautablösung typischen braunroten bis roten Punkt- und Klümpcheneinlagerungen, welche auf dem Gerüstwerk sitzen und offenbar Pigment enthalten oder aus solchem bestehen. Daneben finden sich feinere weißliche Punktbildungen.

Stellenweise sieht man größere kugelige Gebilde mit punktförmigen Pigmentauflagerungen. Das retrolentale Intervall ist nicht vorhanden. (Am hintern Pol bestand in diesem Falle lebhaftes Farbenschillern und beginnende Cataracta complicata.) Oc. 4, Obj. a 2.

Wie die Mikrobogenspaltlampe zeigt, weisen weder die roten, noch die weißlichen Einlagerungen Sternchentypus auf.

Fig. 354. Netzförmig-faseriges Glaskörpergerüst mit dichten weißen Punkteinlagerungen und weißen Punktbeschlägen der Linsenhinterkapsel.

Das 8jährige Mädchen B. R. ist auf dem linken Auge blind, angeblich seit Geburt. Hinterer Glaskörper mit dichten z. T. flottierenden Membranen, die die Papille verdecken. Staubförmige Glaskörpertrübungen. Netzhautperipherie frei, ohne Besonderheit. Die weißen Punkttrübungen sitzen z. T. auch auf der Linsenhinterkapsel. (Ursache dieser offenbar entzündlichen Veränderung unbekannt, keine Zeichen von Lues.) Oc. 2, Obj. a 2.

Fig. 355. Synchysis scintillans im Spaltlampenlichte**.

Fräulein S. Sch. 61 Jahre, rechtes Auge (Cataracta senilis, Coronartypus beiderseits). Oc. 2, Obj. a 2.

Bei der Synchisis scintillans zeigt die Spaltlampe schneeweiße runde, kleinere und größere Kügelchen oder runde Scheibchen, welche bis zu 0,05 mm und darüber

---

* Nach Köppe bestehen in allen Fällen von Retinitis pigmentosa die Einlagerungen im Glaskörpergerüst aus Pigment. Wir konnten uns in keinem Falle hiervon überzeugen. Die Punkte waren in unsern Fällen fast ausnahmslos weißlich bis gelblichweiß.

** Die ersten Spaltlampenbeobachtungen bei Synchysis machte Erggelet[102]).

messen und wiederum auf dem Glaskörpergerüst, das gelockert oder zerfallen zu sein scheint, aufsitzen, so daß sie oft zu Reihen und Flächen geordnet erscheinen. (Die schwach gezeichneten Konglomerate sind unscharf eingestellt.)

Die Linse ist beiderseits leicht cataractös. Die Synchysis besteht nur an dem rechten, von jeher etwas amblyopen Auge.

Fig. 356. Synchysis scintillans.

Herr P. 58 Jahre, rechtes Auge. Oc. 4, Obj. a2. In der Größe variieren die rundlichen Körperchen in diesem Falle etwas stärker als im vorhergehenden. Es bestehen in diesem Falle diabetische Veränderungen der Retina an beiden Augen, während die Synchysis einseitig ist.

H.
ANHANG

CONJUNCTIVA BULBI UND LIMBUS CONJUNCTIVAE

In der normalen Conjunctiva zeigt die Spaltlampe mikroskopisch gelegentlich Faltungen mit charakteristischen Doppelreflexlinien (Vogt[28]). (Vgl. Mikrophotographie Fig. 90.)

Die zuerst von Köppe[108] beschriebenen Lymphgefäße und Lymphscheiden sind nicht immer mit Sicherheit als solche zu diagnostizieren und wir verzichten einstweilen auf ihre systematische Darstellung (vgl. auch Text zu Fig. 9).

Sehr häufig trafen wir in der Bindehaut Gefäßanomalien in Form eigentümlicher variköser Erweiterungen. Diese Erweiterungen besitzen merkwürdige immer wiederkehrende Formen (Fig. 362 u. 363). Die ersten Beobachtungen dieser Gebilde stammen von P. Bajardi[136][137], vgl. auch die Untersuchungen von J. Streiff[135].

Die Pinguecula haben wir durch zwei Abbildungen veranschaulicht. Das Aussehen der Pinguecula ist aber äußerst vielgestaltig, wie übrigens schon aus den anatomischen Untersuchungen von E. Fuchs[107] u. a. hervorgeht.

Fig. 357 u. 358. Senile Pigmentierung der Conjunctiva bulbi bzw. der Episklera.

Nicht nur am Limbus, sondern auch im Bereich der freien Conjunctiva bulbi beobachtet man im Senium häufig eine Pigmentablagerung in das Stroma von Bindehaut und Episklera, wobei parivasculäre Streifen freibleiben.

Derartige Pigmentansammlungen sind in Fig. 357 dargestellt. Es handelt sich um das rechte Auge des 70jährigen Lehrers H. (Fall der Fig. 361). Der 7 mm messende, schwach schiefergraue Fleck liegt in der obern äußern Conjunctiva bulbi. Oberflächliche Gefäße sind über dem Fleck verschieblich. Offenbar gehört das Pigment in der Hauptsache der Episklera an.

Es ist sehr beachtenswert, daß hier das Pigment häufig zu Zügen geordnet ist, welche verzweigt sind und anscheinend die Verlaufsrichtung feiner Gefäße und Kapillaren wiedergeben. Fig. 358 zeigt solche Pigmentzüge bei stärkerer Vergrößerung (68fach). (Am Limbus conjunctivae konnte ich beobachten, wie Palisadengefäße zufolge Sistierung der Blutzirkulation in derartige Pigmentlinien übergingen.) So haben wir in den senilen „Bindehautnaevi" wohl meist die Folge hämatogener Pigmentablagerung zu erblicken.

Das Verhalten dieses Pigmentes zu den Gefäßen ist von besonderem Interesse. Die Umgebung der oberflächlichen Bindehautgefäße (hellrot) und die oberflächliche Conjunctiva selber sind völlig pigmentfrei. Das Pigment liegt in einer und derselben Fläche der Episklera, wobei es von den (bläulichroten) Gefäßen der letztern durch klare Scheiden (Lymphscheiden?) geschieden ist. Derartige pigmentfreie Streifen sind auch vorhanden, ohne daß sie Gefäße führen (man beachte die weißen, sich z. T. kreuzenden Streifen, Lymphgefäße?). Auffallend sind besonders der gestreckte Verlauf und die gleichmäßige Breite dieser hellen Streifen und Scheiden.

Daß das Pigment einer Schicht angehört, geht auch daraus hervor, daß es an den weißen Scheiden überall mit scharfer Grenze aufhört, ohne vor oder hinter diese und die Gefäße zu treten. Es gehört eben derselben Schicht an wie die letzteren, wodurch die bereits geäußerte Vermutung des hämatogenen Ursprungs eine Stütze erhält.

Fig. 359 a u. b. Nasale und temporale Pinguecula (häufige Formen) der 70jährigen Frau M.

a rechtes Auge, temporal, b linkes Auge, nasal. Oc. 2, Obj. a2. In Fig. a sieht man unter einer klaren Schicht Bindehaut nahe dem temporalen Limbus eine hufeisenförmige, sukkulente grauweiße wurstartige scharfbegrenzte Masse ohne Vascularisation. Die Gefäße ziehen teils über, teils unter diesem durchscheinenden Gebilde hindurch, teils durchsetzen sie es. Die breiteste Stelle mißt 0,3 mm. Am nasalen, rechten Limbus eine ähnliche, aber kleinere Veränderung.

In Fig. b ist die Pinguecula der nasalen linken Conjunctiva derselben Frau M. dargestellt. Die Pinguecula erscheint hier stark nach dem Limbus verlagert, ist nicht wulstig, sondern eckig, gelbweiß, trocken (nicht sukkulent). Sie sitzt der Cornea so nahe, daß man an ein beginnendes Pterygium erinnert wird. Die Breite des Gebildes ist 0,25, die Länge 0,75 mm. Die Gefäße sind durch die trübe Partie hindurch nicht sichtbar.

Fig. 360 a u. b. Phlyktaenenartig vascularisiertes Bläschen der Pingueculagegend, mit verkalkter Stelle.

82jährige Frau M., rechtes Auge, nasaler Limbus. Oc. 2, Obj. a2. Die weiße verkalkte Stelle (Fig. a) mißt 0,3 zu 0,5 mm. Fig. a zeigt dieselbe bei Beobachtung im Halbschatten, indem das Licht von der temporalen Seite her auf den Cornearand fällt. Die gelbliche Partie des letztern stellt den hintern Spiegelbezirk dar.

Fig. b demonstriert die Veränderung bei direkter Belichtung. Die verkalkte Partie wird durch die Reflexion der darüber hinwegziehenden Bindehaut etwas verdeckt.

Die Umgebung des Bläschens war wochenlang so stark vascularisiert, daß das Bild einer Phlyktäne glich.

Nach Wegkratzen verschwand die Reizung.

Fig. 361. Angiom des Limbus.

Am rechten obern innern Limbus des 70jährigen H., der an hochgradiger allgemeiner Arteriosklerose und beiderseitiger Retinitis haemorrhagica leidet, sitzt ein winziger blutroter Punkt, der zunächst für eine Blutung gehalten wird. Fig. 361 gibt diesen Punkt bei mittelstarker Vergrößerung wieder. (Oc. 4, Obj. a2.) Er besteht aus einem runden Konvolut wurstartig erweiterten Gefäße. Ein Vas afferens und efferens sind nicht sicher zu sehen. Das Konvolut ist flach, einschichtig und von einer durchsichtigen Hülle umgeben. Zur Hälfte gehört es der Conjunctiva corneae an, zur Hälfte liegt es vor der Sklera. Drei Monate nach Aufnahme der Abbildung war das Angiom unverändert. (Ähnliche Angiome fand Koeppe[139]).

Fig. 362. Teleangiektatische und varicöse Veränderungen von Conjunctivalgefäßen (anscheinend nur der Venen) bei dem 28jährigen R. M. (Bajardi[136])[137]).

Linkes Auge, nasale Bulbusbindehaut. Oc. 2, Obj. a2. Derartige, im Verlauf dünner Gefäße plötzlich auftretende sackartige Erweiterungen, die manchmal Abknickungen zeigen, an Gabelungen schwimmhautähnliche Gestalt annehmen, oft sogar

Fig. 357—367.　　　　　　　　　　　　　　　　　　　　Tafel 38.

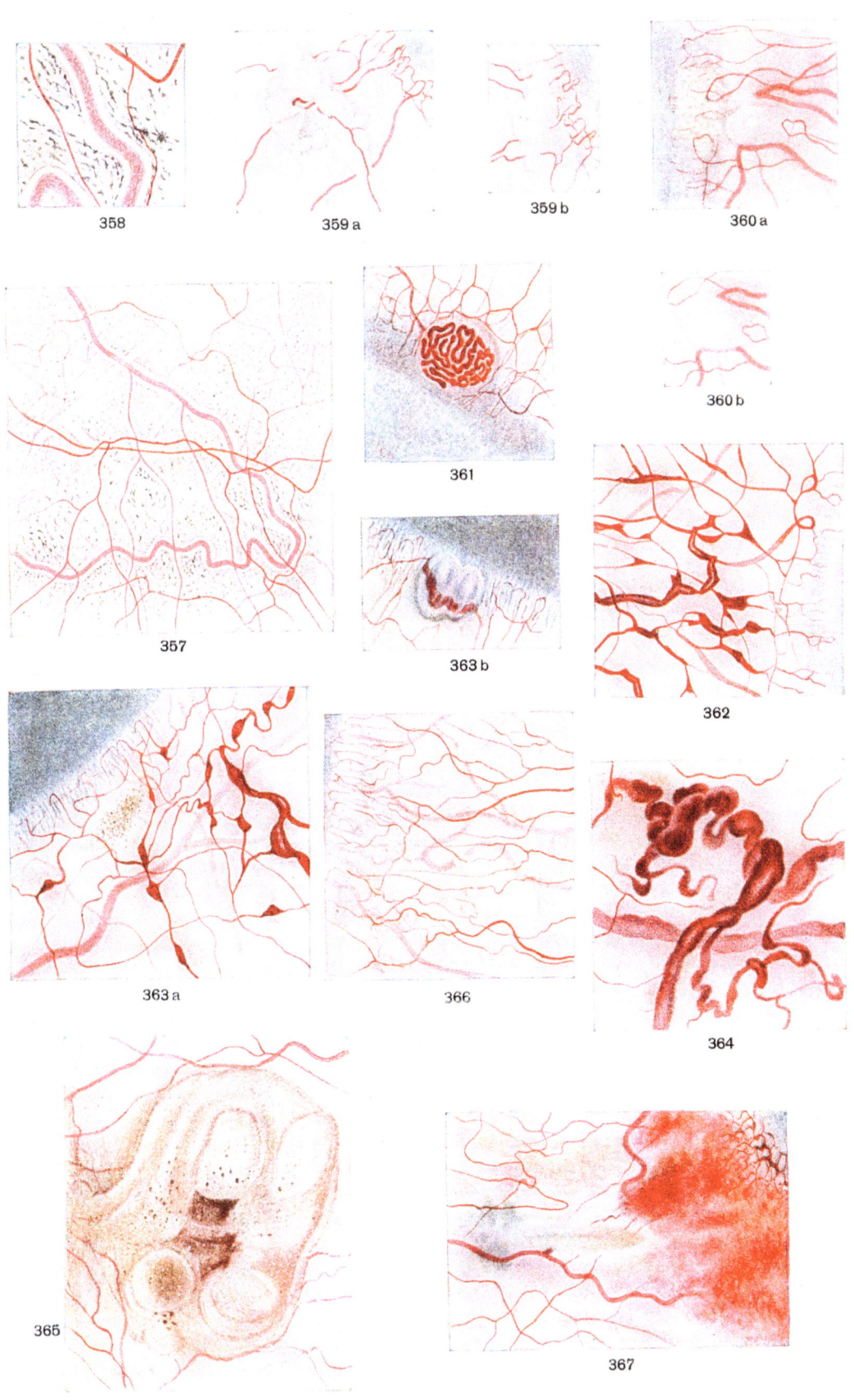

Vogt, Atlas.　　　　　　　　　　　　　Verlag von Julius Springer, Berlin.

reine Kugelform aufweisen, fanden wir häufig, besonders bei Senilen. Oft sind derartige Ektasien auf einen umschriebenen Bezirk beschränkt, besonders im Bereich der Lidspaltenzone. Vielleicht geben sie gelegentlich Anlaß zu subkonjunktivalen Blutungen.

Fig. 363 a u. b. Varixknoten, z. T. von kugeliger Form, der oberflächlichen Bulbusbindehautvenen des 42jährigen Heizers Sch.

Linkes Auge, temporal unten vom Limbus. Ähnliche, jedoch mehr knotige Formen wie im vorigen Fall. In der Nähe des Limbus ein Pigmentherd. Fig. b zeigt eine isolierte Varice am nasalen untern Limbus. Diese Varice befindet sich innerhalb einer Doppelcyste, welche wohl als perivasculäre Lymphcyste aufzufassen ist.

Fig. 364. Varicen der Bulbusbindehaut in der temporalen Conjunctiva bulbi des 69jährigen J. L.

(Distanz des Bezirkes vom Limbus ca. 4 mm.) Oc. 2, Obj. a2.

Die Venen sind ungleich erweitert und starke Stauung gibt zu Konvolutbildung Anlaß. Die mehr violett erscheinenden Gefäße liegen etwas tiefer.

Beide Augen weisen derartige Varicenbildungen in größerer Zahl auf.

Patient leidet außerdem an Cataracta senilis. Bei der Extraktion (mit Bindehautlappen) waren Operations- und Heilungsverlauf ohne Besonderheit, speziell traten keine stärkern Blutungen auf.

Varicen der Bulbusbindehaut kommen nicht selten auch an sonst gesunden Augen, besonders älterer Personen vor (vgl. auch Coats)[117].

Fig. 365. Filtrationscyste der Bindehaut nach Glaukomiridektomie.

Frau W. 70 Jahre, linkes Auge. Vor 2½ Jahren links wegen Glaukom temporal iridektomiert. Vorderkammer etwas flach, sagittaler Linsendurchmesser verdickt, vereinzelte periphere Linsentrübungen. Tension heute normal. Gesichtsfeld konzentrisch etwas eingeengt, keine Exsudation, Visus ⅓.

Die Cyste mißt in vertikaler Richtung 4, in horizontaler 3 mm und setzt sich aus 4 oder 5 Kammern zusammen (die beiden obern Kammern sind im Laufe des letzten Vierteljahres konfluiert).

Derartige Cysten werden mit der Spaltlampe besser im indirekten als im direkten Licht durchmustert.

Man findet da eine Menge Pigmentbröckel, die aus dem Bulbusinnern allmählich herausgeschwemmt wurden und am Gewebe der Cyste, an den Gewebsbalken und Scheidewänden, welche letztere durchziehen, haften bleiben (vgl. auch die Beobachtungen von Erggelet[102]).

Im vorliegenden Falle sieht man in der Mitte der Cyste ein dunkles, unregelmäßig rhombisches braunes Gewebsstück, an dessen Rand noch das retinale Pigmentblatt zu sehen ist. Es handelt sich um einen eingewachsenen Iriszipfel.

Dieser eingewachsene Zipfel hat wohl die Filtrationsnarbe und damit die Heilung des Glaukoms zustande gebracht.

Fig. 366. Conjunctivalbläschen bei skrophulöser Keratoconjunctivitis.

Fräulein A. S. 20jährig, Keratitis-Recidiv seit ein paar Tagen (Keratitis scroph. superficialis seit Jugend). Periphere Hornhautpartien z. T. mit feinem Pannus, oben ein umschriebenes frisches Infiltrat.

Die Bulbusbindehaut, besonders der Lidspaltenzone, weist eine Menge rundlicher klarer Erhabenheiten auf, über welche z. T. die oberflächlichen Gefäße hinwegziehen (Oc. 2, Obj. a2).

Es besteht starke Lichtscheu und Tränen.

Derartige bläschenartige, oft rasch vorübergehende Eruptionen findet man bei skrophulöser Keratoconjunctivitis häufig (miliare Form der Conjunctivitis ekzematosa nach Sämisch[112]). Man sieht die Bläschen am besten im Spiegelbezirk.

Fig. 367. Frische Perforationswunde der Conjunctiva.

Oc. 2, Obj. a2. Vor 24 Stunden flog dem 40jährigen Patienten A. B., als er sich im Gewehrschießen übte, im Momente des Schusses ein Fremdkörper ins linke Auge. Nasal vom Limbus und in diesem selber eine Anzahl conjunctivaler Blutungen. In deren Bereich eine gelbliche deutlich begrenzte lanzettliche horizontale Wunde (Fig. 367). Sie ist dadurch ausgezeichnet, daß zwei Gefäße, ein größeres ca. 30 Mikra messendes und ein bedeutend kleineres, durch die Wunde zerrissen sind. Ihre Enden liegen im obern und untern Wundrand.

Links von der Wunde eine schwärzliche Stelle i. e. der (besonders im indirekten Licht) durchschimmernde Fremdkörper.

Bekanntlich ist die subconjunctivale Blutung ein wichtiges Symptom für sklerale Perforation. Auch im vorliegenden Falle steckte ein Eisensplitter in der Sklera und wurde mit dem Magneten durch dieselbe Wunde entfernt, durch die er eingedrungen war.

LITERATURVERZEICHNIS

(Die 1919 und 1920 erschienene Literatur konnte nicht mehr vollständig berücksichtigt werden)

1) Gullstrand, Allvar. Demonstration der Nernstspaltlampe. Vers. O. G. Heidelberg (1911), S. 374.
2) Vogt, Alfred. Zur Kenntnis der Alterskernvorderfläche der menschlichen Linse usw., Kl. M. f. A. **61.** 101. (1918.)
3) Koeppe, Leonhard. Klin. Beobachtungen mit der Nernstspaltlampe usw. Arch. f. O. G. **96.** 234. (1918.)
4) Henker, O. Ein Träger für die Gullstrandsche Nernstspaltlampe IV. 75. (1916), vgl. auch die Kataloge der Firma Zeiß.
5) Vogt, Alfred. Der Altersstar, seine Heredität und seine Stellung zu exogener Krankheit und Senium. Z. f. A. **40.** 135. (1918.)
6) Helmholtz, H. Physiologische Optik I. Aufl. 1867.
7) Stokes, G. G. Pogg. Ann. **87.** 450. 1852. Erg. Bd. **4.** 177. 1854. Phil. Trans. 1852. S. 463 (zitiert nach Winkelmann, Hdb. d. Physik, 1906).
8) Spring, W. Bull. Acad. Belg. **37.** 174. (1899.)
9) Vogt, Alfred. Untersuchungen über die Blendungserythropsie der Aphakischen und Lichtexstinction durch die Cataract usw. Arch. f. A. **78.** 93. (1914.)
10) Vogt, Alfred. Analytische Untersuchungen über die Fluoreszenz der menschlichen Linse und der Linse des Rindes. Kl. M. f. A. **51.** 129. (1913.)
11) Vogt, Alfred. Klin. u. experim. Untersuchungen über die Genese der Vossiusschen Ringtrübung. Z. f. A. **40.** 213. (1918); vgl. von neueren Beobachtern Triebenstein, Schürmann, Behmann.
12) Stähli, Jean. Zur Augenuntersuchung mit Nernstlicht. Beitr. z. A. **82.** 65. (1912.) Über Betauung vgl. auch Koeppe, Arch. f. O. G. **96.** 199. (1918) und Vogt, Arch. f. O. G. 101. 123. (1920), ferner Vogt, Kl. M. f. A. Sept. 1920.
13) Stähli, Jean. Die Azoprojektionslampe (Halbwattlampe) der deutschen Auergesellschaft, ein Ersatz für Nernstlicht. Kl. M. f. A. **54.** 685. (1915.)
14) Vogt, Alfred. Der hintere Linsenchagrin bei Verwendung der Gullstrandschen Spaltlampe. Kl. M. f. A. **62.** 396. (1919.)
15) Vogt, Alfred. Die Sichtbarkeit des lebenden Hornhautendothels, ein Beitrag zur Methodik der Spaltlampenmikroskopie. Arch. f. O. G. **101.** 123. (1920.)
15a) Vogt, Alfred, Die Sichtbarkeit des lebenden Hornhautendothels. Ges. d. Schweiz. Augenärzte, Kl. M. f. A. **63.** 226. (1919.)
16) Salzmann, Maximilian. Anatomie und Histologie des menschlichen Auges. Leipzig—Wien 1912. S. 39.
17) Greeff, Richard. Pathologische Anatomie des Auges. Berlin-Hirschwald 1906. S. 117.
18) Hassal, A. The microscopic anatomy of the human body. London 1846.
19) Henle. Hdb. der systematischen Anatomie. 1866.
20) Hess, C. v. Pathol. und Ther. des Linsensystems, Hdb. v. Graefe-Saemisch, II. und III. Aufl. 1905 und 1911.
21) Vogt, Alfred. Das vordere Linsenbild bei Verwendung der Gullstrandschen Nernstspaltlampe usw. Kl. M. f. A. **59.** 514. (1917.)
22) Vogt, Alfred. Der menschliche Linsenchagrin und die Chagrinkugeln. Kl. M. f. A. **54.** 194. (1915.)
23) Schürmann, Josef. Weitere Untersuchungen über die Linsenchagrinierung usw. Z. f. A. **22.** 11. (1917) und Inaug.-Diss. Basel 1917.

24) Vogt, Alfred. Über Farbenschillern des vordern Rindenbildes der menschlichen Linse. Kl. M. f. A. **59**. 518. (1917.)
25) Purtscher, O. Ein interessantes Kennzeichen der Anwesenheit von Kupfer im Glaskörper. Z. f. A. März-April 1918, vgl. auch die einschlägigen Arbeiten von Goldzieher, Hillmanns, zur Nedden, Ertl, Jeß, Pichler u. a.
26) Vogt, Alfred. Das Farbenschillern des hintern Linsenbildes. Kl. M. f. A. **62**. 582. (1919.)
27) Vogt, Alfred. Die Untersuchung der lebenden menschlichen Linse mit Gullstrandscher Spaltlampe usw. 41. Vers. O. G. Heidelberg (1818), S. 286.
28) Vogt, Alfred. Reflexlinien durch Faltung spiegelnder Grenzflächen im Bereiche von Cornea, Linsenkapsel und Netzhaut. Arch. f. O. G. **99**. 296. (1919.)
29) Koeppe, Leonhard. Klin. Beobachtungen mit der Nernstspaltlampe usw. Arch. f. O. G. **99**. 1. (1919.)
30) Koeppe, Leonhard. Klin. Beobachtungen mit der Nernstspaltlampe usw. Arch. f. O. G. **97**. 1. (1918.)
31) Virchow, Hans. Mikroskopische Anat. d. äußern Augenhaut und des Lidapparates. Hdb. v. Graefe-Saemisch, II. Aufl. 1910.
32) Stähli, Jean. Über den Fleischerschen Ring beim Keratokonus und eine neue typische Epithelpigmentation der normalen Cornea. Kl. M. f. A. **60**. 721. (1918.)
33) Meller, J. Über traumatische Hornhauttrübungen. Arch. f. O. G. **85**. 172. (1913), ferner: Über die posttraumatischen Ringtrübungen der Hornhaut. Kl. M. f. A. **59**. 62. (1917.)
34) Caspar, L. Subepitheliale Trübungsfiguren der Hornhaut nach Verletzung. Kl. M. f. A. **57**. 385. (1916.)
35) Pichler, Alexius. Die Casparsche Ringtrübung der Hornhaut. Z. f. A. **36**. 311.
36) Axenfeld, Th. (Herabsetzung der Sensibilität der Keratokonusspitze.) Diskussion zu dem Vortrag A. Siegrist, „Zur Ätiologie des Keratokonus". 38. Vers. O. G. Heidelberg (1912), S. 193.
37) Koeppe, Leonhard. Arch. f. O. G. **93**. 215. (1917.)
38) Strebel und Steiger. Über Keratokonus. Kl. M. f. A. 51. 284. (1913), vgl. ferner A. Vogt, Arch. f. O. G. **99**. 296. (1919) und derselbe, Zitat Nr. 76.
39) Axenfeld, Theodor. Zur Kenntnis der isolierten Dehiscenzen der Membrana Descemeti. Kl. M. f. A. **43**. 157. (1905.)
40) Haab, Otto. Das Glaukom und seine Behandlung. Sammlung zwangloser Abhandlungen, IV. Bd. 1902, vgl. auch Protokollauszug in Arnold, Die Behandlung des infantilen Glaukoms usw., Beiträge zur Augenheilkunde 1891, S. 16. Ferner: Haabs Atlas der äußern Augenerkrankungen.
41) Stähli, Jean. Klinik, Anatomie und Entwicklungsmechanik der Haabschen Bändertrübungen im hydrophthalmischen Auge. Arch. f. A. **79**. 141. (1915.)
42) Heß, C. Klin. und exp. Studie über die Entstehung der streifenförmigen Hornhauttrübung nach Starextraktion. Arch. f. O. G. **38**. 1. (1892.) Ferner: Derselbe, Arch. f. A. **33**. 204. (1896.)
43) Schirmer, O. Über die Faltungstrübungen der Hornhaut. Arch. f. O. G. **42**. 1. (1896), vgl. auch Treutler Z. f. A. III. 484. (1900.)
44) Dimmer, F. Eine besondere Art persistierender Hornhautveränderung (Faltenbildung) nach Keratitis parenchymatosa. Wiener Kl. Wo. 1905, S. 635 und Z. f. A. **13**. Ergänzungsheft 635. (1905.)
45) Heß, C. Beobachtungen über den Akkommodationsvorgang. Kl. M. f. A. **42**. 310. (1904), s. a. Graefe-Saemisch, Hdb. II. u. III. Aufl.
46) Vogt, Alfred. Klin. u. anat. Beitrag zur Kenntnis der Cataracta senilis usw. Arch. f. O. G. **88**. 329. (1914.) Ferner: Zur Frage der Cataractgenese usw. Kl. M. f. A. **62**. 111. (1918.)
47) Henle. Hdb. d. Anatomie, Bd. II, 1866, S. 682.

48) Barabaschew. Beitrag z. Anatomie der Linse. Arch. f. O. G. **38.** 1. (1892.)
49) Vogt, Alfred. Ein embryonaler Kern der menschlichen Linse. Korrespbl. f. Schweizer Ärzte 1917, Nr. 40. Ferner: Der Embryonalkern der menschlichen Linse und seine Beziehungen zum Alterskern. Kl. M. f. A. **59.** 452. (1917,)
50) Szily, A. v. Die Linse mit zweifachem Brennpunkt. Kl. M. f. A. **41.** 44. (1903), s. dort die Literatur: Leop. Müller (1894), Demicheri-Tscherning (1895), Berlin (1898).
51) Heß, C. Über Linsenbildchen, die durch Spiegelung am Kerne der normalen Linse entstehen. Arch. f. A. **51.** 375. (1905.)
52) Vogt, Alfred. Die vordere axiale Embryonalcataract der menschlichen Linse. Z. f. A. **41.** 125. (1918.)
53) Meyer, G. Die Diskontinuitätsflächen der menschlichen Linse. Pflügers Arch. f. d. ges. Physiologie 1920, S. 178.
54) Rabl, C. Über den Bau und die Entwicklung der Linse. Leipzig 1900.
55) Vogt, Alfred. Die Spaltlampenmikroskopie des lebenden Auges. Münch. med. Wo. Nr. 48, 1919, S. 1369.
56) Arnold, J. Beiträge zur Entwicklungsgeschichte des Auges. Heidelberg 1874.
57) Lüssi, Ulrich. Das Relief der menschlichen Linsenkernvorderfläche im Alter. Kl. M. f. A. **59.** 1. (1917.)
58) Vogt, A. und Lüssi, U. Weitere Untersuchungen über das Relief der menschlichen Linsenkernoberfläche. Arch. f. O. G. **100.** 157. (1919.)
59) Koeppe, Leonhard. Die Ursache der sog. genuinen Nachtblindheit. Münch. med. Wo. Nr. 15, 1918, S. 392. Derselbe, Z. f. A. **38.** 89. (1917.)
60) Brückner, A. Über Persistenz von Resten der Tunica vasculosa lentis. Arch. f. A. **56.** Ergänzungsheft 1907.
61) Koeppe, Leonhard. Klin. Beob. an der Nernstspaltlampe usw. Arch. f. O. G. **96.** 233. (1918), gleichzeitig Habilitationsschrift.
62) Vogt, Alfred. Der physiologische Rest der Art. hyaloidea der Linsenhinterkapsel und seine Orientierung zum embryonalen Linsennahtsystem. Arch. f. O. G. **100.** 328. (1919), vgl. auch Nachtrag zu dieser Mitteilung, ibidem Bd. 101. Heft 2/3.
63) Bach und Seefelder. Atlas der Entwicklungsgeschichte des menschlichen Auges. Leipzig 1911.
64) Vogt, Alfred. Die Untersuchung der lebenden menschlichen Linse mittelst Spaltlampe usw., Vers. O. G. Heidelberg 1918.
65) Keßler. Zur Entwicklung des Auges der Wirbeltiere. Leipzig 1877.
66) Virchow, H. Glaskörpergefäße und gefäßhaltige Linsenkapsel bei tierischen Embryonen. Sitzungsber. d. physikal.-mediz. Ges. zu Würzburg 1879.
67) Kölliker. Lehrb. d. Entwicklungsgeschichte des Menschen und der höhern Säugetiere, II. Aufl. 1879.
68) Schultze, O. Zur Entwicklungsgeschichte des Gefäßsystems im Säugetierauge. Festschrift f. Kölliker. Leipzig 1892.
69) Vogt, Alfred. Beobachtungen an der Spaltlampe über eine normalerweise den Hyaloidearest der Hinterkapsel umziehende weiße Bogenlinie. Arch. f. O. G. **100.** 349. (1919.)
70) Seefelder, R. Beiträge zur Histogenese und Histologie der Netzhaut, des Pigmentepithels und des Sehnerven. Arch. f. O. G. **73.** 527. (1910.)
71) Stähli, Jean. Über Flocculusbildung der menschlichen Iris. Ges. der Schweiz. Augenärzte 1920. Kl. M. f. A. **65.** 107. (1920.)
72) Vogt, Alfred. Die Diagnose der Cataracta complicata bei Verwendung der Gullstrandschen Spaltlampe. Kl. M. f. A. **62.** 593. (1919.)
73) Hesse, R. Zur Entstehung der Kontusionstrübung der Linsenvorderfläche (Vossius). Z. f. A. **39.** 195. (1918.)
74) Fuchs, E. Über traumatische Linsentrübung. Wien. Klin. Wochenschr. Nr. 3 u. 4, 1888, vgl. auch Landsberg, Gunn u. a.

75) Meier, Ernst Albert. Experimentelle Untersuchungen über den Mazerationszerfall der menschlichen und der tierischen Linse. Z. f. A. **39.** (1918) und Inaug.-Diss., Basel 1918.
76) Vogt, Alfred. Zu den von Koeppe aufgeworfenen Prioritätsfragen, zugleich ein kritischer Beitrag zur Methodik der Spaltlampenmikroskopie. Kl. M. f. A. Aug.-Sept. 1920.
77) Vogt, Alfred. Neue Beobachtungen über die Altersveränderungen der menschlichen Linse, insbesondere über die Entwicklung der Alterscataract. Ges. d. Schweiz. Augenärzte, Korrespbl. f. Schweizer Ärzte Nr. 16, 1917 und Kl. M. f. A. **58.** 579. (1917.)
78) Weißenbach, Karl. Untersuchungen über Häufigkeit und Lokalisation von Linsentrübungen bei 411 männlichen Personen im Alter von 16 bis 26 Jahren. Kl. M. f. A. **59.** Nov.-Dez. 1917. Inaug.-Diss., Basel 1917.
79) Krenger, Otto. Untersuchungen über Häufigkeit und Lokalisation von Linsentrübungen bei 401 Personen von 7 bis 21 Jahren. Ein Beitrag zur Kenntnis des Cataractbeginns. Kl. M. f. A. **60.** Febr. 1918. Inaug.-Diss., Basel 1918.
80) Horlacher, Jakob. Das Verhalten der menschlichen Linse in bezug auf die Form von Alterstrübungen bei 166 Personen im Alter von 41 bis 83 Jahren. Z. f. A. **40.** 1918, und Inaug.-Diss., Basel 1918.
81) Vogt, Alfred. Faltenartige Bildungen in der senilen Linse, wahrscheinlich als Ausdruck lamellärer Zerklüftung. Kl. M. f. A. **60.** 34. (1918.)
82) Vogt, Alfred. Vergleichende Untersuchungen über moderne fokale Beleuchtungsmethoden. Schweiz. med. Wochenschr. Nr. 29, 1920, S. 613.
83) Van der Scheer J. M. Cataracta lentis bei mongoloider Idiotie. Kl. M. f. A. **62.** 155.
84) F. Pearce, R. Rankine and A. Ormond. Notes on twenty-eight cases of mongolian Imbeciles. B. M. J. 1910. II. Juli, p. 187.
85) Fleischer, B. Über die Sichtbarkeit der Hornhautnerven. Vers. O. G. Heidelberg 1913, S. 232.
86) Leeper, B. Mongols Review of Neurology and Psychiatry Vo. X. 1912, p. 11.
87) Vogt, Alfred. Der Altersstar nach Handmann. Kl. M. f. A. **63.** 397. (1919.)
88) Hippel, E. v. Über experiment. Erzeugung von angeborenem Star bei Kaninchen usw. Arch. f. O. G. **65.** (1907.)
89) Vogt, Alfred. Experimentelle Untersuchungen über die Durchlässigkeit der durchsichtigen Medien des Auges für das Ultrarot künstlicher Lichtquellen. Arch. f. O. G. **81.** 155. (1912.)
90) Vogt, Alfred. Einige Messungen der Diathermansie des menschlichen Augapfels und seiner Medien, sowie des menschlichen Oberlides, nebst Bemerkungen zur biologischen Wirkung des Ultrarot. Arch. f. O. G. **83.** 99. (1912.)
91) Reichen, Jürg. Experimentelle Untersuchungen über Wirkung der ultraroten Strahlen auf das Auge. Z. f. A. **31.** (1914) und Inaug.-Diss., Basel 1914.
92) Vogt, Alfred. Experimentelle Erzeugung von Cataract durch isoliertes kurzwelliges Ultrarot, dem Rot beigemischt ist. Ges. d. Schweiz. Augenärzte. Kl. M. f. A. **63.** 230. (1919.) Ferner: Schädigungen des Auges durch kurzwellige ultrarote Strahlen, denen äußeres Rot beigemischt ist. Vers. d. Schweiz. Naturforschenden Ges., Lugano 1919.
93) Vogt, Alfred. Experimentelle Depigmentierung der lebenden Iris (Pigmentstreuung in die Vorderkammer) durch isoliertes kurzwelliges Ultrarot, dem Rot beigemischt ist. Ges. d. Schweiz. Augenärzte. Kl. M. f. A. **63.** 232. (1919.)
94) Augstein, Carl. Pigmentstudien am lebenden Auge. Kl. M. f. A. **50.** 1. (1912.) Ferner: Vers. deutscher Naturforscher und Ärzte, Breslau 1904.
94a) Vossius, A. Über Pigmentverstreuung auf der Iris, Hornhaut und Linse usw. Zentralbl. f. pr. A. 1910, S. 257.
95) Axenfeld, Th. Über besondere Formen von Irisatrophie, besonders über die hyaline Degeneration des Pupillarsaums usw. 37. Vers. O. G., Heidelberg 1911, S. 255. Ferner: ibidem 39. Vers. 1913.

96) Höhmann. Über den Pigmentsaum des Pupillarrandes, seine individuellen Verschiedenheiten und vom Alter abhängigen Veränderungen. Arch. f. A. **72**. 60.
97) Koeppe, Leonhard. Über die Bedeutung des Pigments für die Entstehung des primären Glaukoms und über die Glaukomfrühdiagnose mit der Gullstrandschen Nernstspaltlampe. Arch. f. O. G. **92**. 341. (1916.) Ferner: Weitere Erfahrungen über die an der Nernstlampe zu beobachtende glaukomatöse Pigmentverstäubung im Irisstroma usw. Arch. f. O. G. **97**. 34. (1918.)
98) Soewarno, M. G. Drei Formen von Irisdepigmentierung. Kl. M. f. A. **63**. 285. (1919.)
99) Elschnig und Lauber. Über die sog. Klumpenzellen der Iris. Arch. f. O. G. **65**. (1907.)
100) Vogt, Alfred. Die Tiefenlokalisation in der Spaltlampenmikroskopie. Z. f. A. **43**. 393. (Festschrift für Kuhnt.) 1920.
101) Seefelder, R. Kammerbucht, Hdb. Graefe-Saemisch, II. Aufl.
102) Erggelet, H. Klinische Befunde bei fokaler Beleuchtung mit der Gullstrandschen Nernstspaltlampe. Kl. M. f. A. **53**. 449. (1914.) Ferner: Bemerkungen über die Wärmeströmungen in der vordern Augenkammer, ibidem **55**. 229. (1915.)
103) Vogt, Alfred. Die Diagnose partieller und totaler Vorderkammeraufhebung mittelst Spaltlampenmikroskop. Z. f. A. 1920.
104) Koeppe, Leonhard. Zitat 61, ferner Arch. f. O. G. **97**. 198. (1918.)
105) Koby, F. Ed. Recherches cliniques sur le corps vitré au moyen du microscope binoculaire avec éclairage de Gullstrand. Rev. Gen. d'ophth. April 1920, p. 160.
106) Fuchs, Ernst. Zur pathologischen Anatomie der Glaskörperblutungen. Arch. f. O. G. **99**. 202. (1919.)
107) Fuchs, Ernst. Zur Anatomie der Pinguecula. Arch. f. O. G. **37**. 143.
108) Fuchs, Ernst. Erkrankung der Hornhaut durch Schädigung von hinten. Arch. f. O. G. **92**. 145. (1916.) Ferner: Über Faltung und Knickung der Hornhaut, ibidem **96**. 315. (1918.)
109) Liebreich. On defects of vision in painters. Macmillans magazine April 1872. Nature Vol. V. p. 404, 506. Brit. Med. Journ. I. p. 271, 296, 318.
110) Heß, C. v. Messende Untersuchungen über die Gelbfärbung der menschlichen Linse usw. Arch. f. A. **63**. u. **64**. (1909.)
111) Vogt, Alfred. Herstellung eines gelbblauen Lichtfiltrates usw. Arch. f. O. G. **84**. 293. (1913.)
112) Saemisch, Th. Im Hdb. Graefe-Saemisch, II. Aufl. Erkrankungen der Lider und der Conjunctiva.
113) Vogt, Alfred. Reflexlinien und Schattenlinien bei Descemetifaltung. Ges. d. Schweiz. Augenärzte 1920. Kl. M. f. A. **65**. 102. (1920.)
114) Vogt, Alfred. Eversion des retinalen Irisblattes. Ges. d. Schweiz. Augenärzte 1920. Kl. M. f. A. **65**. 102. (1920.)
115) Stargardt, K. Über Pseudotuberkulose und gutartige Tuberkulose des Auges. Habilitationsschrift Kiel, Leipzig. Engelmann 1903.
116) Schleich, G. Sichtbare Blutströmung in den oberflächlichen Gefäßen der Augapfelbindehaut. Kl. M. f. A. März 1902, S. 177.
117) Coats. Varicose veins of the conjunctiva. Transact. of the ophth. Soc. 1908, p. 73.
118) Augstein, Karl. Gefäßstudien a. d. Hornhaut und Iris. Z. f. A. VIII. 317. (1902.)
119) Coccius, Adolf. Über die Ernährungsweise der Hornhaut und die serumführenden Gefäße im menschlichen Körper. Leipzig 1852, S. 165, 166.
120) Donders, F. C. Über die am Augapfel äußerlich sichtbaren Blutgefäße. Vers. O. G., Heidelberg, II., vgl. ferner 3. Jahresbericht d. Utrechter Augenklinik.
121) Friedenwald. Der sichtbare Blutstrom in neugebildeten Hornhautgefäßen. Zentralbl. f. pr. A. Jahrg. 1888, S. 32.
122) Elschnig, Anton. Über den Keratokonus. Kl. M. f. A. **32**. 25. (1894.)
123) Krückmann, E. Die Erkrankungen des Uvealtractus. Graefe-Saemisch, Handb. 1907.

124) Uhthoff, W. Über einen Fall von Keratokonus mit Sektionsbefund. Kl. M. f. A. Beilageheft 1909, S. 41.
125) Hedinger und Vogt. Klinische und anatomische Beobachtungen über Faltung der Hornhaut, der Linsenkapsel und der Retinaoberfläche. Arch. f. O. G. **102**. 354. (1920.)
126) Hirschberg, Julius, nannte die menschliche Flocculusbildung Ectropium uveae congenitum. Vgl. Ancke, C. f. A. 1885. S. 311—313 und ibidem J. Hirschberg, 1903: „Über angeborene Ausstülpung des Pigmentblattes der Regenbogenhaut". Vgl. auch Colsmann, Kl. M. f. A., 1869, p. 53, Holmes, E. O., Chicago, Med. Journ., June 1878, u. a.
127) Stähli, Jean. Über Flocculusbildung der menschlichen Iris. Kl. M. f. A. **65**. 349. (1920.)
128) Gullstrand, Allvar. Die Dioptrik des Auges. Hdb. d. physiologischen Methodik von Tigerstedt. 1914.
129) Graefe, Albrecht von. Über essentielle Phthisis bulbi. Arch. f. O. G. **12**. 261. (1866.)
130) Gilbert, W. Über chron. Uveitis und Tuberculide der Regenbogenhaut. Arch. f. A. **82**. 179. (1917.)
131) Stock, W. Tuberkulose als Ätiologie der chronischen Entzündungen des Auges usw. Arch. f. O. G. **66**. (1907.)
132) Igersheimer, Josef. Die ätiologische Bedeutung der Syphilis und Tuberkulose. Arch. f. O. G. **76**. (1910.)
133) Hippel, E. v. Über tuberkulöse, sympathisierende und proliferierende Uveitis unbekannter Ätiologie. Arch. f. O. G. **92**. 421. (1917.)
134) Koeppe, Leonhard. Arch. f. O. G. **92**. 115. (1916.) (Über Iritis tuberculosa nebst Bemerkungen über therapeutische Erfolge durch Bestrahlung mit der Lampe.)
135) Streiff, J. Zur method. Untersuchung der Blutzirkulation in der Nähe des Hornhautrandes. Kl. M. f. A. **53**. 395. (1914.)
136) Bajardi, P. Sull esame microscopico della circolazione dei vasi della congiuntiva umana. Congr. oft. di Palermo 1892.
137) Bajardi, P. Ancora sull esame microscopico dei vasi della congiuntiva nel vivo. X. Congresso d'oftalmologia. Lucerna 1904.
138) Koeppe, Leonhard. Arch. f. O. G. **97**. 9 ff. (1918.)
139) Koeppe, Leonhard. Arch. f. O. G. **93**. (1917.)
140) Elschnig, Anton. Klinisch-anatomischer Beitrag zur Kenntnis des Nachstars. Kl. M. f. A. **49**. 444. (1911.)
141) Gjessing. G. A. Harald. Kliniske Linsestudier, Drammen 1920.
142) Fleischer, B. Über Myotonia atrophicans und Cataract Vers. O. G. Heidelberg 1916, vgl. auch J. G. Greenfield, Rev. of Neurology and Psych., IX. 169, J. Hoffmann, Arch. f. O. G. **81**. 512. (1912), A. Hauptmann Kl. M. f. A. **60**. 576. (1918.)
143) Tscherning. Optique physiologique (1898) p. 41.
144) Fridenberg, P. Über die Figur des Linsensterns beim Menschen und einigen Vertebraten. Arch. f. A. **31**. 293. (1895) und Arch. of ophth. April 1895 (The lens star figure of man and the vertebrates). Vgl. auch Karl Großmann, Intern. Ophthalmologen-Kongreß Luzern 1904.
145) Goldberg, Hugo, Pigmentkörperchen an der Hornhauthinterfläche. Archiv f. A. **58**. 324. (1907.)
146) Kraupa, Ernst, Studien über die Melanosis des Augapfels. Arch. f. A. **82**. 67. (1917.)
147) Verderame, Ph., Visibilité des nerfs cornéens à l'état pathologique. Rev. Gen. d'ophth. **34**. 505. (1920.)

SACHVERZEICHNIS

(Die Zahlen geben die Seiten an)

Zusammengestellt von Dr. U. LÜSSI.

Abblendungsrohr 4.
Abspaltungszone 60.
Alterskernflächen 12, 56, 59, 60.
Alterskernrelief 67—69.
Alter von Linsentrübungen 61.
Anhang 151.
Arteria hyaloidea, physiol. Rest der 73—76.

Beobachtung im fokalen (diffusen) Licht und die dadurch gegebene Tiefenlokalisation 7.
Beobachtung im durchfallenden Licht 12.
Beobachtung der Spiegelbilder und der Spiegelbezirke 15.
Beobachtung bei indirekt seitlicher Beleuchtung 24.
Beobachtungen an der Cornea und am Limbus 26.
Beobachtungen an der Linse 55.
Beobachtungen an der Iris 122.
Beobachtungen am Glaskörper 136.
Bändertrübung, Haab'sche 49.
Beleuchtungslinse 4.
Beleuchtungslinse, Blende der 4.
Beleuchtungsmethoden siehe Methodik.
Beschlagsfäserchen 14.
Beschlagströpfchen 14.
Betauung des Hornhautepithels 12, 14, 30, 32.
Betauung des Hornhautendothels 12, 33, 34, 36.
Betauung des Limbus 14, 29, 30, 38.
Blutkörperchen, rote 11, 142.
Blutkörperchen, weiße 1, 2, 11, 14.
Blutzirkulation 14, 30, 33.
Bogenlinie am Hyaloideaansatz 76, 77, 78.
Bowmansche Membran, Falten der 53.
Büschel, Formen des 3, 10, 26.

Canalis hyaloideus 78.
Cataract, siehe auch Linse.
Cornea, siehe Hornhaut.
Cornea, normale 26.
Cornea, pathologisch veränderte 31.
Cornealmikroskop 2.
Cornealmikroskop, Montierung n. Henker 4.
Cataracta capsular. post. 104.
— capsular. pyramid. ant. 102.
— centralis pulverulenta 105.
— complicata 22, 109—113, 115, 119.

Cataracta coronaria 91—93.
— hypermatura 119, 120.
— nuclearis 71, 101.
— secundaria 120, 121.
— senilis 87, 90, 100.
— — Speichenbildung 88.
— — Wasserspalten 15, 87, 89, 90, 91.
— bei Myopie 99.
— traumatica 84—86.
— zonularis seu perinuclearis 105.
Cataract, embryonale axiale, vordere 106.
— der Embryonalnähte 108, 109.
— erzeugt durch ultrarote und rote Strahlen 116—119.
— bei fraglicher Tetanie 116.
— bei Heterochromie 128.
— bei myotonischer Dystrophie 103.
— hintere schalenförmige 98.
— juvenile, bänderartige 104.
— siderotische 115.
Chagrinierung der Linse, vordere 1, 16, 21, 57, 58, 82, 118.
Chagrinierung der Linse, hintere 1, 22, 58.
Chagrinkugeln 80, 83.
Cholesterin 87, 115, 119.
Conjunctiva bulbi
 Bläschen bei Keratoconjunctivitis scrophulosa 153.
 Filtrationscyste nach Glaucomoperationen 15, 153.
 Gefäßveränderungen 152, 153.
 Perforationswunde, frische 154.
 Pigmentierung, senile 151.
 Pinguecula 152.
 Varicen 152, 153.

Descemetifalten 18, 49—52.
Descemetiriß 47—49.
Descemetiwarzen 20.
Discontinuitätsflächen der Linse 12, 22, 56, 59.
Depigmentierung der Iris, experimentelle 135.
Discontinuitätszonen 60, 61.

Einleitung 1.
Ectropium uveae acquisitum 129, 130.
Ectropium uveae congenitum 133, 134.
Embryonalcataract, vordere, axiale 106.
Embryonalnähte 65.

SACHVERZEICHNIS

Embryonalnähte, Cataract der 108, 109.
Embryonalkernflächen 12, 56, 59.
Embryonalkernrelief 68.
Endothel der Hornhaut 12, 18, 26, 28, 33, 34, 36, 37.
Endothel, Farbenschillern 36.
Erythrocyten, Farbe der Einzel- 11, 142.

Faltenreflexlinien 17.
Farben, „physikalische" 11.
Farbenschillern des Endothels 36.
Farbenschillern der Linsenspiegelbezirke, vorderer 22, 79, 81, 118.
Farbenschillern der Linsenspiegelbezirke, hinterer 22, 79, 83.
Fluorescenz 7.
Fluoresceinlösung zur Darstellung der Hornhautvorderfläche 26, 33.
Fuchs'sche Narbenaufhellungsstreifen 39.

Gelbfärbung der Linse 71.
Gerontoxon 31, 40.
Glaskörper, normaler 2, 136, 137.
— pathologisch veränderter 2, 141.
— -Tiefenlokalisation 138.
— Blut im 142.
— -Blutung, juvenile 143.
— — bei Perforatio bulbi 144.
— -Einlagerungen 140, 141, 148, 149.
— — bei sympathischer Ophthalmie 35, 36, 146.
— -Struktur 136.
— -Gerüst, normales 138, 139.
— — seniles 141.
— — bei Myopie 142.
— Vasa hyaloidea propria 139.
— -Prolaps in der Vorderkammer 143.
— -Streifen auf der Linsenhinterkapsel 145.
— bei Chorioiditis 148.
— nach Contusio bulbi 146.
— bei Heterochromiedegeneration 147.
— bei Iridocyclitis 147.
— bei Netzhautablösung 149.
— bei Retinitis pigmentosa 149.
— bei Synchysis scintillans 149, 150.

Hornhaut, siehe auch Cornea.
Hornhaut, bandförmige Trübung 39, 40.
— -Aufhellungsstreifen nach Fuchs 39.
— -Endothel 12, 18, 26, 28, 33, 34, 36, 37.
— -Epithel 12, 14, 18, 30, 32, 41.
— -Gefäße 14, 33, 39, 45.
— -Narben 37, 39, 41.
— -Nerven 27, 28, 46—48.
— -Grundsubstanz 27.
— -Pigmentlinie 41, 42.

Hornhaut-Pigmentlinie von Stähli 42, 43.
— -Spiegelbezirke 16—18, 27, 32, 36, 37.
— -Trübung, ringförmige, traumatische 43, 44.

Intervall, zentrales 60.
Iris, normale 123.
— pathologisch veränderte 126.
— — im fokalen Licht 126.
— — im indirekten Licht 127.
— -Stroma, Atrophie des 126, 129, 130.
— -Depigmentierung, experimentelle 135.
— hintere Synechie 132.
— -Krause 125.
— -Knötchen 131.
— -Pigmentsaum 14, 123—127.
— retinales Pigmentblatt 14, 125—127.
— -Pigmentzerstreuung 15, 38, 39, 130, 131.
— -Pigmentkugeln 130.
— -Sphincter 15, 128.
— bei Heterochromie 128, 129.
— bei sympathischer Ophthalmie 132.
— -Suggillation 15, 122.
Iritis, Iridocyclitis 34—36, 38, 39, 44, 82, 127, 131, 147.

Kammerwasser 8.
Kammerwassertrübung 8.
Keratitis disciformis 41, 53.
— parenchymatosa 33, 37, 38, 45, 51.
Keratokonus 37, 46, 47.
Kernstar 71, 101.

Limbus corneae et conjunctivae 29, 151.
— -Angiom 152.
— -Betauung 14, 29, 30, 38.
— normaler 26.
— pathologisch veränderter 31.
— -Veränderungen, senile 38, 39.
Lymphgefäßnetz, oberflächliches 29.
Lymphocyten, siehe Blutkörperchen.
Lymphscheiden um Venen und Arterien 31.
Linse, siehe auch Cataract.
Linse, normale 55.
— Tiefenlokalisation 55.
— pathologisch veränderte 79.
— Abspaltungszone 60.
— Alterskernflächen 12, 56, 59, 60.
— Alterskernrelief 67—69.
— Alter von Linsentrübungen 61.
— Arteria hyaloidea 73—76.
— Blutung auf der Hinterkapsel 144.
— Bogenlinie am Hyaloideaansatz 76, 77, 78.
— Chagrinierung 1, 16, 21, 22, 57, 58, 82, 118.

SACHVERZEICHNIS

Linse, Chagrinkugeln 80, 83.
— Dicke der 57, 116.
— Diskontinuitätsflächen 12, 22, 56, 59.
— Diskontinuitätszonen 60, 61.
— Embryonalkernflächen 12, 56, 59.
— Embryonalkernrelief 68.
— Epithel 1, 21, 57.
— Exsudat auf der Vorderkapsel 82.
— Farbenschillern der Spiegelbezirke 22, 79, 81, 83, 118.
— Faserbrücken 84.
— Faseroberfläche 58, 60.
— Faserabplattung 67.
— Faserbreite 66.
— Faserquerschnitt 61.
— Faserzeichnung 62.
— Kapselfalten 119, 121.
— Keilförmige Trübung, periphere 94, 95.
— Lamelläre Zerklüftung 95—98.
— Luxation und Subluxation 143.
— Nahtfläche 63.
— Nahtmittelpunkt 63.
— Nahtsysteme 60, 62, 65.
— Pigment auf der Vorderkapsel 82.
— Punktbeschläge auf der Hinterkapsel 149.
— Punkt-Streifentrübungen, vereinzelte 79—81.
— Ringauflagerung nach Vossius 85.
— Reflexion, diffuse, innere 1, 70.
— Schichttrübung, periphere, konzentrische 100.
— Speichenbildung 88.
— Spiegelbezirke 16, 21, 22, 55, 58, 59, 79, 81, 83, 118.
— Tunica vasculosa ant. 71, 72.
— — — post. 73.
— Vacuolen, subkapsuläre 15, 22, 99, 100.
— Vorderkapselstreifen 55.
— Wasserspalten 15, 87—89, 90.
— Zentrales Intervall 60.

Megalocornea 48.
Membrana Descemeti, siehe Descemeti.
Membrana hyaloidea 137, 138.
Meßnadel 5.
Meßocular 4.
Methodik 6.
Mikrobogenlampe, siehe Technik.
Mosaikfelderung 61.
Myelintröpfchen 87.

Nahtsysteme der Linse 60, 62—65.
Narbenverkrümmung der hintern Hornhautwand 37.
Nernstlampe, siehe Technik.
Nitralampe, siehe Technik.

Objektive 4.
Oculare 4.
Orientierung 12.
Ophthalmia sympathica 35, 36, 132, 146.

Palisadenarterien 29, 31, 38.
Pigmentblatt, retinales 14, 125—127.
Pigmentpartikel 11, 15.
Pigmentsaum der Pupille 14, 123, 127.
Pigmentzerstreuung 15, 38, 39, 130, 131.
Pinguecula 152.
Praecipitate 11, 13, 34, 35, 37.
Pupillarmembran 71, 72.
Pupillenreaktion, mikroskopische 122.

Randschlingennetz 29, 31.
Reflexlinien durch Faltung spiegelnder Grenzflächen 23.
Reflexion, diffuse 15, 16.
Reflexion, innere 7.
Ringreflex bei Keratitis disciformis 53.

Schnittfläche, optische 9.
Schnitt, optischer 2, 8, 9.
Spaltlampe 2.
Spaltlampenbeleuchtung, Prinzip der 2.
Speichenbildung 88.
Sphincter iridis 15, 128.
Spiegelbezirke der Hornhaut 16—18, 27, 32, 36, 37.
Spiegelbezirke der Linse 16, 17, 21, 22, 55, 58, 59, 79.
Synchysis scintillans 149, 150.

Technik 3.
Tiefenlokalisation 8, 26, 55, 91, 138.
— der Hornhaut 26.
— der Linse 55.
— des Glaskörpers 138.
— Wasserspalten-Speichen 91.
Tunica vasculosa lentis ant. 71, 72.
— — — post. 78.

Ultrarote Strahlen, Veränderungen durch 116, 135.

Vacuolen, subkapsuläre 15, 22, 99, 100.
Varicen der Conjunctiva bulbi 153.
Vasa hyaloidea propria 139.
Vergrößerungen 4.
Vergrößerungen, bedingt durch die vordern Augenmedien 5.
Vorderkammertiefe 8.
Vossiussche Ringauflagerung 85.

Wasserspalten 15, 87, 89, 90, 91.
Winkelmesser 5.

Zerklüftung, lamelläre 95—98.

VERLAG VON JULIUS SPRINGER IN BERLIN W 9

Die Mikroskopie des lebenden Auges
Von DR. LEONHARD KOEPPE
Privatdozent für Augenheilkunde an der Universitäts-Augenklinik zu Halle a. S.

Erster Band:

Die Mikroskopie des lebenden vorderen Augenabschnittes im natürlichen Lichte

Mit 62 Textabbildungen, 1 Tafel und 1 Porträt
1920. Preis M. 76.— (und Teuerungszuschlag)

Inhaltsübersicht:

I. **Einleitung und geschichtlicher Rückblick**
II. **Ophthalmologisch-optischer Teil der Mikroskopie des lebenden vorderen Augenabschnittes im natürlichen Lichte**
  1. Kapitel. Einige speziellere Vorbemerkungen
  2. Kapitel. Die Konstruktion der Gullstrandschen Nernstspaltlampe
  3. Kapitel. Die theoretische Optik der Gullstrandschen Nernstspaltlampe für die Beobachtung der vorderen Augenhälfte
  4. Kapitel. Die allgemeine histologische Untersuchung des lebenden vorderen Augenabschnittes an der Gullstrandschen Nernstspaltlampe im fokalen Licht
  5. Kapitel. Die Spaltlampenuntersuchung des lebenden Kammerwinkels
    A. Die Methode der Vorschaltekammer
    B. Die Methode des Auflageglases auf die lebende Hornhaut
  6. Kapitel. Das Prinzip der Reflexlinien durch Faltungspiegeln der Grenzflächen nach Vogt

III. **Histologischer Teil der Mikroskopie des vorderen Augenabschnittes im natürlichen Lichte**
  Allgemeine Vorbemerkungen
  1. Kapitel. Die Mikroskopie der lebenden Bindehaut
    a) Die spezielle Untersuchungstechnik der lebenden Bindehaut an der Nernstspaltlampe
    b) Die normale Histologie der lebenden Bindehaut
      1. Das Spaltlampenbild der normalen Konjunktiva tarsi
      2. Das Spaltlampenbild der normalen Konjunktiva bulbi
    c) Die pathologische Histologie der lebenden Bindehaut
      1. Die pathologische Histologie der lebenden Konjunktiva tarsi
      2. Die pathologische Histologie der lebenden Konjunktiva bulbi
  2. Kapitel. Die Mikroskopie der lebenden Hornhaut
    a) Die spezielle Untersuchungstechnik
    b) Die normale Histologie der lebenden Hornhaut
      1. Das normale histologische Durchschnittsbild der lebenden Hornhaut
      2. Das Spaltlampenbild des normalen Limbus der Hornhaut
      3. Das Spaltlampenbild einiger angeborener Anomalien der lebenden Hornhaut
    c) Die pathologische Histologie der lebenden Hornhaut
      1. Die Einwirkung der Arzneimittel auf die Kornea
      2. Die Keratitis vesiculosa s. bullosa externa
      3. Keratis epithelialis punktata
      4. Falten der Membrana Bowmani
      5. Die Siderosis corneae
      6. Die Durchblutung der Kornea
      7. Das Hornhautödem. Die Entzündung der Kornea.
      8. Streifentrübungen der Hornhauthinterfläche mit oder ohne Faltenbildung
      9. Keratitis parenchymatosa
      10. Die Tuberkulose der Kornea
      11. Keratitis disciformis
      12. Keratitis dendritica
      13. Keratitis subepithelialis punktata
      14. Chrysarobinkeratitis — Frühjahrskatarrh
      15. Keratitis visiculosa interna
      16. Die Hornhautnarben
      17. Die bandförmige Hornhauttrübung. Anhang: Keratitis neuroparalytica
      18. Innere sekundäre Bandtrübung der Hornhaut
      19. Dystrophia hyaliniformis lamellosa corneae
      20. Die Raupenhaarkeratitis
      21. Der Keratokonus
      22. Gittrige Keratitis auf familiärer Grundlage
      23. Die pathologische Histologie der lebenden neugebildeten Hornhautgefäße
    d) Die pathologische Histologie einiger Limbuserkrankungen der lebenden Hornhaut
    e) Die pathologischen Beschlägeformationen an der lebenden Hornhautrückfläche
      1. Die einzelnen Beschläge der Hornhauthinterfläche geformter Natur
      2. Die Beschläge ungeformter Natur
  3. Kapitel. Die Mikroskopie des lebenden Kammerwassers
    a) Die spezielle Untersuchungstechnik
    b) Die normale Histologie des lebenden Kammerwassers
    c) Die pathologische Histologie des lebenden Kammerwassers
  4. Kapitel. Die Mikroskopie der lebenden Iris
    a) Die spezielle Untersuchungstechnik
    b) Die normale Histologie der lebenden Iris
      1. Die normale Iris außerhalb des Pupillarsaumes
      2. Der normale pigmentierte Pupillarsaum und seine angeborenen, sowie vom Alter abhängigen Veränderungen
      3. Das normale Irisgewebe in seiner Gesamtheit sowie der Histo-Mechanismus der Pupillarbewegung
    c) Die pathologische Histologie der lebenden Iris
      1. Die Kontusionsfolgen der Iris
      2. Pathologische Degenerationszustände des Pupillarsaumes
      3. Die Irisentzündungen
      4. Die pathologischen Pigmentverhältnisse der Iris, insonderheit beim Glaukom
      5. Die Vitiligoflecken der Iris
      6. Die Iriswunden und ihre Folgezustände
  5. Kapitel. Die Mikroskopie des lebenden Kammerwinkels
    a) Die spezielle Untersuchungstechnik
    b) Die normale Histologie des lebenden Kammerwinkels

Zu beziehen durch jede Buchhandlung

VERLAG VON JULIUS SPRINGER IN BERLIN W 9

Der Augenhintergrund bei Allgemeinerkrankungen.
Ein Leitfaden für Ärzte und Studierende von Dr. med. **H. Köllner,** a. o. Professor an der Universität Würzburg. Mit 47 großenteils farbigen Textabbildungen. 1920.
Preis M. 38.—; gebunden M. 44.—*

Cytologische Studien am menschlichen Auge.
Von Professor Dr. **A. Brückner,** Oberarzt an der Universitäts-Augenklinik in Berlin. Mit 199 Abbildungen auf 12 Tafeln. 1919. Preis M. 28.—*

Syphilis und Auge.
Von Professor Dr. **Josef Igersheimer,** Oberarzt an der Universitäts-Augenklinik zu Göttingen. Mit 150 zum Teil farbigen Textabbildungen. 1918.
Preis M. 54.—; gebunden M. 61.—*

Grundriß der Augenheilkunde für Studierende.
Von Professor Dr. **F. Schieck,** Geheimer Medizinalrat, Direktor der Universitäts-Augenklinik in Halle a. S. Mit 110 zum Teil farbigen Textabbildungen. 1921. Gebunden Preis M. 25.—

Die Lehre vom Raumsinn des Auges.
Von Geh. Medizinalrat Dr. **Franz Bruno Hofmann,** Professor an der Universität Marburg. Erster Teil. Mit 78 Textfiguren und einer Tafel. 1920. Preis M. 20.—*

Grundzüge der Lehre vom Lichtsinn.
Von **Ewald Hering,** Professor in Leipzig. (Sonderabdruck aus „Handbuch der Augenheilkunde", 1. Teil, 12. Kapitel. 2. Auflage.)

1. Lieferung. Mit Textabbildungen 1—13 und Tafel I. 1905. Preis M. 2.—*
2. Lieferung. Mit Textabbildungen 14—33 und Tafel II und III. 1907. Preis M. 2.—*
3. Lieferung. Mit Textabbildungen 34—65. 1911. Preis M. 2.—*
4. (Schluß-)Lieferung. Mit Textabbildungen 66—77. 1920. Preis M. 7.60*

Ein neuer Weg zur Herstellung von Leseproben (Sehproben) für die Nähe.
Von Dr. med. **Rudolf Birkhäuser,** Augenarzt in Basel. Mit 14 Tafeln. 1919. Preis M. 7.—*

Die Brille als optisches Instrument.
Von **M. v. Rohr,** Professor in Jena, Dr. phil. wissenschaftlichem Mitarbeiter bei Carl Zeiß in Jena. Dritte Auflage. Mit 112 Textfiguren. Erscheint im September 1921.

Die binokularen Instrumente.
Von Professor Dr. phil. **M. v. Rohr,** Jena. Nach Quellen und bis zum Ausgang von 1910 bearbeitet. Zweite, vermehrte und verbesserte Auflage. (Band II der Naturwissenschaftlichen Monographien und Lehrbücher. Herausgegeben von der Schriftleitung der „Naturwissenschaften".) Mit 136 Textabbildungen. 1920. Preis M. 40.—; gebunden M. 47.60*
Vorzugspreis für die Bezieher der „Naturwissenschaften": M. 36.—; gebunden M. 43.60*

*Hierzu Teuerungszuschläge

VERLAG VON JULIUS SPRINGER IN BERLIN W 9

Handbuch der Augenheilkunde. Begründet von **A. Graefe** und **Th. Saemisch**. Fortgeführt von **C. Heß**. Herausgegeben unter Mitarbeit hervorragender Fachgelehrter von **Th. Axenfeld**-Freiburg und **A. Elschnig**-Prag. Dritte, neubearbeitete Auflage.

Die sympathische Augenerkrankung. Von Professor **A. Peters**-Rostock. Mit 13 Figuren im Text und auf 1 Tafel. 1919. Preis M. 24.—; gebunden M. 30.— *

Die Untersuchungsmethoden. I. Band. Von Dr. **E. Landolt**-Paris. Bearbeitet unter Mitwirkung von Dr. **F. Langenhan**-Hann.-Münden. Mit 205 Textfiguren und 5 Tafeln. 1920. Preis M. 36.—; gebunden M. 48.— *

Beziehungen der Allgemeinleiden und Organerkrankungen zu Veränderungen und Krankheiten des Sehorganes. Abteilung I. A: Erkrankungen der Atmungs-, Kreislaufs-, Verdauungs-, Harn- und Geschlechtsorgane, der Haut und der Bewegungsorgane. Abschnitt I—VII. Abteilung I. B: Konstitutionsanomalien, erbliche Augenkrankheiten und Infektionskrankheiten, Abschnitt VIII—X. Von Prof. **A. Groenouw**-Breslau. Mit 93 Figuren im Text und 12 Tafeln. 1920. Preis M. 98.—; gebunden M. 118.— *

Verletzungen des Auges mit Berücksichtigung der Unfallversicherung. II. Band. Von Professor **A. Wagenmann**-Heidelberg. Mit 79 Textfiguren und 2 Tafeln. 1921. Preis M. 116.—; gebunden M. 124.—

Einführung in die medizinische Optik. Von Dr. **A. Gleichen**, Regierungsrat, Mitglied des Patentamtes, Privatdozent an der Technischen Hochschule zu Berlin. Mit 102 Figuren im Text. 1904. Preis M. 7.— *

26 Stereoskopen-Bilder zur Prüfung auf binokulares Sehen und zu Übungen für Schielende. Von Dr. **W. Hausmann**. Mit einführenden Bemerkungen von Professor Dr. med. **Bielschowsky**-Marburg. Dritte, verbesserte und vermehrte Auflage. 1913. Preis M. 2.60 *

Analytische Studien an Buchstaben und Zahlen zum Zwecke ihrer Verwertung f. Sehschärfe-Prüfungen. Von Sanitätsrat Dr. **L. Wolffberg**, Augenarzt in Breslau. Mit 17 Figuren im Text und 7 Tafeln zur Sehschärfe-Prüfung. 1911. Preis M. 4.— *

Bilderbuch zur Sehschärfe-Prüfung von Kindern und Analphabeten. Von Sanitätsrat Dr. **L. Wolffberg**. Zweite Auflage. 1914. Kartoniert Preis M. 3.— *

*Hierzu Teuerungszuschläge

VERLAG VON JULIUS SPRINGER IN BERLIN W 9

Albrecht von Graefes Archiv für Ophthalmologie.

Herausgegeben von **E. Fuchs**-Wien, **E. v. Hippel**-Göttingen, **H. Sattler**-Leipzig, **A. Wagenmann**-Heidelberg. Redigiert von **A. Wagenmann**.

A. v. Graefes Archiv erscheint in zwanglosen, einzeln berechneten Heften; je 4 Hefte bilden einen Band.

Zeitschrift für ophthalmologische Optik mit Einschluß der

Instrumentenkunde unter ständiger Mitwirkung von **Th. Axenfeld**-Freiburg i. B., **A. Bielschowsky**-Marburg, **Arth. Birch-Hirchfeld**-Königsberg i. Pr., **F. Dimmer**-Wien, **A. Gullstrand**-Upsala, **O. Hallauer**-Basel, **E. Hertel**-Leipzig, **C. v. Heß**-München, **A. Knapp**-New York, **E. Landolt**-Paris, **F. Ostwalt**-Paris, **A. v. Pflugk**-Dresden, **Hj. Schiötz**-Christiania, **K. Wessely**-Würzburg, **W. Stock**-Tübingen, **H. Wolff**-Berlin, herausgegeben von **H. Erggelet**-Jena, **R. Greeff**-Berlin, **E. H. Oppenheimer**-Berlin und **M. v. Rohr**-Jena.

Der Preis des Jahrgangs von 6 Heften beträgt M. 64.—

Zentralblatt für die gesamte Ophthalmologie und ihre Grenzgebiete, zugleich Referatenteil zu Albrecht v. Graefes Archiv

für Ophthalmologie und Fortsetzung des Michelschen Jahresberichts über die Leistungen und Fortschritte im Gebiet der Ophthalmologie, herausgegeben von **A. Bielschowsky**-Marburg, **A. Brückner**-Jena, **A. Elschnig**-Prag, **E. Fuchs**-Wien, **E. Hertel**-Leipzig, **E. v. Hippel**-Göttingen, **W. Krauß**-Düsseldorf, **H. Sattler**-Leipzig, **F. Schieck**-Halle, **A. Siegrist**-Bern, **A. Wagenmann**-Heidelberg. Schriftleitung: **O. Kuffler**-Berlin. Erscheint zweimal monatlich.

Jeder Band Preis M. 160.—
Für Abnehmer von „Graefes Archiv" Preis M. 140.—

Das Mikroskop und seine Anwendung. Handbuch der prak-

tischen Mikroskopie und Anleitung zu mikroskopischen Untersuchungen. Von Dr. **Hermann Hager**. Nach dessen Tode vollständig umgearbeitet und in Gemeinschaft mit bewährten Fachleuten neu herausgegeben von Prof. Dr. **Carl Mez**-Königsberg. Zwölfte, umgearbeitete Auflage. Mit 495 Textfiguren. 1920. Gebunden Preis M. 38.— *

Zeitschrift für Instrumentenkunde. Organ für Mitteilungen aus

dem gesamten Gebiete der wissenschaftlichen Technik. Herausgegeben unter Mitwirkung der Physikalisch-Technischen Reichsanstalt von **L. Ambronn**-Göttingen, **E. v. Hammer**-Stuttgart, **H. Krüß**-Hamburg, **V. v. Lang**-Wien, **R. Straubel**-Jena, **A. Westphal**-Berlin. Schriftleitung: Professor Dr. **F. Göpel**-Charlottenburg. Erscheint monatlich.

Vierteljährlich Preis M. 20.—

---

*Hierzu Teuerungszuschlag

Röntgenlokalisation am Augapfel
mit Hilfe des ZEISS-Haftglases nach COMBERG

kurzgefaßte Anleitung nach der Veröffentlichung:
W. COMBERG: Ein neues Verfahren zur Röntgenlokalisation am Augapfel, Graefes Archiv für Ophthalmologie, 1927, Band 118, Heft 1, S. 175–194.

Jeder im Röntgenbilde darstellbare Fremdkörper des Auges läßt sich mit Hilfe des ZEISS-Haftglases nach COMBERG (Bild 1) eindeutig lokalisieren, wenn die Einstellungen bei den Aufnahmen dem physiologischen Koordinatennetz des Auges angepaßt werden. (Bild 2, 7 und 8.)
Es genügen zwei Aufnahmen, eine dorsofrontale und eine bitemporale. Dabei ist das Röntgenlichtbündel mittels des Zentralstrahls und die Augenachse mittels der Fixation exakt einzustellen. Wenn das Röntgenhaftglas zentrisch auf der Hornhaut sitzt, so markiert es mit seinen vier im Rechteck angeordneten Bleimarken den Limbus corneae. Einzusetzen ist es nach den für Haftgläser allgemein gegebenen Vorschriften.

1. Bei der **Dorsofrontal-Aufnahme** (Bild 3) muß die Achse des Augapfels mit dem plattensenkrechten Zentralstrahl zusammenfallen. Um das zu erreichen, benutzt man ein röntgendurchlässiges schräg gestelltes Spiegelchen*) auf dem Röntgentisch. Auf die Mitte der Spiegelfläche ist der Zentralstrahl einzustellen. Seitlich bringt man ein Fixierzeichen an (Taschenlampe), und zwar an einer Stelle, von wo aus in dem Spiegelchen die Antikathode zu sehen ist. Der Patient, der mit dem Kopfe in der Kinn-Nasenlage über dem Spiegel liegt, soll darin das Fixierzeichen

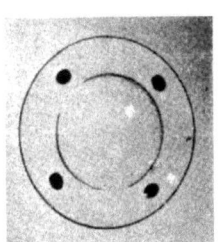

Bild 1. Das Röntgenhaftglas nach COMBERG mit den vier im Rechteck angeordneten Bleimarken.

150016

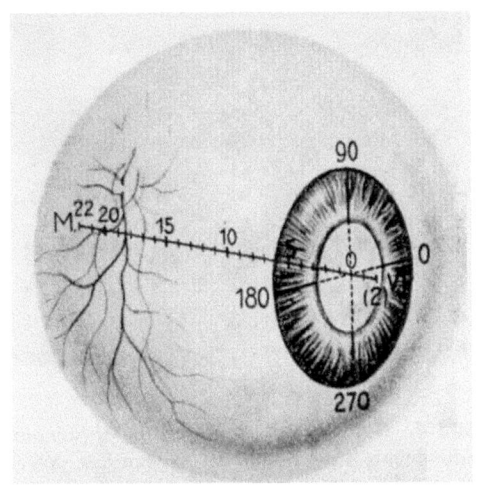

Bild 2. Physiologisches Koordinatensystem des Auges (nach COMBERG). Der Augapfel perspektivisch-schematisch. Die Meridiane 0, 90, 180 und 270° frontal eingezeichnet, auf der Achse die Tiefe in mm vor und hinter der Limbusebene. 150011

*) Lieferant des Spiegels und der auf S. 4 abgebildeten Schemata: Hans Sydow, Berlin N.W. 7, Marienstr. 10

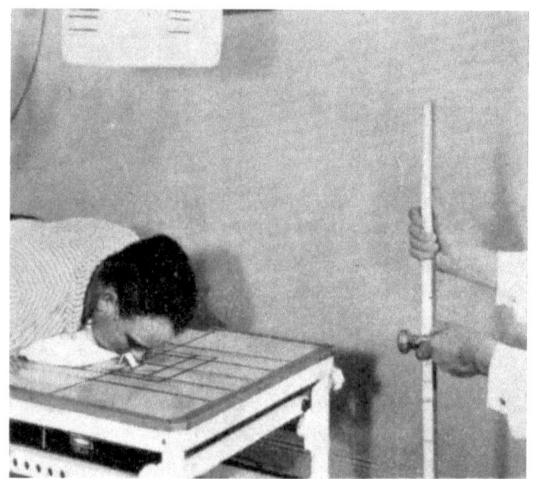

Bild 3. Die Dorsofrontal-Aufnahme. Auf dem Röntgentisch das zur Fixation dienende Spiegelchen senkrecht unter der Antikathode (Zentralstrahl). Taschenlampe als Fixierzeichen. Patient in Kinn-Nasenlage (Kinn auf etwa 2 cm hoher Unterlage) über dem Spiegelchen. Die Augenachse fällt mit dem senkrecht auffallenden Zentralstrahl zusammen.

erblicken. Ist das bei richtiger Anordnung der Fall, so fällt die Achse des Augapfels mit dem plattensenkrechten Zentralstrahl zusammen. Muß der Patient mit dem nichtverletzten Auge fixieren, so wird nach der Fixiereinstellung die Röntgenröhre um den Augenabstand des Patienten verschoben.

Nach der Dorsofrontal-Aufnahme zieht man auf dem Röntgenbilde (Bild 4)
1. die Diagonalen zwischen den Bildorten der vier Bleimarken;
2. eine Gerade RR durch den Schnittpunkt A der Diagonalen und den Bildort des Fremdkörpers F (Radiallinie);
3. eine Gerade NN durch die beiden Suturae zygomatico-frontales; dazu parallel durch den Achsenpunkt A ist die Nullinie (des Tabogradbogens) zu denken.

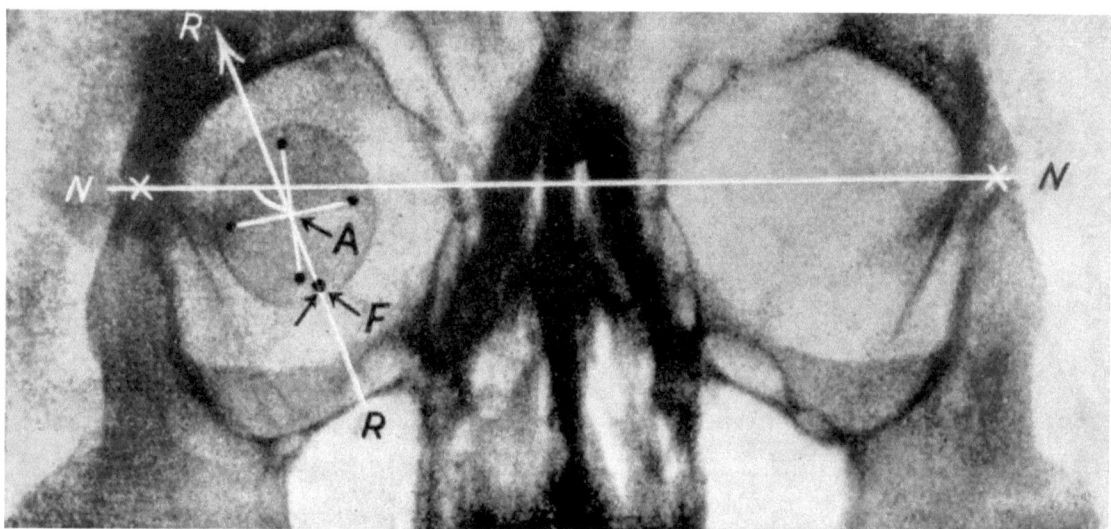

Bild 4. Das Meßbild der Dorsofrontal-Aufnahme. Die Diagonalen des Bleimarken-Vierecks; in ihrem Schnittpunkt A der Bildort der Augenachse. NN Horizontale, gezogen durch die beiden Suturae zygomatico-frontales (parallel dazu durch den Achsenpunkt A ist die Nullinie zu denken). RR Radiallinie, gezogen durch den Achsenpunkt A und den Bildort F des Fremdkörpers. Winkel ϱ zeigt den Meridian an, in dem der Fremdkörper liegt (290°). $AF = r$ Achsenabstand des Fremdkörperbildes F (gemessen $r = 8$ mm).

Bild 5. Die Bitemporal-Aufnahme. Die Achse des Augapfels parallel zur Kassette. Der Zentralstrahl trifft die Augenachse an der Limbusebene. Links unten das Fixierzeichen (Taschenlampe).

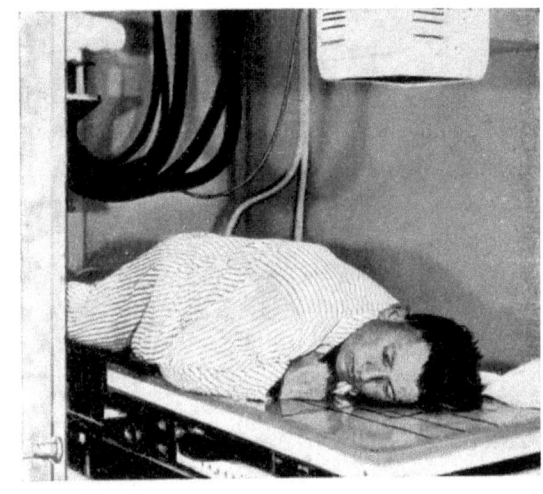

Der Winkel ϱ, den die Nullinie NN mit der Radiallinie RR einschließt, zeigt den Meridian in Graden an, in dem der Fremdkörper liegt. An der Radiallinie selbst kann man den Abstand r des Fremdkörperbildes F von der Augenachse A abmessen. Davon muß man aber, um den wirklichen Abstand zu erhalten, rund 10 % abziehen.

II. Für die **Bitemporal-Aufnahme** (Bild 5) wird das Auge (am besten mit einer Taschenlampe als Fixierpunkt) parallel zum Plattenkasten eingestellt. Dabei soll der Zentralstrahl die Augenachse an der Limbusebene treffen.

Zum Ausmessen der zweiten Aufnahme (Bild 6) zieht man zunächst eine Gerade LL, die von oben nach unten unmittelbar vor den Bildorten der Bleimarken (Limbusebene) vorbeigeht, dann lotrecht zu dieser Geraden eine zweite TT, die den Bildort F des Fremdkörpers schneidet. Auf dieser Geraden mißt man den Tiefenabstand t des Fremdkörperbildes F von der Limbusebene LL ab. Der wirkliche Tiefenabstand ist wieder um rund 10 % kleiner als der abgemessene.

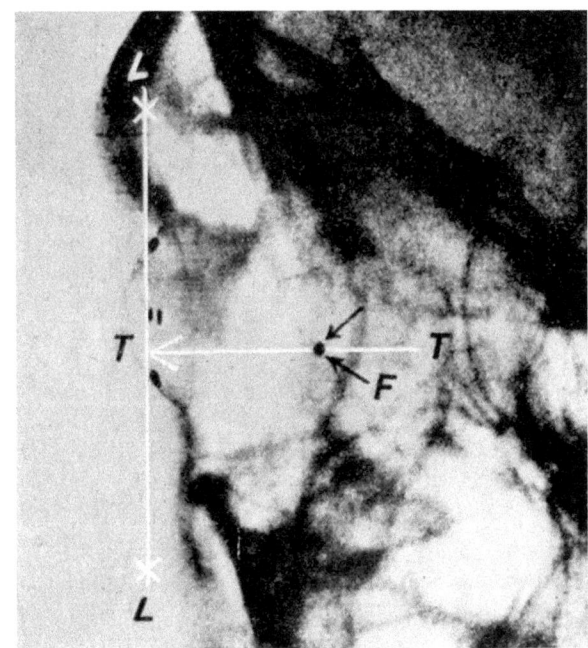

Bild 6. Das Meßbild der Bitemporal-Aufnahme. LL Senkrechte, gezogen unmittelbar vor dem Bildort der Bleimarken (Limbusebene). TT eine diese Senkrechte lotrecht treffende Gerade, gezogen durch den Bildort F des Fremdkörpers. $FT = t$ Tiefenabstand des Fremdkörperbildes von der Limbusebene (gemessen $t = 20$ mm).

Aus den ermittelten drei Werten r, ϱ und t gewinnt man mit Hilfe der Koordinatennetze eine klare Vorstellung der Lage des Fremdkörpers im Auge, und zwar ergibt

1. die Eintragung des Radialabstandes r und des Meridians (Winkel ϱ) in das erste Schema (Bild 7) eindeutig die Lage des Fremdkörpers im **Frontal**schnitt des Auges;

2. die Eintragung des Radialabstandes r und des Tiefenabstandes t in das zweite Schema (Bild 8) die Lage des Fremdkörpers in dem zugehörigen **Meridional**schnitt des Auges.

Der aus dem ersten Schema zu entnehmende Meridian kann vor der Operation am Augapfel markiert werden. Das zweite Schema mit dem Radial- oder Achsenabstand r und dem Tiefenabstand t vermittelt dann ein anschauliches Bild von der Lage des Fremdkörpers in diesem Meridian.

Zu beachten ist, daß man in dem zweiten Schema nicht die Verhältnisse der Seitenaufnahme des Augapfels vor sich hat, sondern die Verhältnisse in dem Meridionalschnitt, in dem der Fremdkörper liegt.

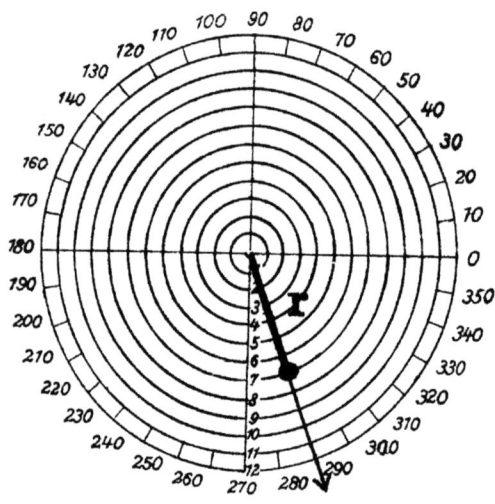

Bild 7. Die Lage des Fremdkorpers im **Frontal**schnitt des Auges, eingetragen im Polarkoordinatennetz. Fremdkorper-Meridian 290°. $AF = r$ Radial- oder Achsenabstand des Fremdkörpers, $r = 7$ mm (8 mm abzgl. 10%) Maßstab 2:1.

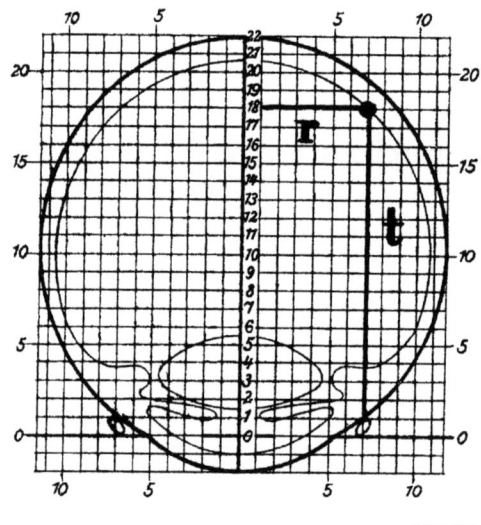

Bild 8. Die Lage des Fremdkorpers im **Meridional**schnitt des Auges, eingetragen im Koordinatennetz. Achsenabstand $r = 7$ mm und Tiefenabstand $t = 18$ mm (20 mm abzgl. 10%). Maßstab 2:1.

MIX
Papier aus verantwortungsvollen Quellen
Paper from responsible sources
FSC® C105338

If you have any concerns about our products,
you can contact us on
ProductSafety@springernature.com

In case Publisher is established outside the EU,
the EU authorized representative is:
**Springer Nature Customer Service Center GmbH
Europaplatz 3, 69115 Heidelberg, Germany**

Printed by Libri Plureos GmbH
in Hamburg, Germany